瑜伽经典教程

——中级

韩 俊 编著

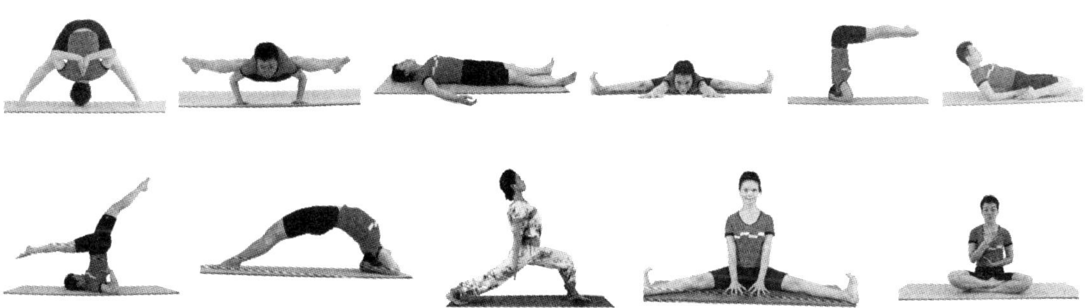

辽宁科学技术出版社
沈 阳

图书在版编目（CIP）数据

瑜伽经典教程. 中级 / 韩俊编著. —沈阳：辽宁科学技术出版社，2014.8

ISBN 978-7-5381-8621-5

Ⅰ. ①瑜… Ⅱ. ①韩… Ⅲ. ①瑜伽—教材 Ⅳ. ①R247.4

中国版本图书馆CIP数据核字（2014）第094614号

出版发行：辽宁科学技术出版社
（地址：沈阳市和平区十一纬路29号 邮编：110003）
印 刷 者：沈阳天正印刷厂
经 销 者：各地新华书店
幅面尺寸：185mm×260mm
印 张：15.75
字 数：300千字
印 数：1~4000
出版时间：2014年8月第1版
印刷时间：2014年8月第1次印刷
责任编辑：凌 敏
封面设计：魔杰设计
版式设计：颖 溢
责任校对：刘 庶

书 号：ISBN 978-7-5381-8621-5
定 价：39.80元（赠光盘）

联系电话：024-23284363
邮购热线：024-23284502
E-mail:lingmin19@163.com
http://www.lnkj.com.cn

再版序

2005年，感谢辽宁科学技术出版社的信任，《瑜伽初级教程》和《瑜伽中级教程》得以面世。至今已近十载。

十年，不是一个短暂的时间。足以让人忘却或者改变，但这套书不但未被忘却，还因为大家的关注得以再版，所以请接受我诚挚的感谢。

感谢读者，大家以瑜伽之心带来的沉静和阅读，并以口碑赋予了这两本书生命。

感谢同行，大家以瑜伽之德不约而同地认可了这套书的教学体系，成全了这套书为瑜伽培训提供一份教学纲要的初衷。

感谢本套书的编辑老师凌敏和唐丽萍。当看到第1版第16次印刷的数据，我感动于她们的耐心与包容，使这本书可以在书海中以细水长流的姿态存在，并以再版的方式淙淙绵延。

感谢所有渠道和终端的销售人员，他们的工作使得本套书能顺利地呈现在读者面前。

太多的感谢，请允许我在以后的日子里以服务于瑜伽的行动向大家表达我的感谢。

本次再版，除了版式上的调整，图书的主体内容并未有大的变动与修订，为了方便大家使用本套书，我会在本书的基础上逐渐写出瑜伽解剖、生理、生物力学应用等不同章节的教学全解，希望在以后的日子里对大家的瑜伽学习有所帮助。

NAMASTE

韩　俊

2014年5月

前 言

14岁时，为了能回家跟着电视里的惠兰老师练瑜伽，平生第一次说谎。18岁时，为了梦里的瑜伽第一次独自出远门，却因不得已的原因匆匆离京，忙乱中将那时仅花3.6元买回的《瑜伽大全》丢在了火车上，痛心良久。对瑜伽的痴迷让我四处搜集资料，找老师，访气功，谒武林，求高僧。最终，在老妈"不务正业"的批评下，19岁的我离开了瑜伽。一别10年。当刚刚成为妈妈的我因为各种原因徘徊在生死的边缘时，是一位朋友的礼物让我重归瑜伽的怀抱，生命被重新点燃。一路走来，每当我无助、无援、无奈到极点时，瑜伽总会从心里默默地帮助我。让我一直能积极、正面地活着。受瑜伽恩赐良多，常思能为瑜伽做点什么，一来可使更多的朋友受益，二来自己也可以不舍朝夕，时常练习。于是我开始了瑜伽教练生涯。

沉浸在瑜伽的世界里，我想很多朋友会和我有一个共同的感受，那就是瑜伽哲学的包容性和完美性。自古以来，中国对神秘的中医文化就有3个评价，谓下医治病、中医治人、上医治国。每当我开始练习瑜伽，我就会想，把这个评价用在瑜伽上也是那么的贴切。治病的含义我们很清楚，治人则关系到人的心理、人的信念、人的修养。不管是方兴未艾的成功学，还是日渐走红的神经语言程式，包括兴于欧美的瑜伽式管理已经证明了这一点。那么治国呢？治国的含义应该很广，绝不仅限于圣雄甘地一人为例。作为一名瑜伽文化的追随者，将瑜伽完美而广博的理念挖掘出来，经过现代的表述形式，尽可能地呈现在大众面前，呈现在现代科学的面前，让现代的人们能以一种平实的心态面对这些古老的精华，这将是我们每一个受益于瑜伽者的义务和责任。在这里请允许我恭请有志于此的良师益友们一起来完成。《瑜伽经》以万言传世，《博伽梵歌》也不过几千诗行，《老子》以五千字尽释世间大道微义。而我把一点浅见拙识言说了20余万字。圣凡殊差，立时必现。在这里借一首古诗且道我所为何来："赵州庭前柏，香岩岭后松。栽来无别用，只要引清风。"

在这里，我要感谢辽宁科学技术出版社的唐丽萍和凌敏女士。"法不孤起，必仗缘生"。没有她们的信任和努力就没有此书的出版。

我要感谢我瑜伽道路上的每一位老师，并把此书献给他们，他们的启发和思想构成了本书的精华。

我希望向瑜伽的先驱们致敬，近百年来，这些不同传承的导师们为瑜伽在近代的兴盛作出了努力，并使如我一般的世人受益。

我也要感谢我的父亲和母亲的支持和协助，让我能够安心地完成写作。

我要感谢禅悦瑜伽Robert先生和Paul先生、王莹慧女士。他们以极大的耐心促成这本书的如期完成。

感谢汪峰教练和王文燕教练，他们同我一起完成了本书的动作示范。

我还要感谢我所有的学生、朋友们，从另一个角度上讲，他们就像我的老师，分享了本书形成的各个阶段，他们以好学不倦的心包容我，他们是给予我不断启发的来源。

我要感谢所有真正的瑜伽同行们。我为大家的智慧和努力而感动。让我们在瑜伽的道路上互助互勉，一起加油。

虽然这本书所述内容还不足瑜伽内容的万分之一，但我已然尽力而为。若有任何不正确的地方，恳请读者原谅，并请上师大德不吝斧正。

韩　俊

2006年4月

目 录

前言

第一章 瑜伽体位

第九章 冥 想

第十章 教练基本沟通原则及课堂训练技巧

第十一章 针对不同练习人群的课程设计

第一章　瑜伽体位

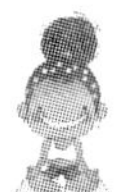

1. 向太阳致敬（Surya Namaskara）

这是瑜伽体式中非常重要而且著名的一套动作，已有久远的历史。梵文词Surya的意思是太阳，太阳神的名字也是苏瑞亚；Namaskara的意思是致敬，礼拜。所以这套动作又被称为拜日式。因其包含12个动作，所以又被称为十二太阳礼。太阳是一切生命能量的源泉，通过拜日式，与生命能量联系起来，整个人的身、心、灵都会变得强壮，据说除了肢体灵活外，人的气场也有了一分光彩。外在的太阳为世界带来光明，通过正确的瑜伽练习找寻到真实的自己，带来的则是照亮内心的智慧明光。拜日式与其说是在崇拜外在的太阳，不如说最终还是在探求光明的自我。

这套动作的练习初期可以先掌握好体位动作，熟练后就可配合呼吸，当完全熟练到可以自动将呼吸和动作融为一体后，便可加进十二个太阳曼陀（Mantra）（十二句语音唱诵）。所以，整套功法是体位、呼吸、冥想的全面练习。如果每日无法拿出时间系统地练习瑜伽，只练习拜日式也很不错的。可以根据自己的需要决定是否练习语音唱诵。

很多瑜伽练习者在早上4点左右就对着朝阳来做拜日式，其实在日间任何可以练习瑜伽的时候都可以练习它，所以作为每日常规的瑜伽体式，拜日式是人们最常做的瑜伽练习之一。

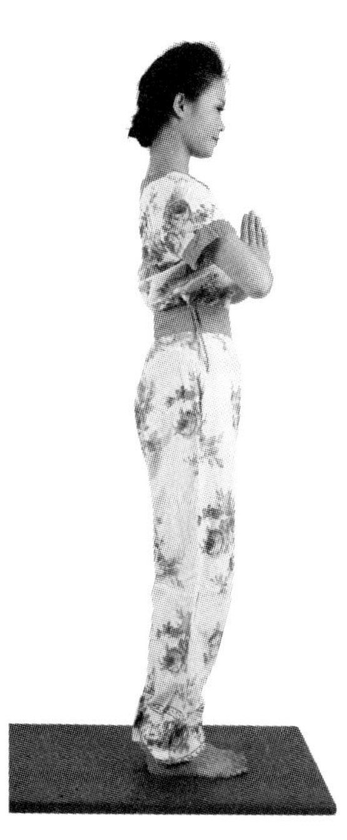

图1

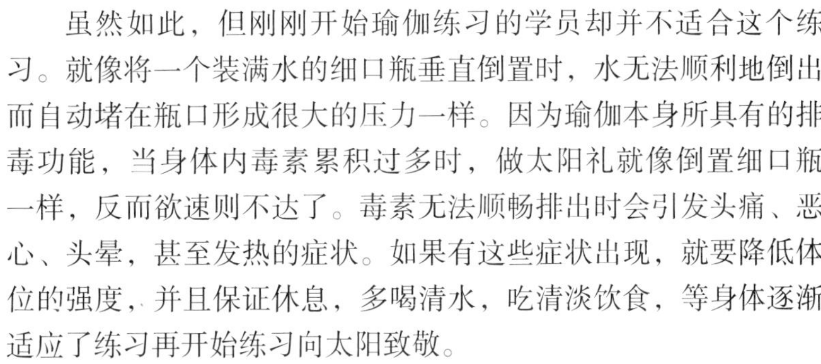

虽然如此，但刚刚开始瑜伽练习的学员却并不适合这个练习。就像将一个装满水的细口瓶垂直倒置时，水无法顺利地倒出而自动堵在瓶口形成很大的压力一样。因为瑜伽本身所具有的排毒功能，当身体内毒素累积过多时，做太阳礼就像倒置细口瓶一样，反而欲速则不达了。毒素无法顺畅排出时会引发头痛、恶心、头晕，甚至发热的症状。如果有这些症状出现，就要降低体位的强度，并且保证休息，多喝清水，吃清淡饮食，等身体逐渐适应了练习再开始练习向太阳致敬。

（1）山立功站在垫子上，双手合十，放在胸前，在放松和警醒间保持着微妙的平衡（图1）。唱诵第一个Mantra：Aum Hram Mitraya Namah（音译：奥姆　哈茹阿姆　梅垂亚　那玛哈）。

（2）吸气时慢慢地将合十的双手沿着身体的中线向上推，在眉心时打开双手，掌心向前，拇指和食指指尖相触，再次吸气，食指两侧并拢，继续向上。直到双臂置于耳后，手指向上引领伸展身体。注意：腰椎不好的学员可在此阶段停留。再次吸气的时候稍顶髋，向后推送身体，注意双腿始终垂直于地面，头后仰不应低于心脏，否则会引发体位性眩晕。在极限停留，正常地呼吸（图2a、b）。唱诵第二个Mantra：Aum Hrim Ravaye Namaha（音译：奥姆 哈瑞姆 瑞瓦耶 那玛哈）。

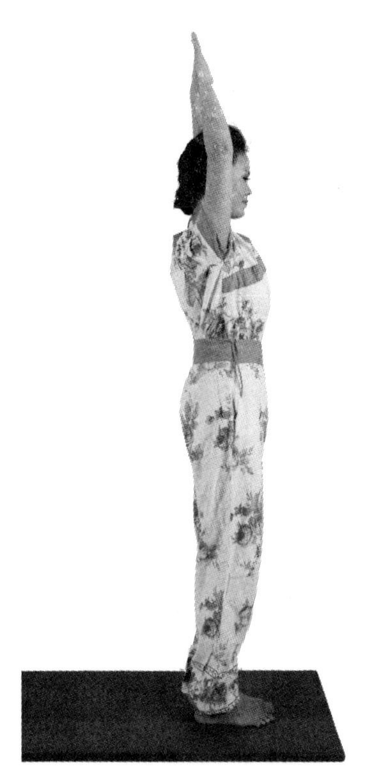
图2a

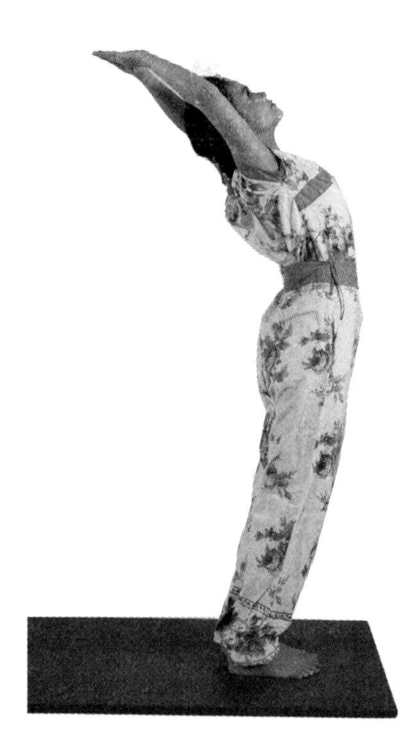
图2b

（3）呼气，向上抬起身体，伸展手臂，再次呼气时屈肘，双手慢慢地回到胸前合十。保持双腿垂直于地面，翘臀，坐骨向上，保持背部在平直的状态下向前放落躯干，但是背部要伸直，坐骨向上，双腿垂直于地面，直到极限时打开双手，指尖向前，放在双脚两侧。注意：背部始终保持在正常曲度的伸展状态下。头向上看，打开肩，也可以将双脚的10个脚趾翘起，以保证膝盖在正常位。

再一次呼气时向下弯屈身体。注意：坐骨向上，小腹应该与大腿相接，胸尽量地去触碰膝盖，如果可以，最后额头会触碰到胫骨，头顶指向地面，整个背部仍然在正常的曲度上，没有改变，身体是从髋部开始贴靠在双腿上（图3a、b）。唱诵第三个Mantra：Aum Hrum Suryaya Namaha（音译：奥姆 哈茹姆 苏瑞亚 那玛哈）。

（4）再次吸气时，抬头，伸直背，打开肩，向上看，双手放在脚的两侧，将左脚向后推送一大步，呼气时屈右膝，注意右膝不要超过右脚的脚趾，并且和右脚的脚趾在一个方向和一条直线上。注意：将身体的重心后移，推送回两腿间，坐骨下压，如果身体重心向前，变成了俯卧在腿上或者耻骨前压，那么经腹股沟部的神经，就有可能受到损害，很多朋友在做这个练习之后，感到大腿外侧发麻，就是因为已经伤到了股神经，所以，一定注意坐骨下压。

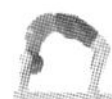

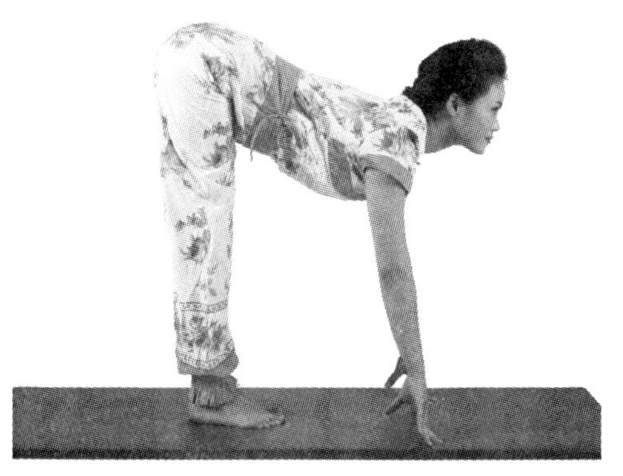
图3a

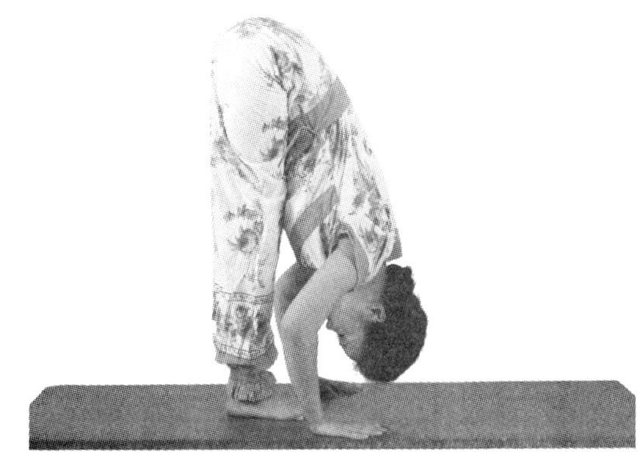
图3b

挺胸，胸椎继续向前，仰头向上看，打开肩，尽量让双手放在两侧地面上（图4a、b）。唱诵第四个Mantra：Aum Hraim Bhanave Namaha（音译：奥姆 哈茹阿爱姆 班哈那我那玛哈）。

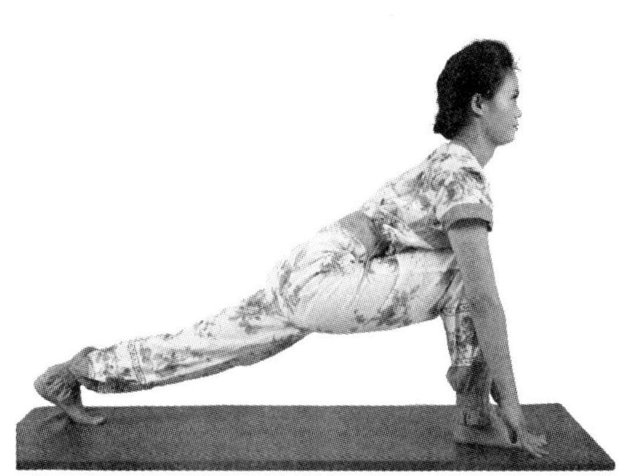
图4a

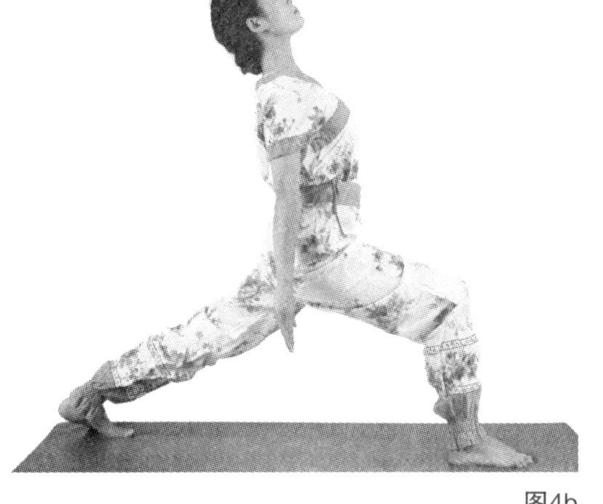
图4b

（5）再次呼气时，双手回到右脚两侧，将右脚推送回左脚旁，坐骨向上，现在是顶峰式。注意：全身的三个点，脚跟尽量向下压，全身的重心放在脚跟上，即使不能将脚跟放在垫子上，也没有关系，只要意识到全身的重心放在脚跟上即可。坐骨和尾骨指向上，像做猫功一样，翘臀。双肩下压，尽量地分开十指，让整个手掌的手指均匀地用力，不要只把力量放在掌根上，压双肩，翘臀，坐骨是全身的最高点，重心放在脚跟上，注意不要压胸椎，背部保持挺直有助于向顶轮推送生命的能量。在这个练习里，可以让下巴去靠近锁骨，配合收颌收束一起做，停留4～5个深呼吸（图5）。唱诵第五个Mantra：Aum Hroum Khahaya Namaha（音译：奥姆 哈茹姆 卡哈亚 那玛哈）。

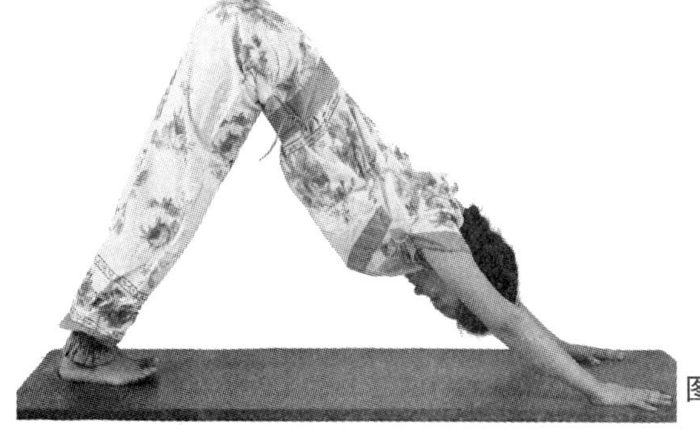
图5

（6）屈双膝，将双膝放在垫子上，脚趾向后推，放平，臀向后推送，接触脚跟，现在是追随者的姿势，伸直手肘，会感觉到双肩被打开了。吸气时慢慢地抬高头，让下巴和胸高于地面，但是几乎擦着地面向前推。注意：在这个姿势里，手肘始终是平行的，如果臂力达不到这一点，请将两前臂放在垫子上，一定不要将手肘在两侧打开，因为那样有可能造成脱臼和肱三头肌的拉伤（图6a、b）。唱诵第六个Mantra：Aum Hraha Pusne Namaha（音译：奥姆 哈茹哈 卜思耐 那玛哈）。

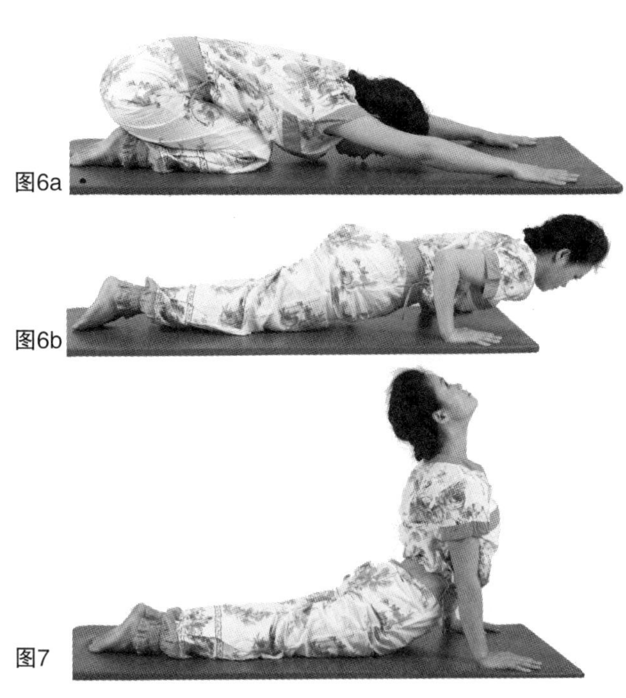

图6a

图6b

图7

（7）当身体向前推送到极限时，请向上抬起上半身，耻骨放落在地面上，双肩打开，后绕下压，抬头向上，感觉脖子前侧有伸展感。甚至可以稍屈肘，保证两上臂夹住肋骨，耻骨落放在地面上，如果腰椎无法承受这个压力，可以大大地分开双腿，保持深呼吸（图7）。唱诵第七个Mantra：Aum Hram Hiranya Garbhaya Namaha（音译：奥姆 哈茹姆 哈润那亚 戈帕哈亚 那玛哈）。

（8）竖起脚趾，翘臀，压腰，肚脐沉向地面，屈手肘，但是双臂平行，始终夹住肋骨，一直到胸几乎压在垫子上。抬头，在耻骨的引领下，将身体慢慢地拉回到脚跟上，停留1个呼吸，注意：脚趾用力，膝盖上提，大腿几乎压着胸腹慢慢地升起身体，脚跟下压，回到顶峰式，停留4～5个深呼吸（图8a~c）。唱诵第八个Mantra：Aum Hrim Marichaye Namaha（音译：奥姆 哈瑞姆 玛瑞差 那玛哈）。

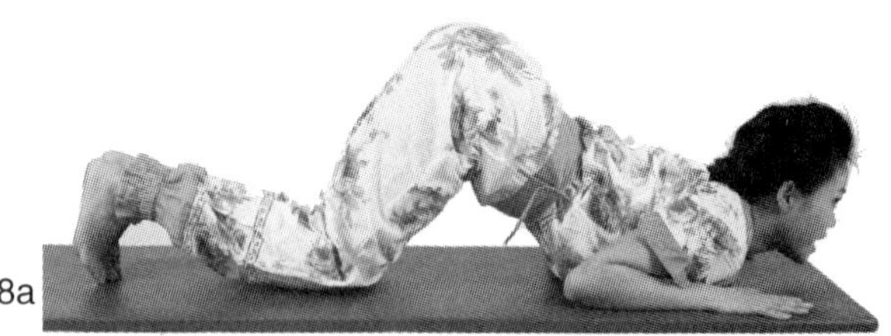

图8a

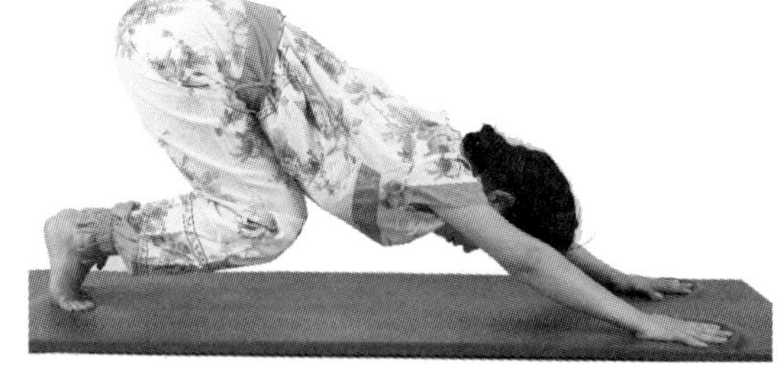

图8b

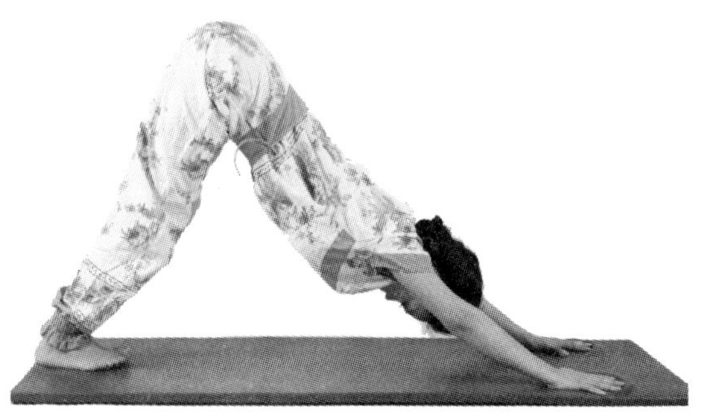

图8c

（9）再次吸气时，将左脚推送回两手之间，全身的重心放在坐骨上，也就是重心放在两腿之间，挺胸，打开肩，胸椎向前，手指尽量放在地面上，膝盖不要超过大脚趾，并且和

 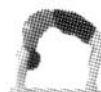

大脚趾保持在一个方向和一条直线上（图9a、b）。唱诵第九个Mantra：Aum Hrum Aditya Namaha（音译：奥姆 哈茹姆 阿提亚 那玛哈）。

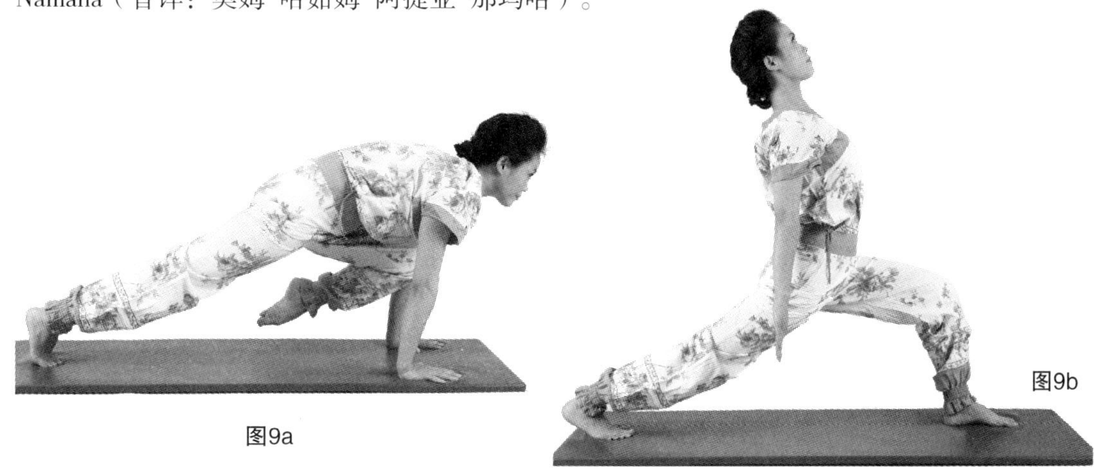

图9a 图9b

（10）双手回到脚的两侧，向前推送右脚，注意坐骨向上，背伸直，打开肩，向上看。回至站立位，上身弯曲呈90°，头抬起，双臂自然下垂。呼气，将整个身体贴靠在双腿上，腹、胸贴在腿上，额头尽量触碰小腿胫骨的下端，背部尽量不要拱起，要保持在正常曲度上（图10a、b）。唱诵第十个Mantra：Aum Hraim Savitre Namaha（音译：奥姆 哈茹阿爱姆 萨维茹 那玛哈）。

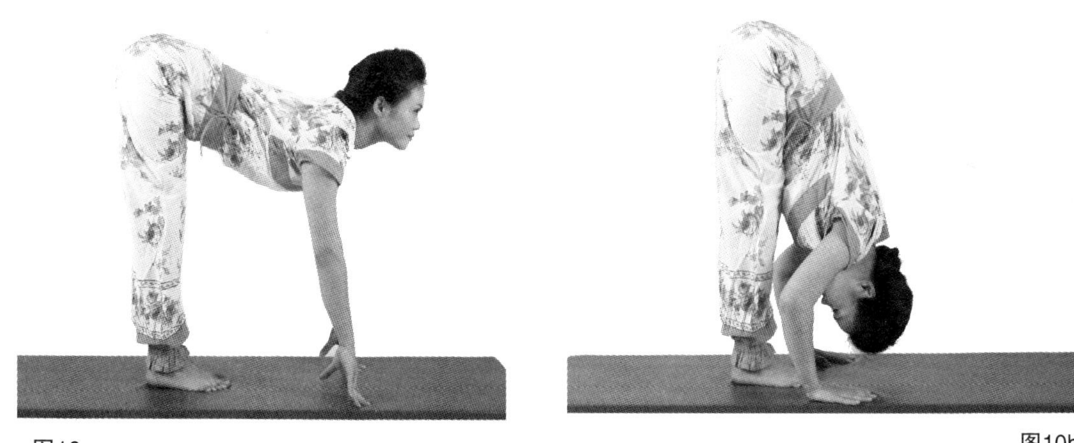

图10a 图10b

（11）再次吸气时，伸直背，回到弓形站立，打开肩，向上看，将双手向前，大拇指和食指相触，向上慢慢地推送身体，手臂放在耳后，手指向上伸展，稍顶髋向后推送身体。注意：双腿垂直于地面，动作要稳定，不要失去平衡，不要使头部向后下垂，在极限上正常地呼吸（图11）。唱诵第十一个Mantra：Aum Hroum Arkaya Namaha （音译：奥姆 哈如姆 阿卡亚 那玛哈）。

（12）呼气，向上抬起身体，伸展手臂，再次呼气时，双手回到胸前合十，深长地呼吸，在放松和警醒间保持着平衡（图12）。唱诵第十二个Mantra：Aum Hram Bhastikaraya Namaha（音译：奥姆 哈茹阿姆 班哈斯提卡瑞亚 那玛哈）。做相反的体位，也就是把刚才的左脚换成右脚来做。

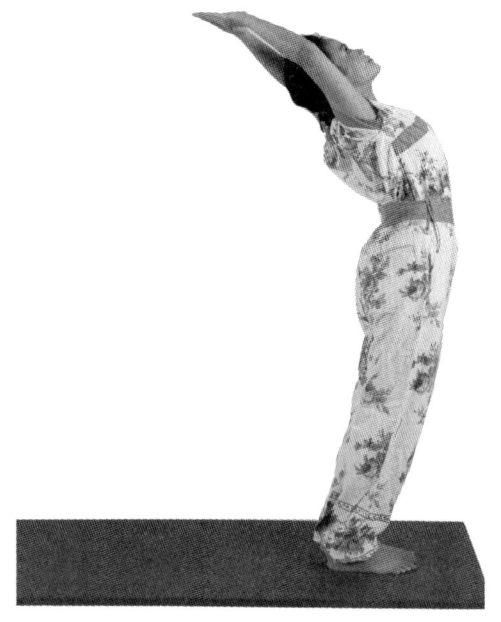

图11

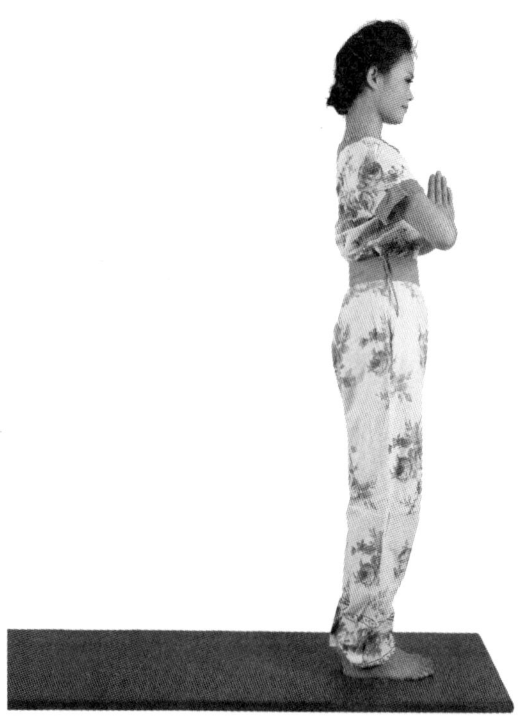

图12

【练习收益】

这套运动的运动量较强，能有效地减压，令手足有力，腰腹肌肉得到锻炼，整条脊骨变得柔软灵活。在瑜伽中太阳与人的眼睛和肝脏有关，因此此式有利于保护视力与肝脏。其中配合呼吸，能净化与强化气场，包括调整失调的骨骼肌肉系统和血压。作为一个整体，这套动作使全身各系统功能达到极佳的和谐。

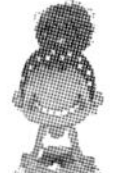

2. 向月亮致敬（Chandra Namaskara）

建议大家在熟练掌握太阳礼的基础上再开始练习这套动作。向月亮致敬，适合作为晚间时段的瑜伽常规练习；向月亮致敬，同向太阳致敬一样，是一个系统的成套动作。它由14个动作组成。基础月亮礼较太阳礼多出了两个动作，其他体式基本一致。这套体式同样不适合没有基础的朋友练习。很多练习过一段时间瑜伽的朋友往往喜欢以太阳礼或月亮礼作为练习前的热身，但是要注意的是，最好不要做太强烈的躯干超伸动作。

（1）以山立功的姿势站在垫子的一端，双手掌心相对，在胸前合十（图1）。

（2）吸气，让合十的双手沿身体的中线向上，在眉心处，大拇指和食指相对打开，掌心向前，继续吸气，向上伸展双臂，直到上臂放到双耳的后面，手指带领双臂向上伸展。如果腰椎不好，就在这个姿势上停下；如果身体许可，可以稍向前顶髋，身体向后伸展到自己的极限（图2a、b）。

注意：双腿尽量垂直于地面，保持稳定，头部和身体保持在一个平面上，不要使头部低于心脏的位置。正常地呼吸，与身体对话。

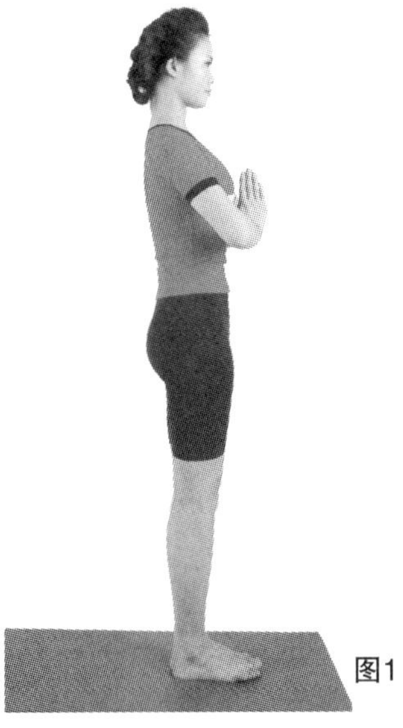
图1

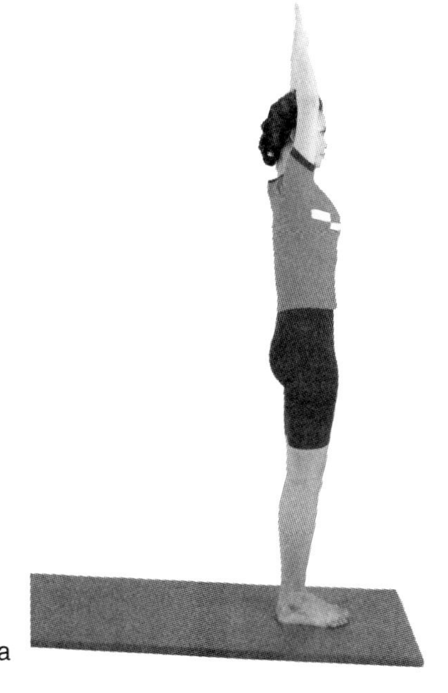
图2a

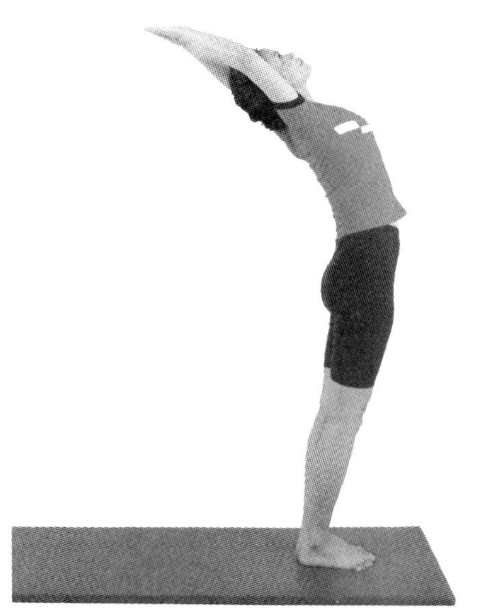
图2b

（3）呼气时，向上抬起身体，伸展手臂。有控制地向下放落双臂，双手在眉心处合掌，沿身体中线落回胸前。继续呼气时，稍翘臀，伸直背，向前伸展背部，放落身体，到极限时将双手放置在双脚的两侧，保持背部的伸展挺直，打开肩，挺胸，头向上看，保持2个深呼吸。再次呼气时，折叠身体，让腰背保持着正常的曲度，整个上半身自然地贴放在双腿上，腹、胸和额头全部接触到双腿（图3a、b）。

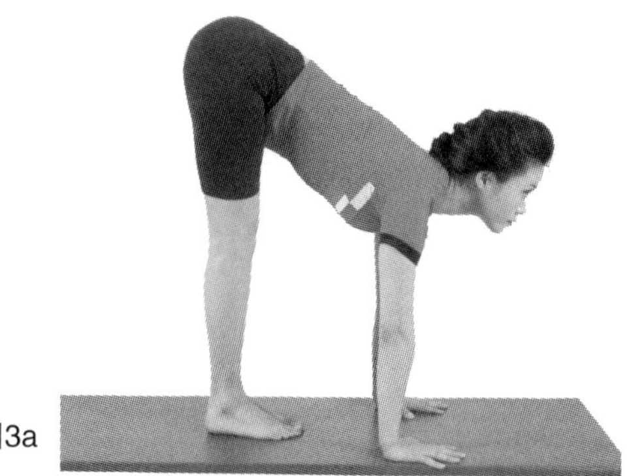
图3a

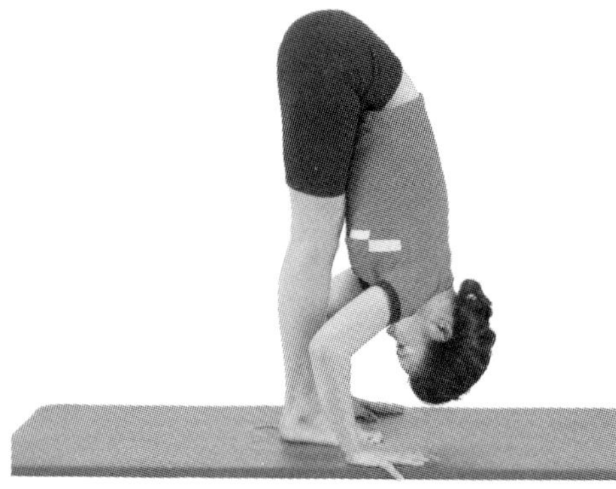
图3b

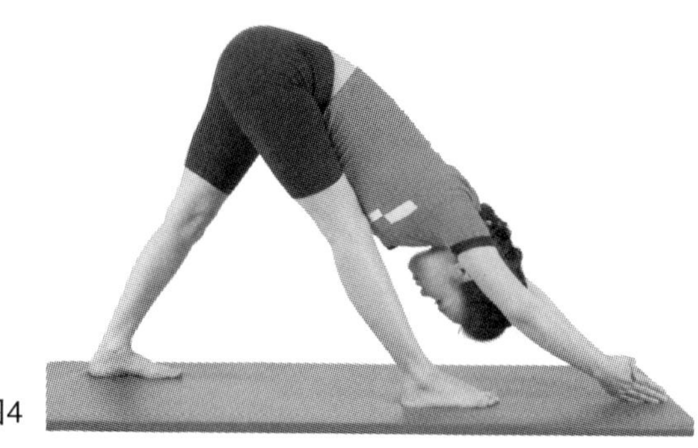
图4

（4）再次吸气时，挺直背，抬头向上看，将左脚向后撤一大步，双膝挺直，身体折叠在右腿前侧。如果可以，就将双手移送到右脚趾前，双掌合十，这时，手掌小手指的一侧基本贴放在地面上（图4）。

（5）再次吸气，抬头，双手放回右脚两侧，左膝放在地面上，向后推送左腿，慢慢地立起身体，将身体的重心移向两腿之间，坐骨下沉，注意右膝和右脚的脚趾在一条直线，并且在一个平面上。将双手在胸前合十，吸气，沿身体中线向上推送，保持骨盆的中立位，也就是说身体垂直于地面，将两上臂放于耳后，合十的双手手指向上，吸气时，向上看掌根。男士和腰椎不好的学员，可以在这个姿势上停留；女士可以稍向前顶髋，身体向后伸展。这个时候，背和腿构成了一个弯月的形状（图5a、b）。

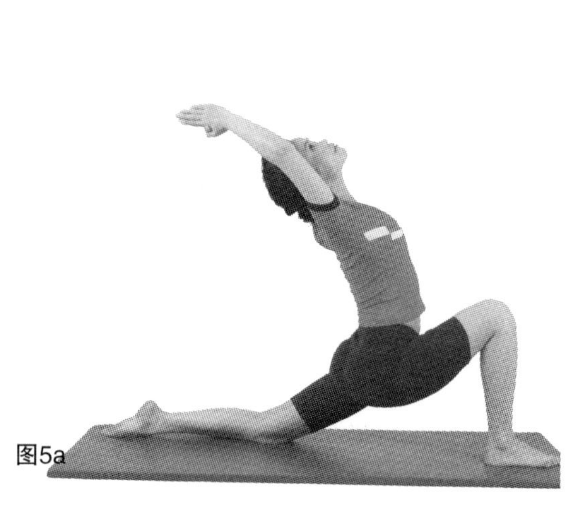
图5a

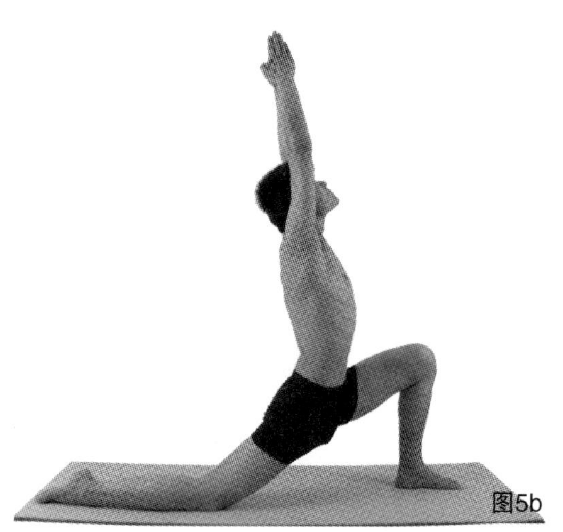
图5b

（6）正常呼吸，呼气时向上抬起身体，伸展手臂，双手有控制地落回到胸前合掌，继续将双手放在右脚的两侧，竖起左脚趾，让左腿升离地面，保持伸直，将右腿后撤，左脚和右脚并拢在一起，现在是顶峰式（图6）。

注意3个要点：全身的重心放在双脚脚跟上；坐骨向上；压双肩，张开十指，全手掌均匀用力。在这个姿势上停留4～5次深呼吸。

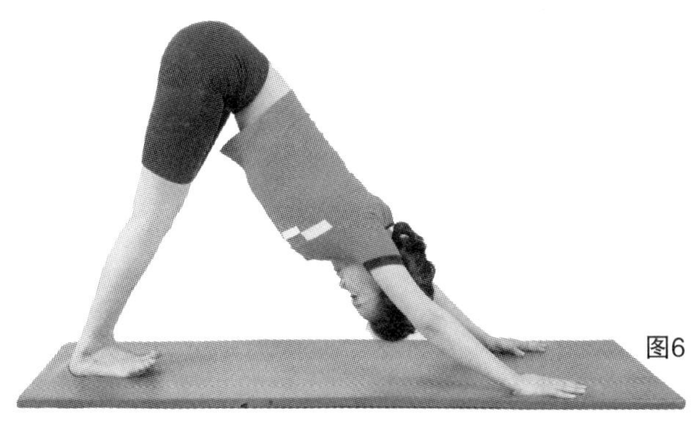
图6

（7）屈双膝，跪在垫子上，双脚脚趾向后伸，脚背平放在垫子上，身体在尾骨的引领下向后，臀部叠放在脚跟上，双手前推，平放在垫子上，感觉到腋窝也在伸展，双肩在慢慢打开。再次吸气，抬头，下巴和胸高于垫子，但是几乎是擦着垫子向前滑，注意：两前臂始终保持平行，不要向两侧打开，以避免脱臼和肱三头肌拉伤，直到两前臂垂直于地面，身体与地面平行（图7a、b）。

（8）继续向前推送身体至极限，然后向上抬起上半身，将耻骨牢牢地靠在地面上，打开肩，挺胸，双肩后绕下压，尽量抬头向上看，感觉脖子前侧有伸展感，将双臂夹紧肋骨，稍屈肘，尽量将肚脐向地面贴放。如果感到腰椎压力过大，可将双腿大大地分开（图8）。

（9）竖起脚趾，屈膝翘臀，屈双肘，胸几乎压向地面，在尾骨的引领下，身体向回推送，直到臀再次贴放至脚跟。吸气时，脚趾下压，膝盖几乎贴着胸膛，慢慢地抬起身体，回到顶峰式，仍然停留4～5个深呼吸。注意：全身重心放在脚跟上，坐骨向上，压双肩，全手掌均匀用力（图9a~c）。

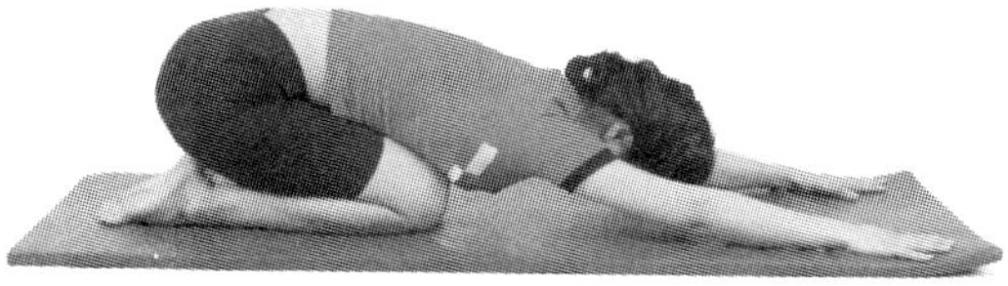

图7a

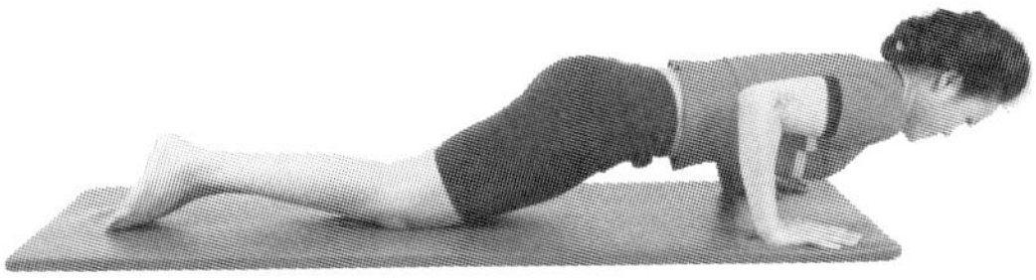

图7b

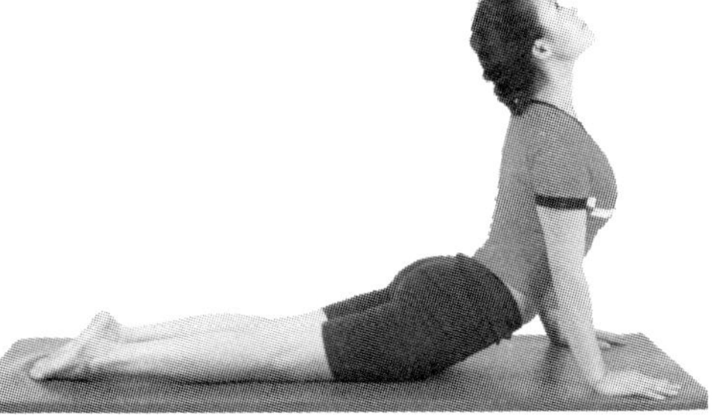

图8

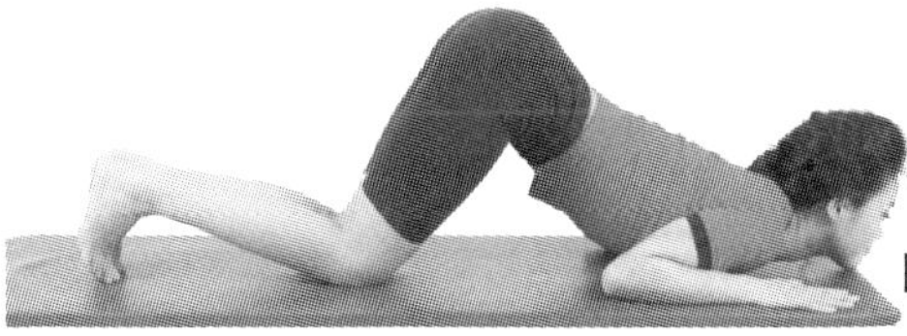

图9a

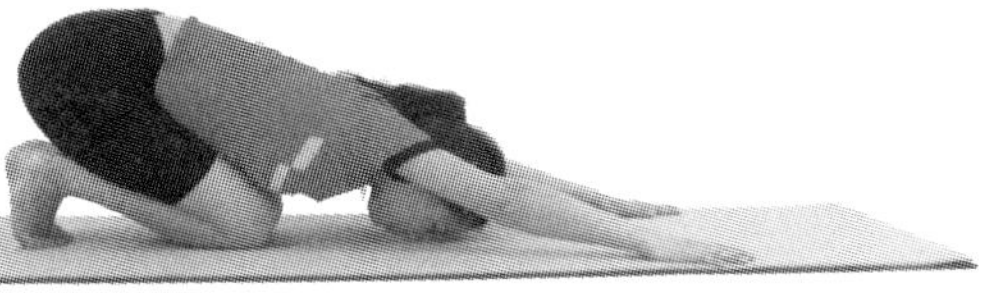

图9b

图9c

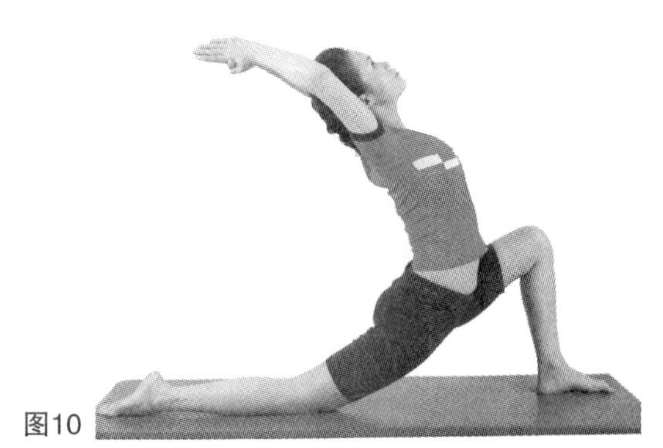
图10

（10）再次吸气时，向前推送左脚回到两手之间，右膝放在垫子上，右腿向后伸展，有控制地立起身体，重心放在两腿之间，双手在胸前合掌，吸气，沿身体中线向上推举双臂，直到上臂放于耳后，合十的手指向上伸展。再次吸气时抬头，看向掌根，腰椎不好的学员和男士在这个姿势上停留。女士可以向后伸展背，稍顶髋（图10）。

（11）呼气时，抬起身体，手臂回到向上的位置，然后有控制地呼气，保持双手合十，让双手回到胸前，打开合十的双手，放于左脚两侧，竖起右腿，双膝伸直，让身体有控制地叠放在左腿上，小腹、胸、额头自然地放在左腿上，左脚指向前方，双手合十放落在左脚趾前面，稍保持（图11）。

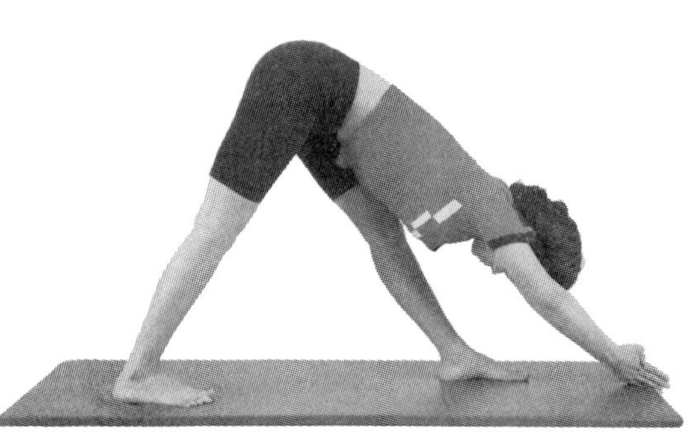
图11

（12）再次打开双手，置于左脚两侧，吸气，向前推送右脚，双脚并拢，双腿垂直于地面，背部向前伸展，抬头挺胸向上看。呼气时，身体折叠，背部保持自然的曲度，整个上半身自然地叠放在双腿前侧（图12a、b）。

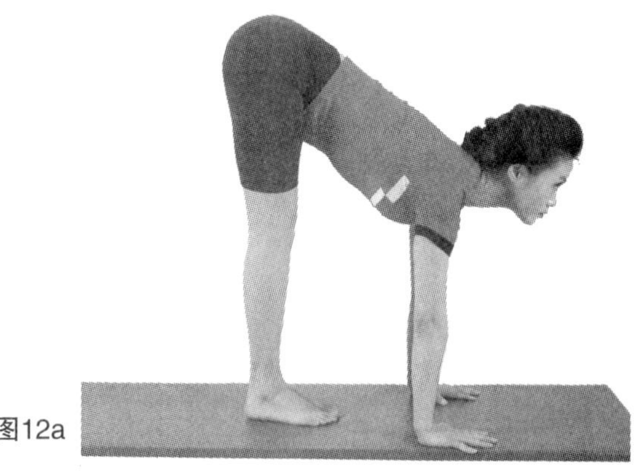
图12a

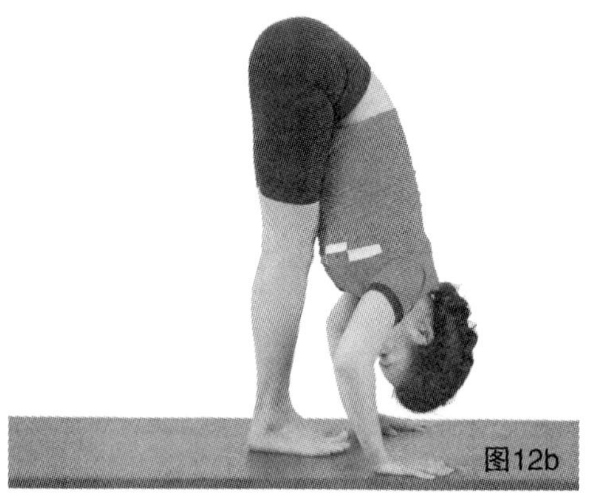
图12b

（13）再次吸气，伸直背，抬头挺胸，打开肩。将双手放于双脚前，大拇指和食指相触，使身体同双臂形成一个平面，有控制地向上抬起身体，直至双臂向上伸展，上臂放在耳后，十指向上，引领着身体向上伸展。稍顶髋，保持双腿垂直。身体向后伸展，保持头部和身体在一个平面，自然地呼吸（图13a~c）。

（14）呼气时向上抬起身体，伸展手臂，回到双臂向上的位置，有控制地合十双手，沿身体中线向下放落，让双手在胸前合掌，调整呼吸（图14）。

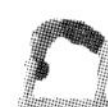

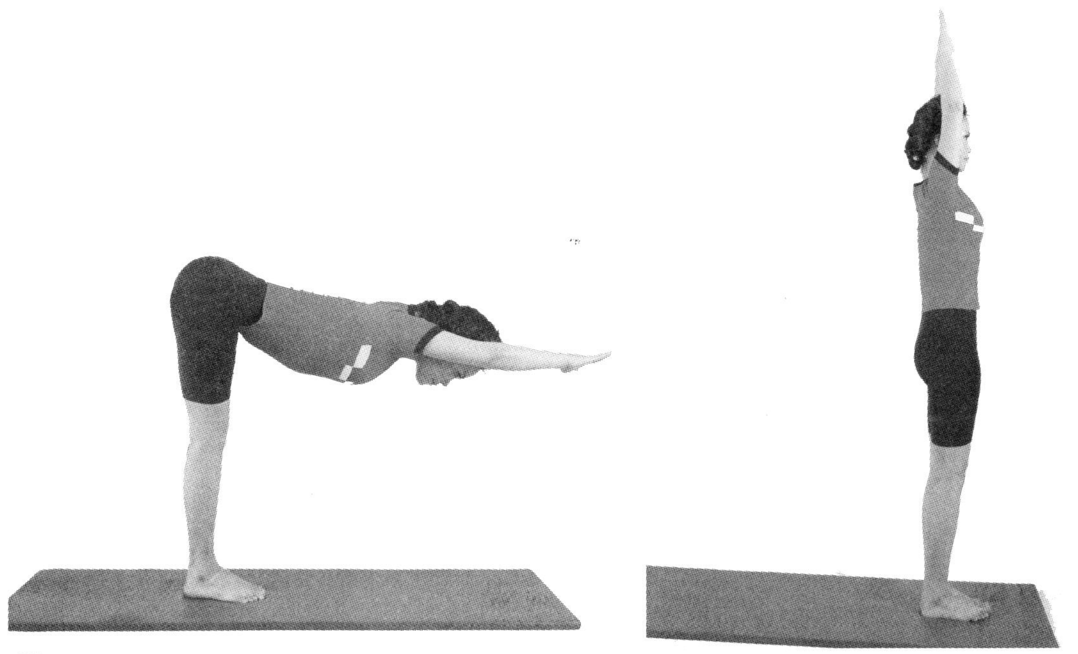

图13a 图13b

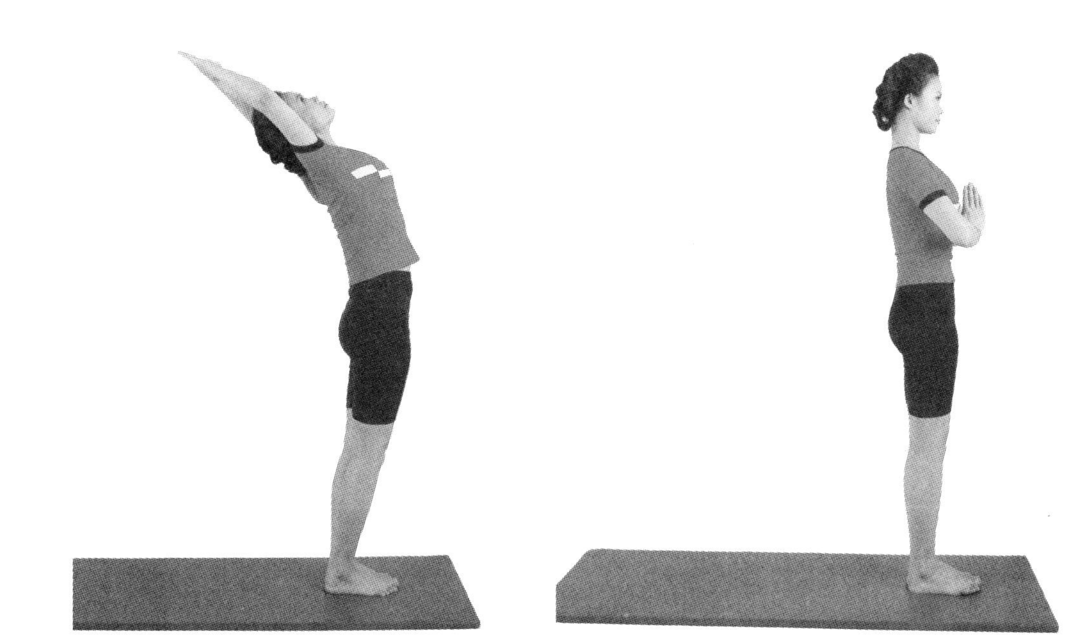

图13c 图14

交换体位练习。

【练习收益】

月亮礼和太阳礼的练习收益相似。大部分生理上的收益均可参见太阳礼。

蛙式系列（Bhekasana）

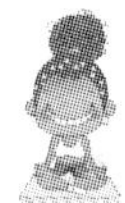

3. 俯卧蛙式

这个姿势不适合髌骨劳损和腹内脏器存在严重溃疡或结核的学员。练习这个姿势的第一个难点不是压脚，也不是翘起身体，而是如何把手指指向脚趾的同一个方向，对于这一点大家只要清楚不只是手腕在旋转，肩关节和肘关节稍稍配合一下就会使动作容易起来。

（1）俯卧，将下巴自然地放在垫子上，双膝分开约一横拳宽。保持骨盆中立位。

（2）向上屈双膝，双手抓住双脚的脚掌，双膝不要分得过大，以免膝关节偏离原来的位置（图1）。

（3）深长地呼吸，再次呼气时，抬起上半身，同时旋转手指手腕，让手指和脚趾指向同一个方向（图2、图3）。

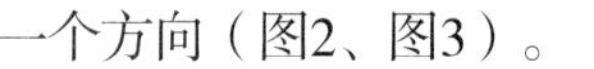

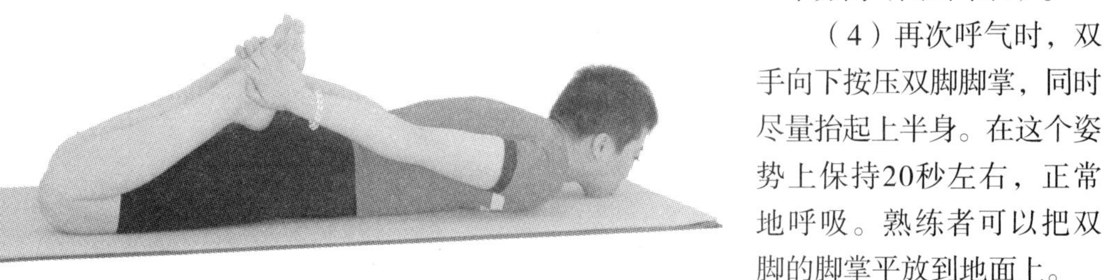

图1

（4）再次呼气时，双手向下按压双脚脚掌，同时尽量抬起上半身。在这个姿势上保持20秒左右，正常地呼吸。熟练者可以把双脚的脚掌平放到地面上。

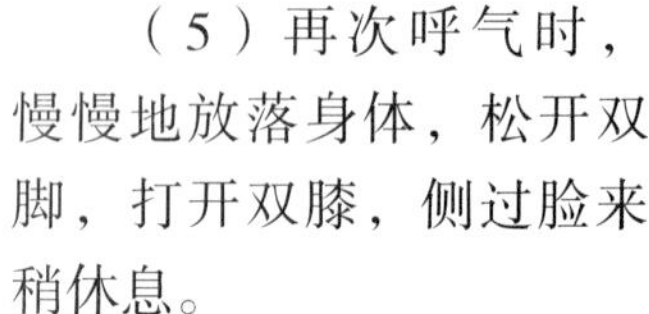

（5）再次呼气时，慢慢地放落身体，松开双脚，打开双膝，侧过脸来稍休息。

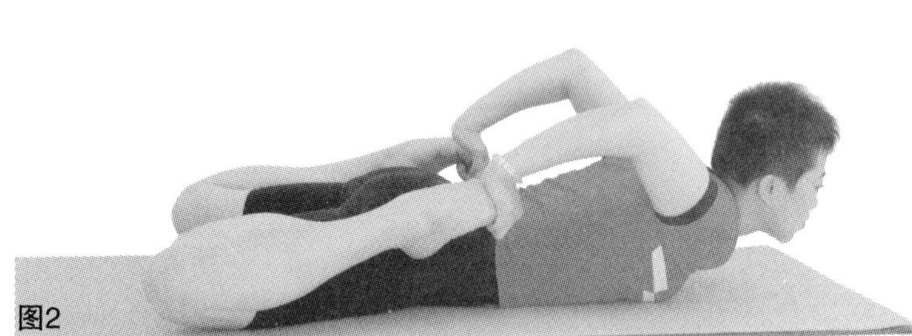

图2

【练习收益】

这个姿势的练习有助于促进膝关节结构恢复正常，减轻膝关节疼痛。施加在脚掌上的压力有助于恢复正常足弓，可以防治扁平足。脚跟得以放松，从而缓解跟骨骨刺的疼痛。腹内脏器所受到的压力使腹内器官得到有益的按摩。这个姿势同时有利于提升下三轮的能量。

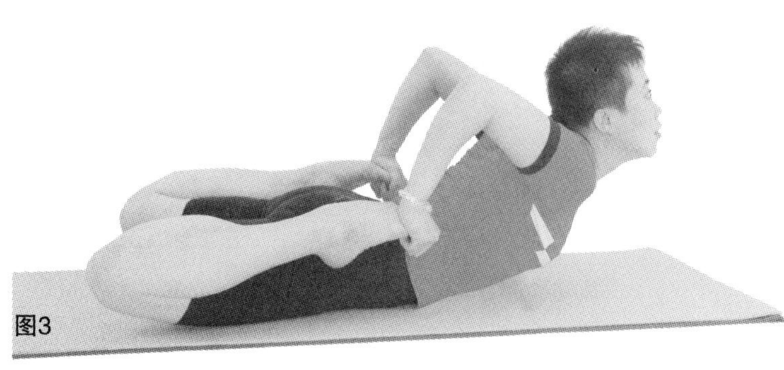

图3

 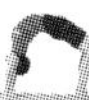

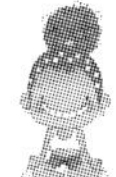

4. 仰卧蛙式

只有当俯卧蛙式做得非常熟练时才可以做仰卧蛙式。

（1）以英雄坐的姿势坐在垫子上，双膝并拢，双脚脚趾向后，双臀坐于双脚脚掌之间。

（2）屈双肘，翻转手腕，使双手掌心向外指向身体两侧，大拇指的一面贴放在脚心处，其余四指均放在双脚的下面（图1）。

（3）双肘撑放在地面上，有控制地向后仰身体。稍转动手腕，握住小脚趾的一侧，将脚掌安放在手掌根部。呼气时，双肘用力上推脚掌，髋关节向上带动臀部离开地面，同时，身体拱起，头顶抵在地面上。

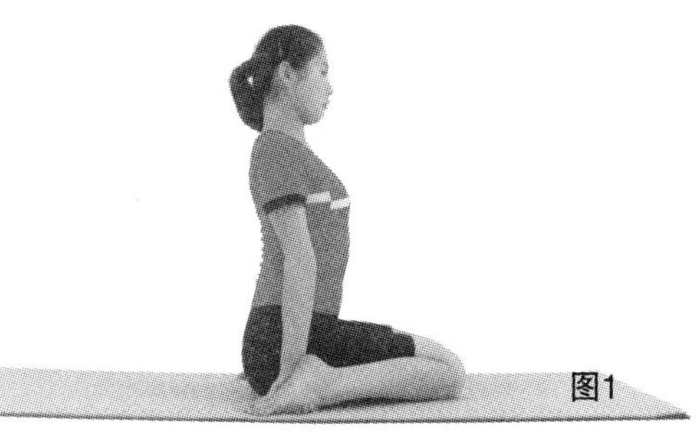
图1

尽量保持前臂与地面垂直。有控制地向上推送脚掌，使脚掌与髋关节平行，身体靠头顶、肘关节和膝关节支撑着。尽量使前臂与地面垂直（图2）。

（4）在这个姿势上，保持20秒左右，正常地呼吸。呼气时，有控制地将后脑枕骨滑落到地面上，打开双手，放下身体，回到卧英雄式（图3）。

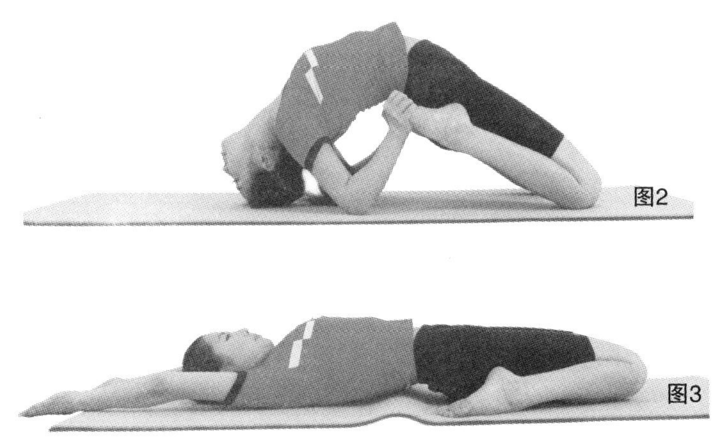
图2

图3

（5）双肘和双手支撑地面，抬高身体，回到英雄坐。

（6）挺直腰背，双手掌心向上，十指相对，放在大腿上，放松，休息。

对于刚刚开始练习这个体位的学员，将标准瑜伽垫卷3～5折后放在坐骨下可辅助完成姿势。

【练习收益】

这个姿势是俯卧蛙式的变体动作。除了具有俯卧蛙式的练习收益外，还可以增强脊柱的弹性，缓解背痛，扩展胸部，强壮呼吸系统。

5. 落蛙式

这个姿势很像一只刚刚跳起后又落下的青蛙。

（1）以基本猫的姿势跪在垫子上，即双臂、双大腿垂直于地面，背部与地面平行（图1）。

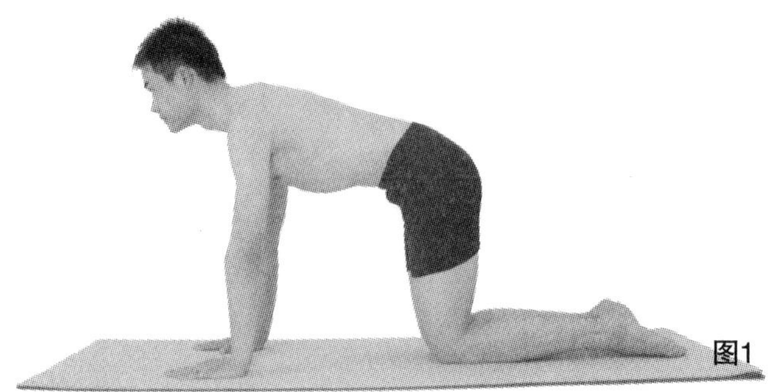
图1

（2）双膝在一条直线上向两侧尽量地分开。同时，在基本猫姿势的位置上放下双肘，让双前臂平贴于地面。膝关节、肘关节始终呈90°。稍向后压送臀，始终保持双膝在一条直线上，两大腿呈180°向两侧分开，髋关节稍向下压，促使膝关节在极限的边缘向两侧滑送，感到大腿内侧有伸展感（图2）。

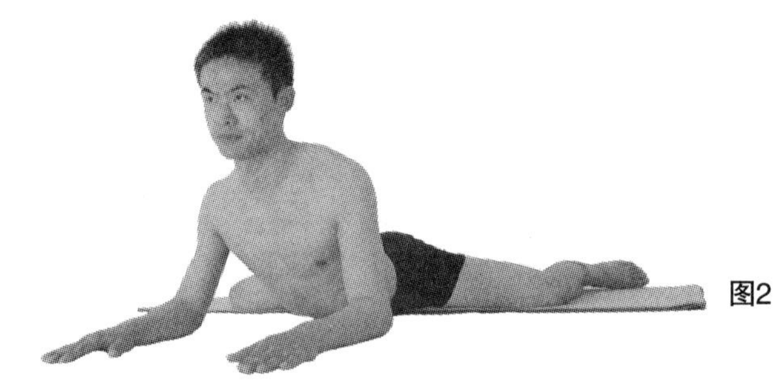
图2

在这个姿势上停留30秒左右。将注意力放在两髋和大腿内侧的伸展上。保持姿势时与其说是膝关节放落在垫子上，不如说是大腿骨的末端内侧放在垫子上。

（3）呼气时，双臂向前推送，直到俯卧在垫子上，并拢双腿，侧过脸来，稍休息，重复练习（图3）。

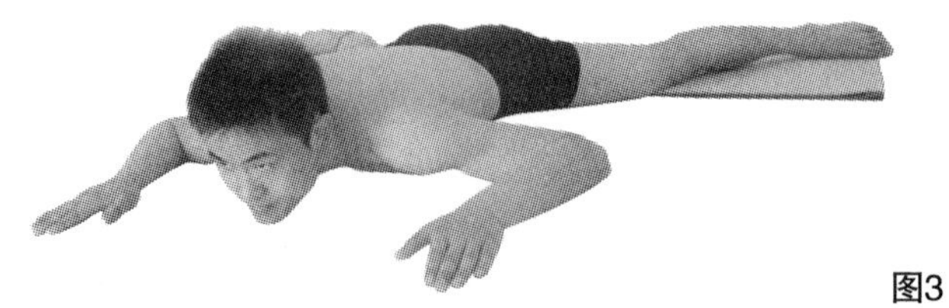
图3

【练习收益】

这个姿势可灵活髋关节，伸展髋内收肌群。

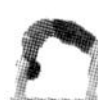

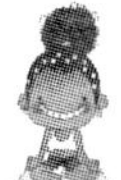

6. 跃蛙式

这个姿势的得名是因为它像一只跳跃着的青蛙。这个姿势和放气式有相似的功效。

（1）蹲在垫子上，双脚脚尖向外，保证双膝和双脚的脚趾放在一条直线和同一个方向上，背部尽量挺直。用双肘的内侧牢牢地抵着双膝的内侧，双手放在体前，这样可以保证双膝和双脚的脚尖始终在一条直线和同一个方向上（图1）。

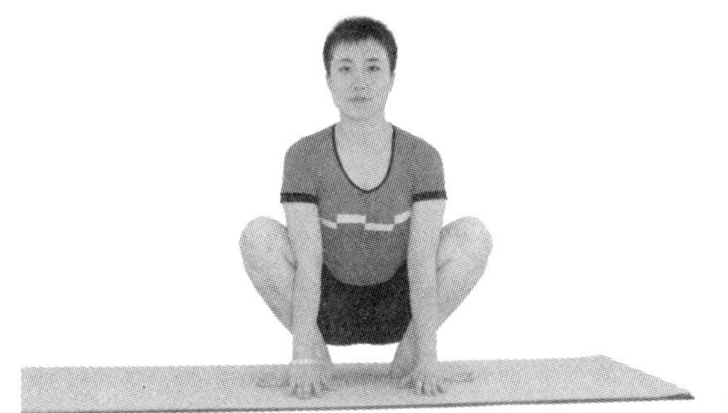

图1

（2）正常地呼吸，彻底地呼气，有控制地抬起臀，头自然地向下垂。吸气，有控制地放落身体，回到起始位置（图2）。

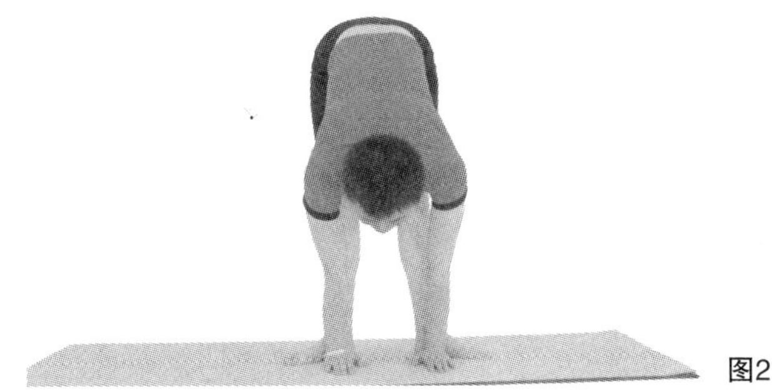

图2

双手始终保持安放在地面上，如果做不到这点，可以在起身时将双手抬起或稍屈膝。

（3）重复呼气，向上抬身体，吸气，有控制地蹲下8～12次。如果双脚掌完全放在垫子上时蹲不下去的朋友，可以在下蹲时踮起脚尖练习（图3）。

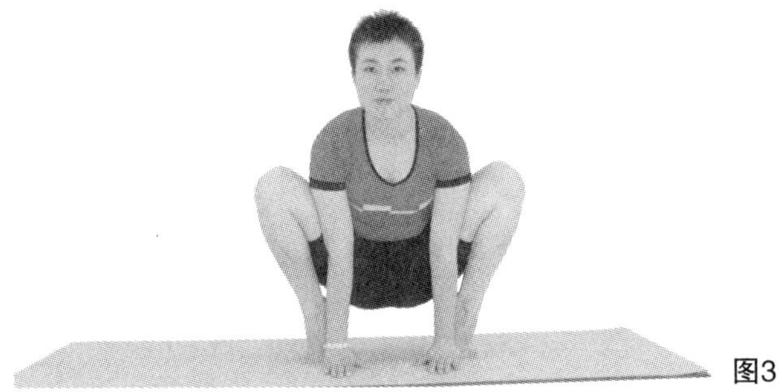

图3

【练习收益】

这个姿势温和地按摩了腹内脏器，伸展了双腿和背部的肌肉。

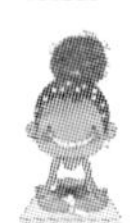

7. 侧蛙式

（1）侧卧在垫子上，下面的手臂支撑着头部，上面的手臂放在肚脐的前侧，保证双膝、臀和双肩在一条直线上。侧卧的身体与地面垂直（图1）。

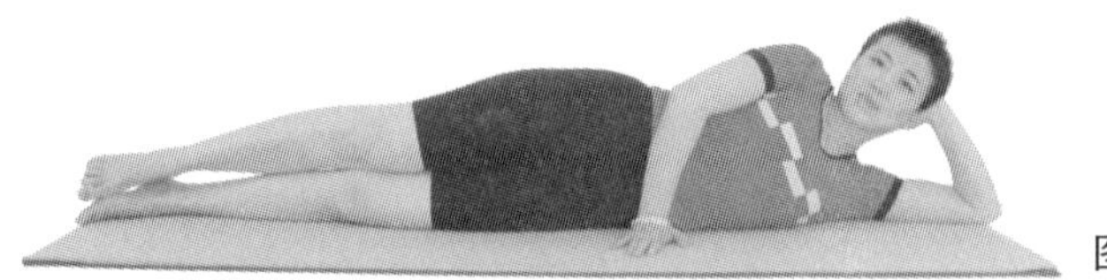

图1

（2）屈双膝，双髋水平外展，即将下面大腿的前侧尽量地放在垫子上，同时，尽量地打开上面的髋关节，让双脚跟相对，尽量保证双膝、髋和双脚在同一平面上，刚刚开始练习的学员可以靠着墙壁来完成这个动作（图2）。

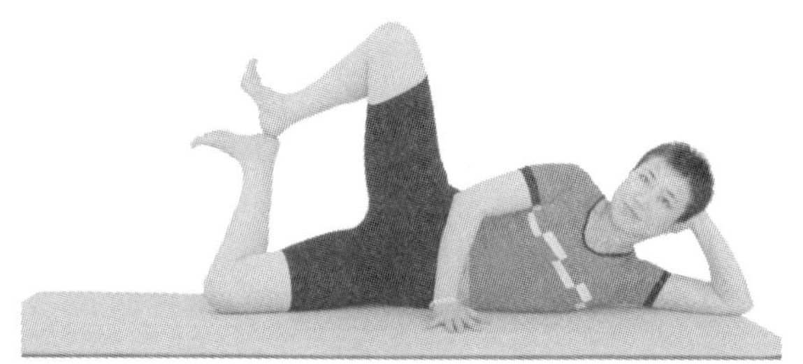

图2

（3）保持这个姿势，吸气时向上，竖起上面的腿（图3），可能很多学员不会竖起得很高，但是正确就可以了，呼气时，有控制地落回到图2所示的姿势上。

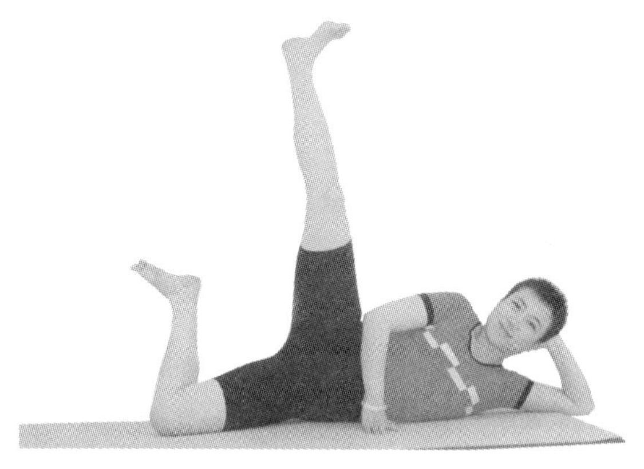

图3

（4）重复6～8次向上抬腿、向下放落的动作。

（5）双髋水平内收，并拢双膝，伸直双腿，回到侧卧的姿势，放松身体，调整呼吸，交换体位继续练习。

【练习收益】

这个姿势有利于强化躯干的稳定性。腹肌、背肌在这个体式中得到加强，腿部肌肉得到伸展，髋关节得到补养和灵活，腰腹赘肉减少。具有改善腹内器官的功能。

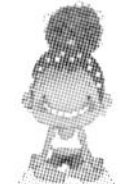

8. 牛面式（Gomukhasana）

这是一个平衡难度比较大的练习，对于刚开始练习的学员，首先要练好绕腿功和肩放松功，然后可以对着墙壁练习这个姿势。假以时日，身体的稳定性会有所提高。

很多著名的瑜伽典籍如《哈他瑜伽导论》、《格拉达本集》等都强调这一体式的重要性。原因是在这个姿势中双臂和双腿形成“8”字或一个“∞”符号，能平衡上下生命能量的力，包括阴阳气流。

（1）跪坐在双脚的脚跟上，挺直腰背，双手放于双膝两侧，吸气时，抬左膝，左脚和左小腿绕过右腿，尽量让左脚包裹住右小腿（图1）。

（2）吸气时，慢慢地立起身体。抬右臂，向上伸展；屈右肘，指尖放在两肩胛间；屈左臂，左手沿脊柱向上推送，双手十指在肩胛间相扣。在这个姿势上停留20秒左右。这时，双腿和双臂构成了两个“∞”的符号（图2）。

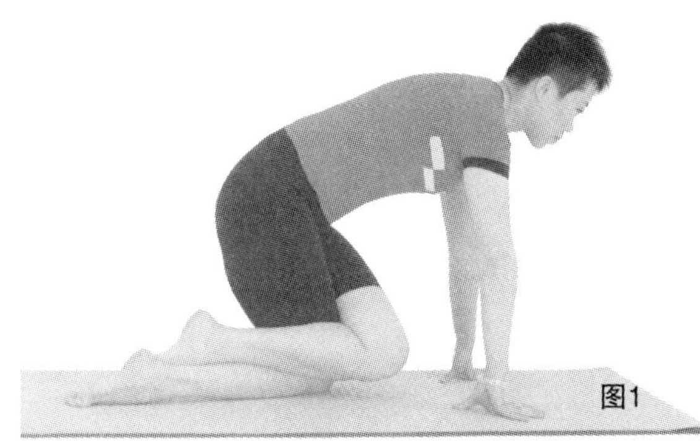

图1

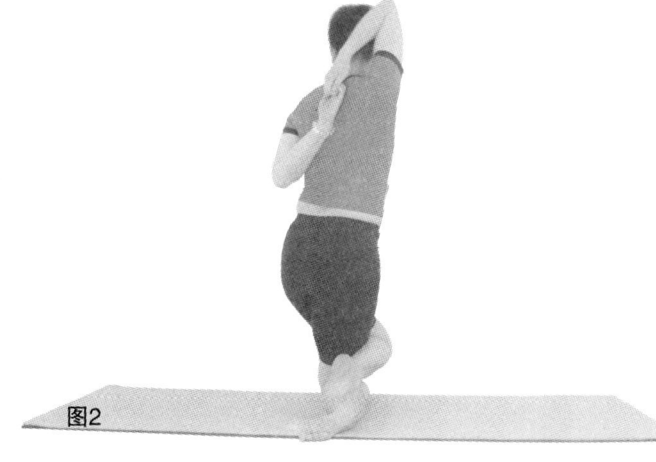

图2

如果无法完成绕腿功，也不要着急，在练习这个姿势的初期可以用武士坐来代替绕腿练习（图3）。

（3）吸气时，打开双臂，侧平举，然后将双臂放回体侧。将左腿打开，放回到双膝并拢、跪坐在脚跟上。掌心向上，十指相对，深呼吸。交换体位练习。

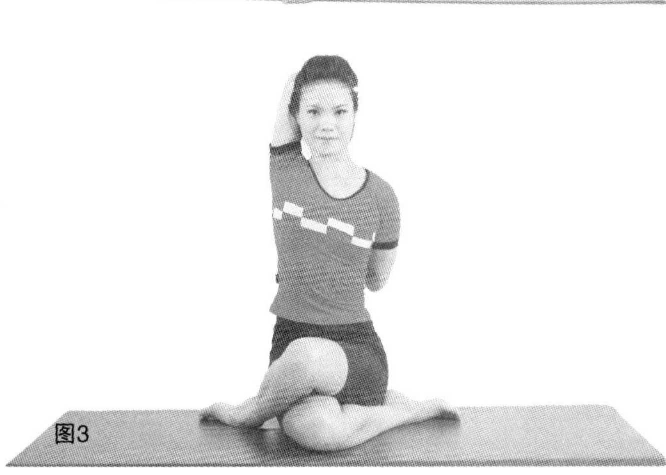

图3

【练习收益】

这个姿势有助于缓解静脉曲张和腿部痉挛。伸展大腿外侧肌肉并强化了骨盆区域，刺激生殖腺体。胸部和背部都得到了伸展和放松，肩关节也更加灵活，减少了肩周炎的发生率。

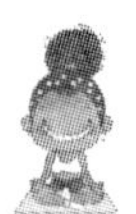

9. 神猴式（Hanumanasana）

这个姿势需要循序渐进，要对自己的身体有信心，不要勉强完成。在这个练习里，常见的高危错误动作是跨栏式拉筋，也就是骨盆并没有在一个垂直于地面的三角平面上。长此以往的错误练习，会伤害到腰椎及坐骨神经。

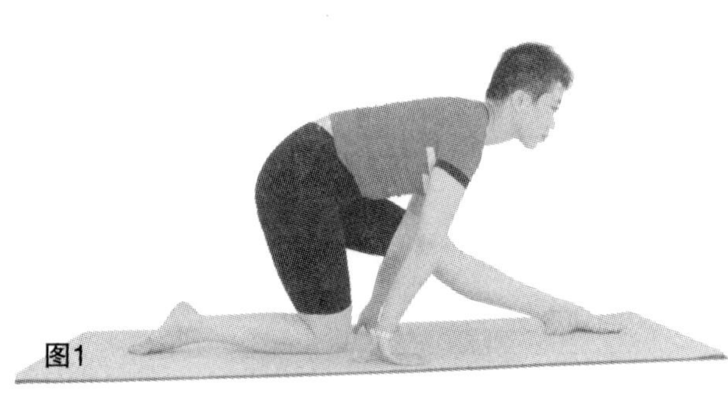
图1

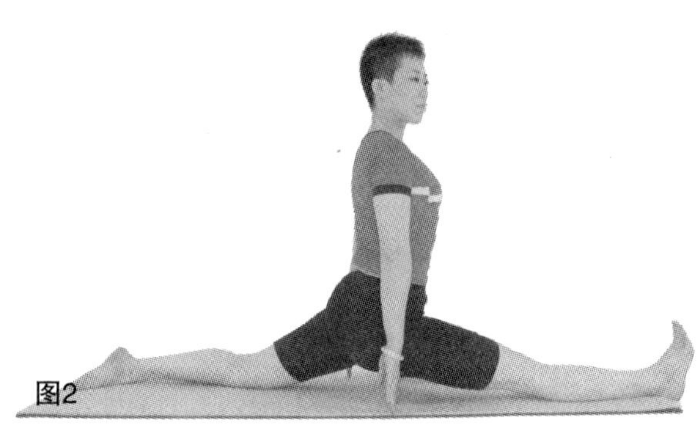
图2

（1）跪在垫子上，将左脚向前跨出一步，双手置于身体两侧，指尖向前（图1）。

（2）身体稍抬起，向后推送右腿，直至极限，臀向后移送，同时左腿向前推送至极限。双手掌始终支撑在地面上，骨盆形成的三角形正对身体前方，并垂直于地面，双膝伸直（图2）。

（3）有控制地向下压送身体，使左大腿的背面和右大腿的前面放在地面上，骨盆垂直于地面。

可以利用瑜伽砖来帮助完成这个练习。当身体垂直向地面放落到极限时，可以将瑜伽砖放在前面腿一侧的坐骨下，就这样保持在极限边缘，使身体形成人体感受神经肌肉性促进法伸展（PNF）。

（4）当可以轻松地保持姿势时，即将双手放于胸前合十（图3）。

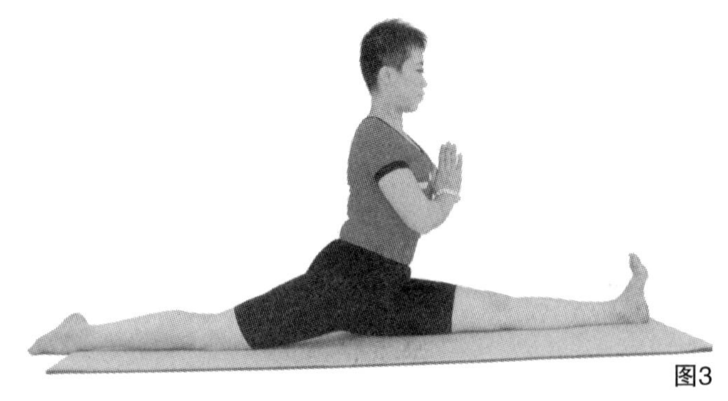
图3

（5）当图3的姿势可以稳定地保持时，将合十的双手沿身体中线向上推送，直到双臂置于耳后，双臂向上伸展，以伸展胸膛（图4）。

主要变体：神猴式可以作为很多体式的基础。

A. 保持神猴式，稍向前推髋，将上举的双臂同身体保持为一体，挺胸向后伸展至极限（图5）。

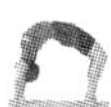

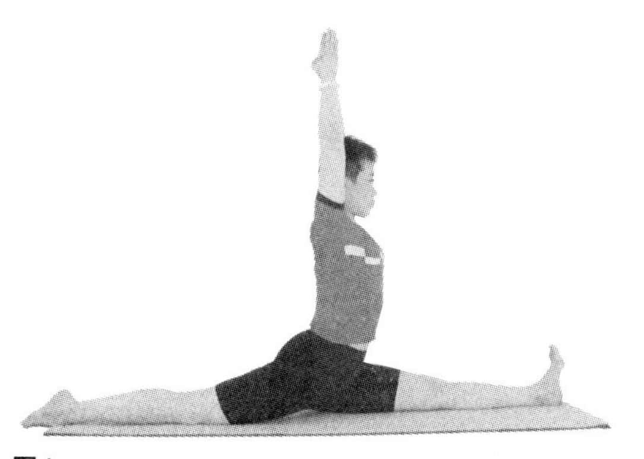

图4

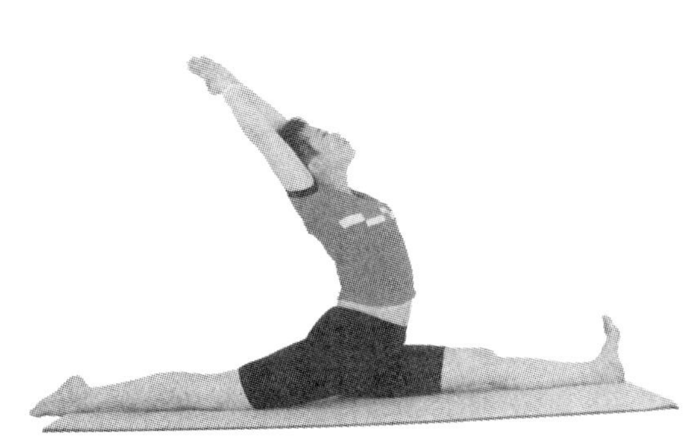

图5

B. 保持神猴式，将上举的手臂同身体保持为一体，以髋关节为基点向前折叠，直至身体完全放落在前面的腿上，打开双手，抓握前面的脚掌，保持后面的臀部和腿前侧平稳地放在地面上（图6）。

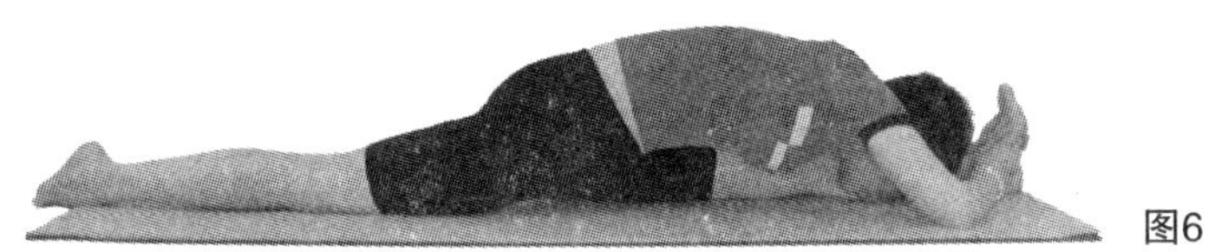

图6

C. 此类的姿势还有神猴海狗、神猴鸽王等（图7、图8）。

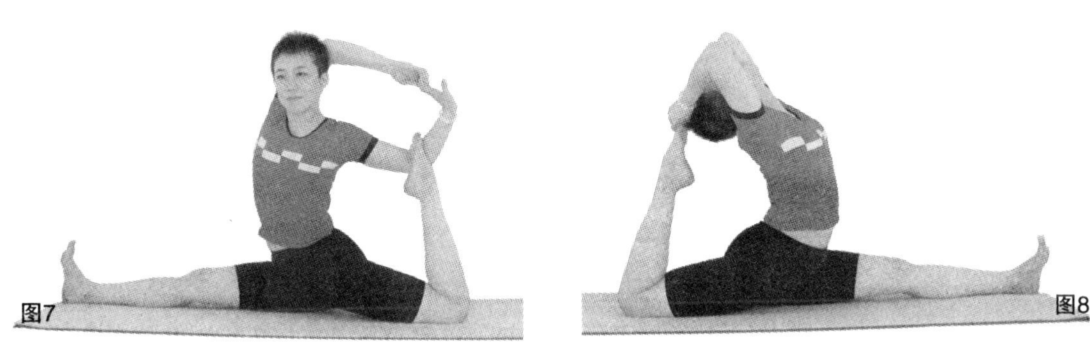

图7 图8

（6）吸气时，挺拔身体，双手稍按压地面，屈右膝，将右膝前移，稍屈左膝，慢慢地将左腿向后滑动，回到跪坐的姿势，深呼吸。

交换体位练习。

【练习收益】

这个体式对于腿部的疾患有良好的缓解和预防作用，腿部的肌群、神经都在这个姿势中得到伸展和滋养。

10. 圣哲马里奇第二式（Marichyasana Ⅱ）

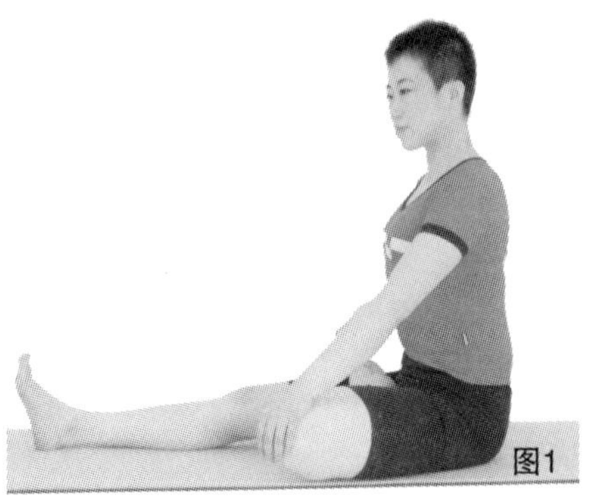
图1

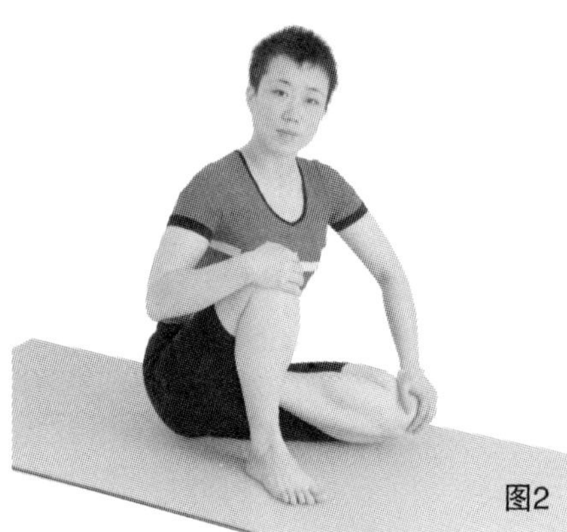
图2

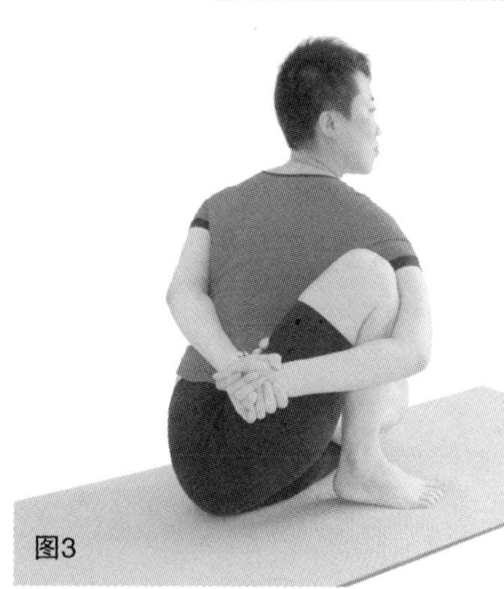
图3

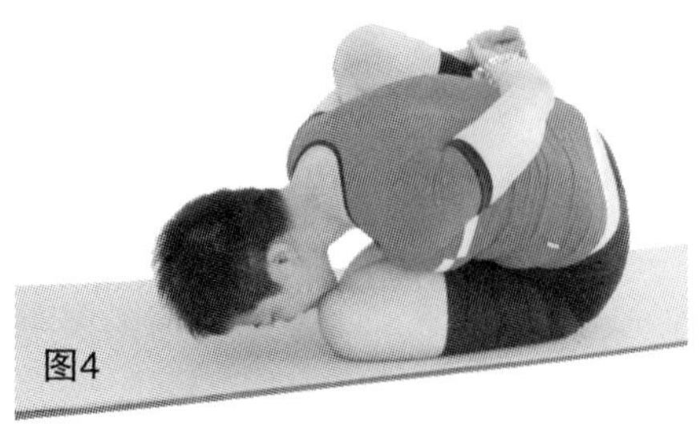
图4

（1）双腿并拢，向前伸直，挺直腰背地坐着。

（2）屈左膝，将左脚抬起放到右大腿的根部，脚跟抵着肚脐下方一点，脚心向上。左膝盖向下沉落在垫子上。现在，左腿处于半莲花式状态（图1）。

（3）屈右膝，尽量地将右脚跟拉向会阴，使右大腿和小腿折叠在一起，小腿胫骨与地面垂直。注意：在这个动作中右脚掌始终贴放在地面上（图2）。

（4）抬起右臂，呼气时向前推送身体，用右腋窝包裹住右膝盖，向后旋绕右手，掌心向外，放在腰骶处。抬左臂，呼气，将左手臂向体后旋绕，用左手的手掌握住右手的手腕，伸展背，在这个姿势上稍停留约2次深呼吸（图3）。

（5）再次呼气时向前推送身体，保持背部平直，尽量将下巴放在膝盖的前面，保持正常的呼吸。在这个姿势上停留约4秒（图4）。

（6）再次吸气时，向上挺直腰背，保持左手抓握右手腕的姿势，调整呼吸，再次呼气时，向前伸展背，让下巴放在左膝的前面。慢慢吸气，抬起身体，重复吸气抬起，呼气放落的动作4～5次。

（7）再一次吸气时挺直腰背，打开在背后相握的双手，打开左腿，伸直双膝，双腿并拢，向前伸直，挺直腰背，掌心向上，十指相对，深呼吸。

交换体位练习。

【练习收益】

这个体位的练习收益较圣哲马里奇一式更为明显。抵在脐下的脚跟使腹部所受到的压力更大，进而有更好的按摩效果。刺激旺盛腹内脏器，伸展背部，灵活关节等详细收益可参见圣哲马里奇第一式。只是效果较其更为突出。

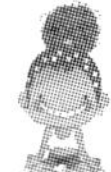

11. 圣哲马里奇第四式（Marichyasana Ⅳ）

这是常用的四个圣哲马里奇体式里面强度最大的一个。

（1）双腿并拢，向前伸直，挺直腰背地坐着。

（2）屈左膝，左髋外展，将左脚的脚跟放在肚脐下，脚心朝上（图1）。

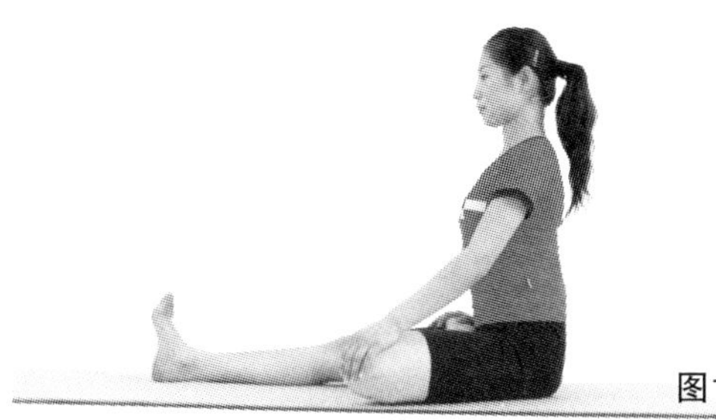
图1

（3）屈右膝，尽量地将右脚跟拉向身体，脚跟尽量贴向会阴（图2）。

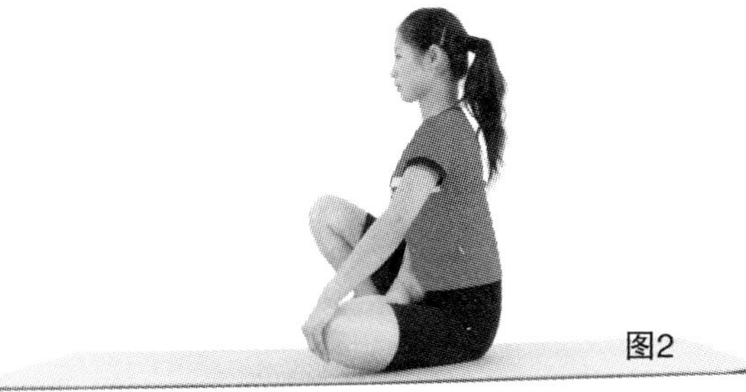
图2

（4）呼气时，在肚脐的带动下身体向右侧扭转。抬左臂，尽量将左肘抵放在右膝的外侧。每次呼气时，增加身体向右侧扭转的强度，尽量将左腋窝卡放在右膝的外侧，向后旋绕左臂，抬右臂，尽量用右手抓握住左手的手腕（图3）。尽量展开胸，并且向上伸展脊背，保持这个姿势20秒左右。

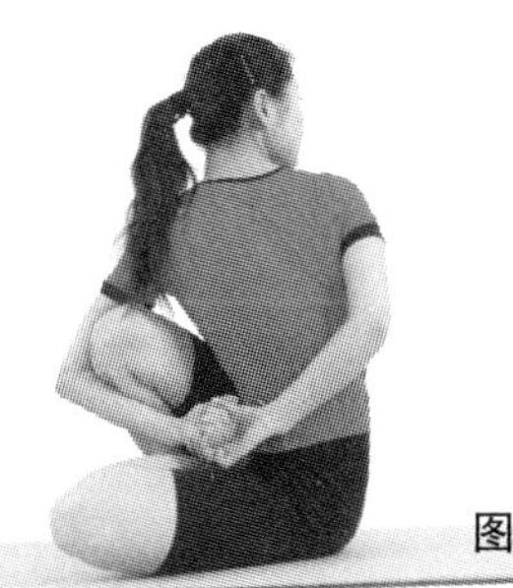
图3

（5）松开双手，打开双腿，双腿并拢向前伸直，掌心向上，十指相对，挺直腰背地坐着。交换体位练习。

【练习收益】

这个体式调理所有的胸腹内脏器，灵活颈、肩、髋、肘、腕、膝等关节，背痛得以缓解。详细的练习收益也可参见圣哲马里奇第三式，效果会更为明显。

坐角系列（Upavistha Konasana）

在坐角式的练习中双腿夹角可以根据练习者的身体状况适当增大或缩小。但要尽量做到双腿背面和双臀一直紧贴着地面。双脚掌垂直于地面。

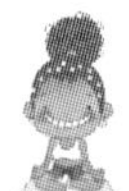

12. 简易水鹤式

（1）双腿并拢，向前伸直，挺直腰背地坐好。在舒适的范围内向两侧分开双腿。注意：脚掌与地面保持垂直，脚趾始终向上（图1）。

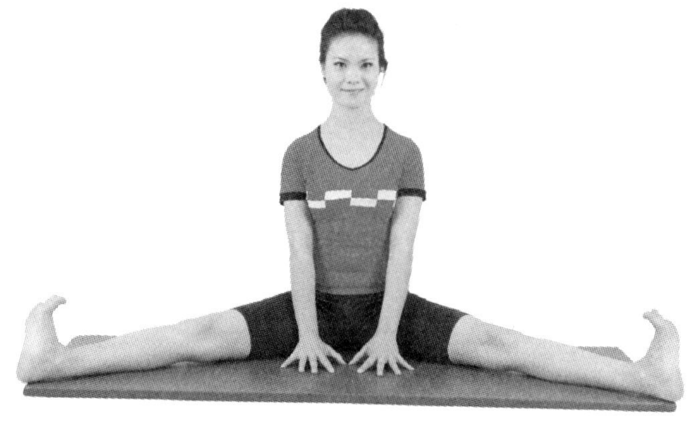

图1

（2）保持腰背的挺直，双手指尖向前，掌心向下放于体前。呼气，以髋关节为基点，向前推送手臂，挺胸抬头，背部伸直，直到达到身体的极限。现在关注小腹是贴向地面的，胸也是贴向地面的，看一下双脚是否还垂直于地面，脚尖朝上，慢慢地把下巴也推送到地面上，深长地呼吸，在这个姿势上停留20秒左右（图2）。

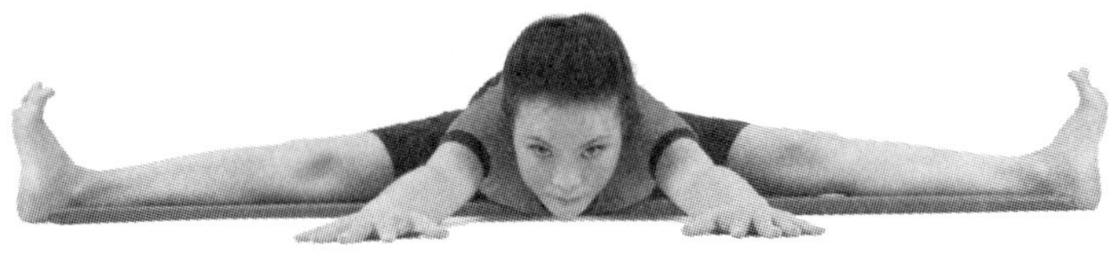

图2

（3）吸气时，慢慢地向回推送身体，再一次并拢双腿，挺直腰背地坐着，深呼吸。重复这个姿势3～5次。

【练习收益】

作为坐角式的预备功，练习收益可参见坐角式。

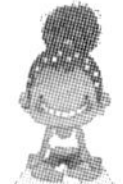

13. 坐角式

（1）双腿并拢，向前伸直，挺直腰背地坐着，在极限的边缘，大大地分开双腿。注意：脚掌与地面保持垂直，脚趾始终向上。

（2）呼气，保持腰背的挺直，以髋关节为支点有控制地向前推送身体，直到双肘可以安放到地面上。将双臂向两侧打开，手掌大拇指向下抓住脚掌大脚趾的一侧，使脚掌垂直于地面，脚趾朝上。

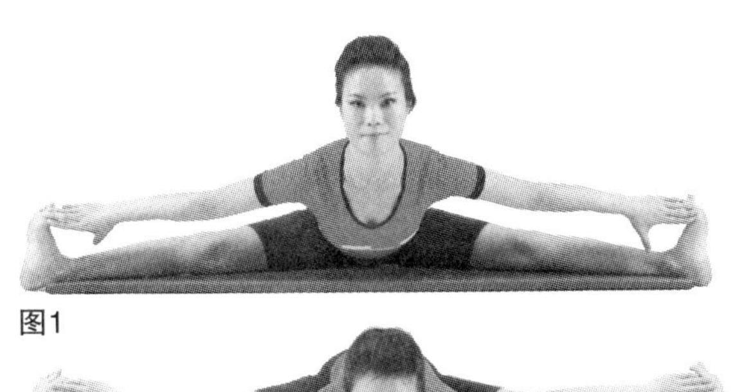

图1

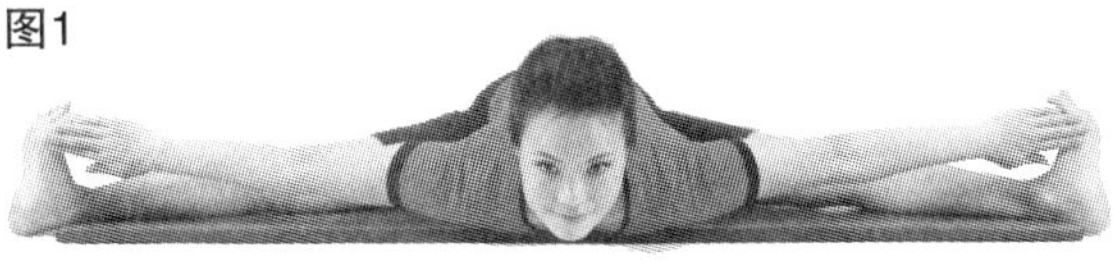

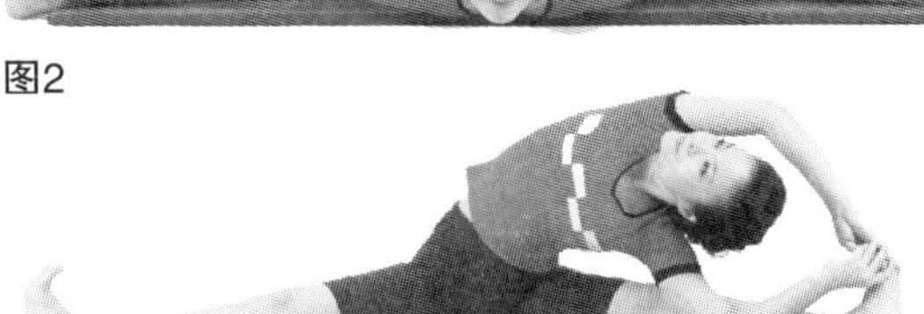

图2

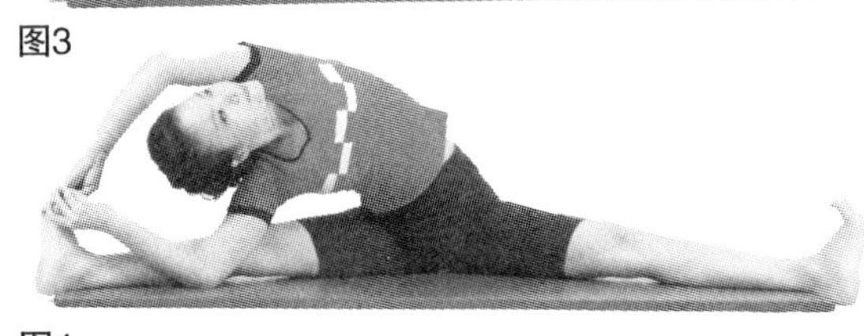

图3

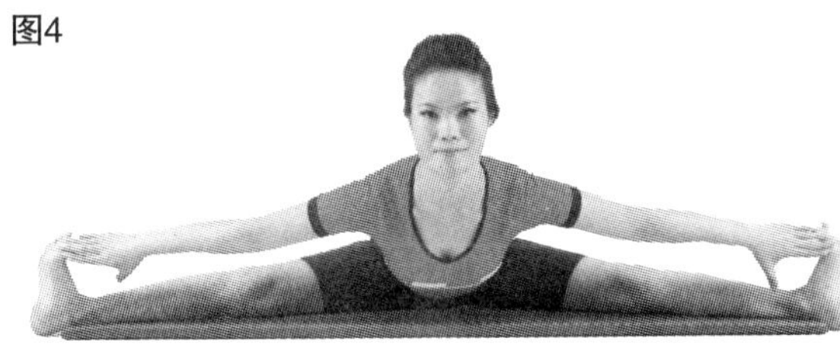

图4

图5

（3）再次呼气时保证腰背的挺直，向前，打开肩，挺胸，向上看，感到胸部的扩张，在这个姿势上稍停留（图1）。

（4）呼气时继续向前伸展背，折叠身体。将小腹、胸、下巴依次放落到地面上，深长地呼吸。在这个姿势上停留20秒左右，保持双手控制双脚掌垂直于地面的姿态（图2）。

（5）慢慢地抬起胸，保持左手握左脚掌，向左侧伸展身体，抬右手从身体的右侧向上伸展，越过头部，抓住左脚，深长地呼吸，在这个姿势上稍停留。注意：右脚仍然朝上，右臀也安放在垫子上（图3）。

（6）吸气，稍抬身体，将身体转向前，用右手抓住右脚，保持脚趾朝上的姿势，身体向右侧伸展，将左臂从左侧举过头，抓住右脚，在这个姿势上停留。注意：左脚仍然垂直于地面，左臀也安放在垫子上（图4）。

（7）将身体再次转向前，左手在体前沿地面向左侧推送，回到双手抓住脚掌、胸腹贴向地面、扩胸的姿势，稍停留。

（8）再次吸气，有控制地抬头、抬身体，扩张胸部（图5）。

（9）将双手从双脚上拿开，回到双腿并拢、挺直腰背坐着的姿势，掌心向上，十指相对，深呼吸。

重复练习。

【练习收益】

这个体式可刺激和旺盛卵巢、前列腺等腺体，对于生殖腺体有很好的保养作用。骨盆区域循环旺盛，可以防治疝气、月经不调等疾病。能减少下腹部赘肉，髋关节得以灵活放松，髋内收肌群在最大限度上伸展。坐骨神经痛也会在这个姿势上得到减轻。

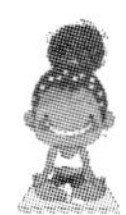

14. 水鹤式

（1）双腿并拢，向前伸直，挺直腰背地坐着，向两侧大大地分开双腿，在极限的边缘停留。

（2）双手自然置于体前，以髋关节为基点，保持背部的平直，向前推送身体，直至腹、胸和下巴平放到地面上。

（3）将双手向两侧分开，滑送到体后，在腰骶处十指交叉握拳，吸气时向上抬起双臂，放松双肩，尽量让手臂与地面保持90°。保持双脚与地面的垂直，脚尖向上（图1）。保持这个姿势20秒左右。

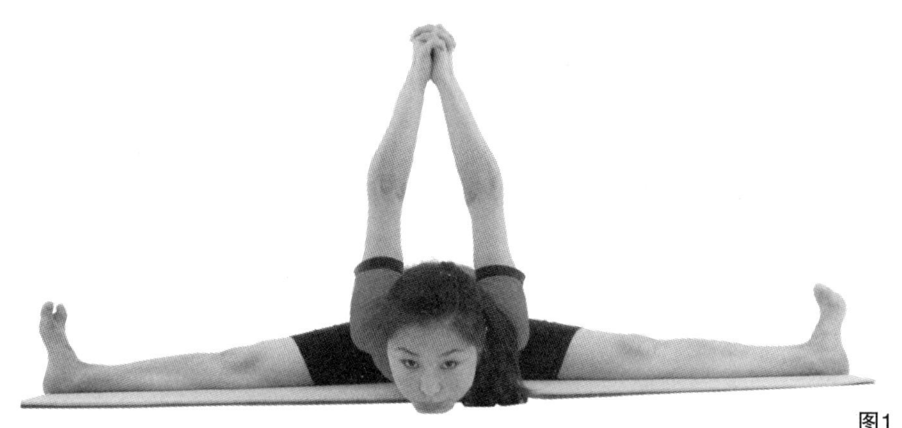

图1

（4）吸气时，慢慢地抬起身体，背伸直，打开双臂回到体前，并拢双腿，挺直腰背，掌心向上，十指相对，深呼吸。

【练习收益】

这个体式除了具有坐角式的练习收益外，同时还灵活了肩关节，放松和补养了上背部。

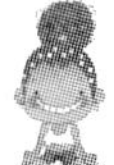

15. 垂直指针式（Samakonasana）

在梵文中Sama的意思是同样或笔直。kona的意思是罗盘上的点或角。在这个体式中，练习者的双腿就像罗盘上处于一条直线上的两根指针。如果说神猴式是一个竖叉，那这个姿势就是一个横叉。这也是一个需要循序渐进练习的姿势。

（1）双腿并拢，向前伸直，挺直腰背地坐着，将双腿向两侧分开，在极限的边缘停留，双手自然置于体前。

（2）双手支撑在地面上，抬臀，双脚脚跟着地。呼气，尽可能向两侧伸展双腿，直到身体可以垂直地坐在地面上。双腿向两侧打开，呈一条直线，整个腿的背面，都应该贴放在地面上（图1a、b）。

（3）当身体可以坐稳时，就将支撑在地面上的双手抬起，置于胸前合十（图2）。在这个姿势上停留10秒左右。

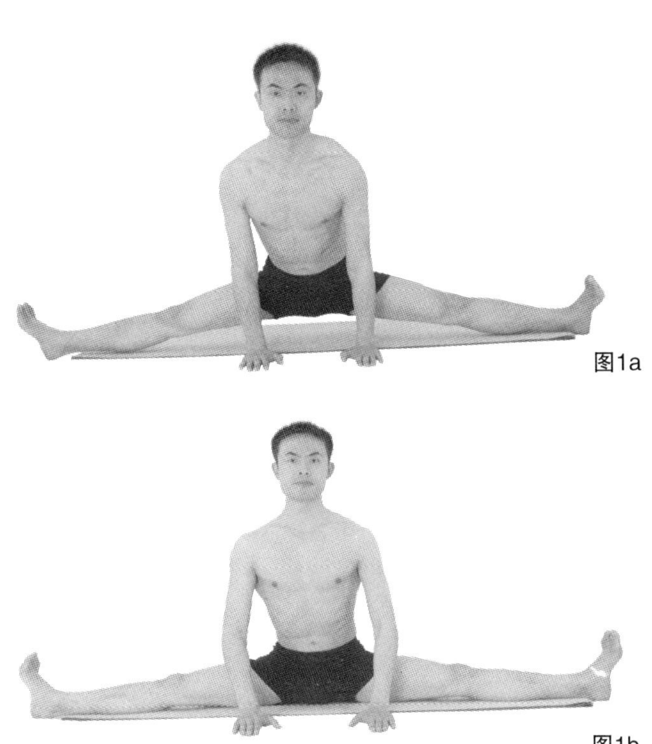

图1a

图1b

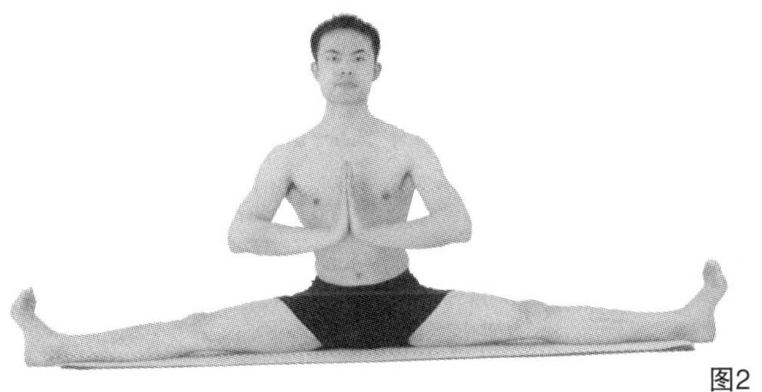

图2

（4）再次将双手放在地面上支撑身体，稍抬臀部，将双腿有控制地向前推送。回到双腿并拢伸直、挺拔腰背的坐姿，掌心向上，十指相对，深呼吸。

当身体的控制能力增强时，这个姿势也可以由山立功开始。

【练习收益】

这个姿势使髋关节灵活，可伸展腿部肌群，使腿部肌肉神经受益。骨盆区域循环加快，生殖器官得到更好的滋养。

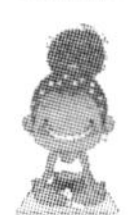

16. 金字塔式（Prasarita Padottanasana）

本姿势中，分开双腿后向内扣的脚尖可以使身体稳定，避免脚滑，以防止踝关节和膝关节受损。

（1）以山立功站在垫子上，将双脚向身体的两侧分开约有两肩半宽。双脚脚尖稍内扣。吸气，双手叉腰，挺胸抬头，上提膝盖，收紧腿肌（图1）。

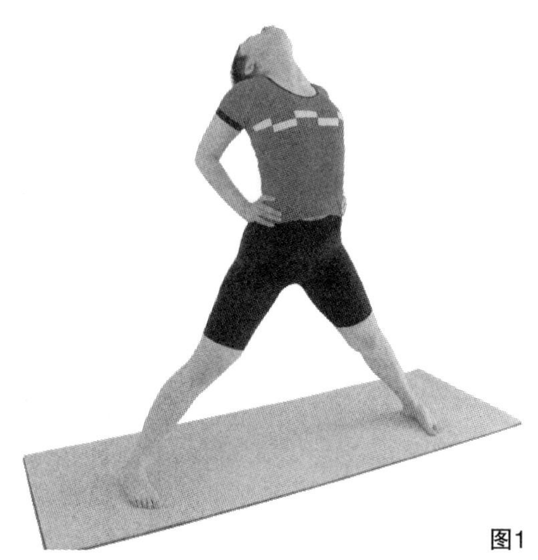

图1

（2）呼气，身体向前，以髋关节为基点挺直腰背，放落身体。在两脚心之间想象有一条连线，打开腰间的双手，双手分开与肩同宽，将双手掌心放在这条连线上，指尖向前，抬头向上看（图2）。

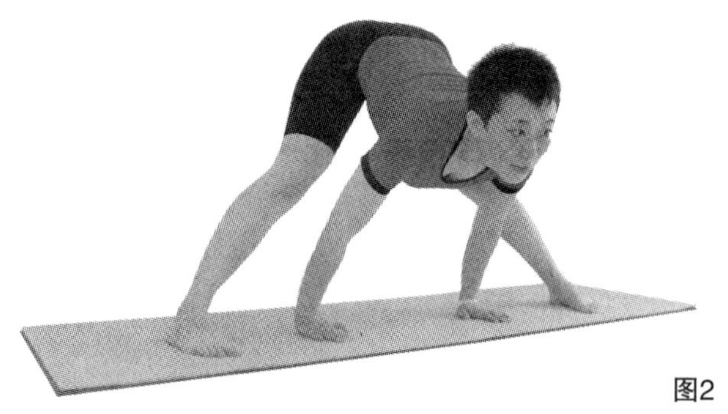

图2

（3）呼气，打开肩，屈双肘，将两肘尖抵在双膝区域，头下垂，现在头顶正好放在脚心连线的中点上，将全身的重心放在双腿上，头部并不承担任何重量。保持背部自然的平直曲度，身体是向下折叠的，不要弯曲背部（图3）。保持这个姿势30秒左右。

（4）吸气，慢慢地抬头，伸直背、双肘，回到图2的姿势上稍停留。

（5）再次吸气时，有控制地立起身体，回到图1所示的姿势。

（6）呼气，山立功站好，调整呼吸。

主要变体姿势

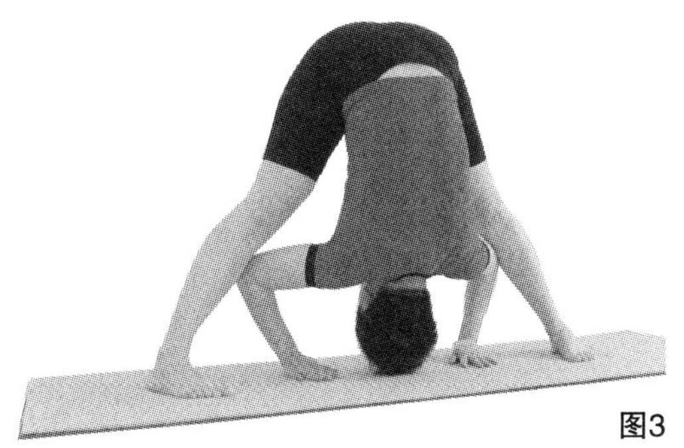
图3

A. 将双脚向两侧分开约有两肩半宽，脚尖稍内扣，双手在体后并拢，双掌合十，翻转指尖向上升至肩胛间，然后吸气，挺胸抬头，向上看，稍翘臀（图4）。

B. 保持背部平直，以髋关节为基点，身体有控制地向前落下，直到头部可以放置在两脚心连线的中点，在这个姿势上停留（图5）。

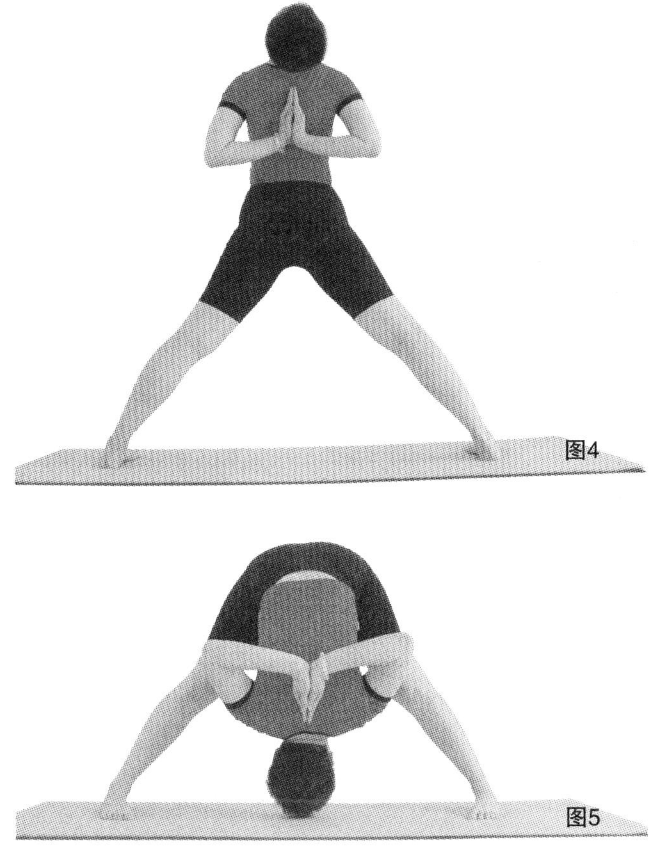
图4

图5

C. 吸气时，慢慢地抬头挺胸，打开肩，有控制地提拔身体，直到身体直立，放落双手，收回双脚，回山立功站好。

【练习收益】

对于尚无法完成头倒立的学员，这个姿势可以作为预备式之一，在这个体式中，头部倒置，使头部和躯干的供血量得到改善，胸腹部器官也得到放松，腿部的肌肉及韧带得到伸展。向下折叠的身体使腹内脏器得到挤压按摩，使其功能得以增强。在变体中背后合十的双手有助于打开胸和双肩，以改善不良的体态。

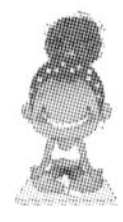

17. 双角式（Dwi Konasana）

在完成本姿势后请保持山立功，闭上双眼，体会全身放松和能量流动的感觉。

（1）山立功站好，双脚分开与肩同宽，脚趾向前，将双手十指交叉，掌心相对，在体后握拳，抬头挺胸，向上、向后看过去。双臂向上、向后延伸（图1）。

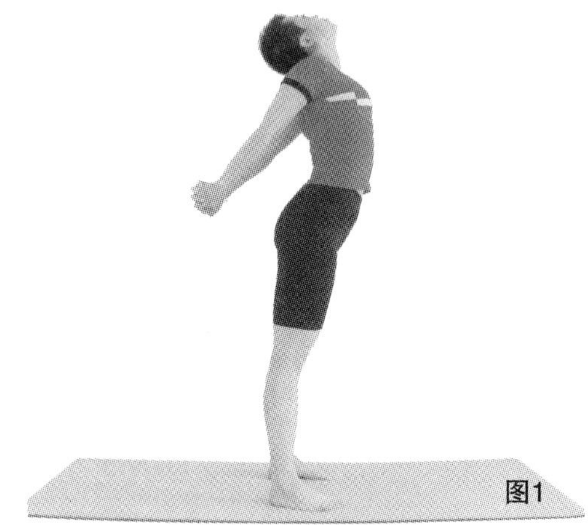
图1

（2）呼气，稍翘臀，保持背部的挺直，向前折放身体，直到头部放于两腿之间。放松肩胛，感到双臂自然地垂向地面，尽量使双臂与地面平行，或者双手指向地面，保证合拢的双拳不要打开，在这个姿势上深长地呼吸。试着用下巴去触碰锁骨，或者抬头伸展脖子向上看（图2a、b）。

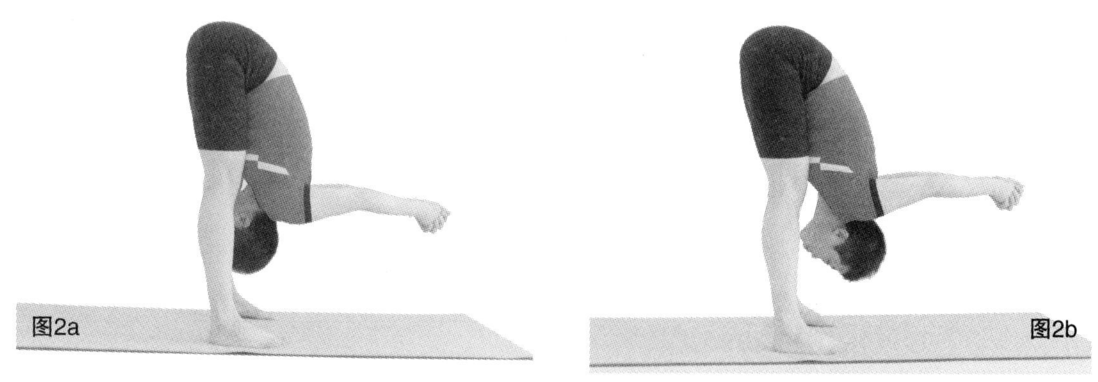
图2a 图2b

（3）吸气时抬头，打开肩，慢慢地一节节地抬起椎骨，回复到图1所示的姿势。

（4）直立身体，打开双手，回到山立功，深长地呼吸。

重复练习3～5次。

【练习收益】

肩和髋在这个姿势中得到放松，双臂、双腿、上背、双肩的肌肉得以补养和放松。头部供氧量提高，并且有利于整个神经系统的镇静，过度的激动和抑郁都可以得到缓解。还有一点值得说一下的是，头部倒置的姿势对美容有帮助。

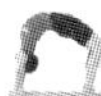

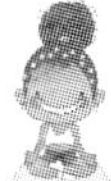

18. 半莲花单腿站立背伸展式 (Ardha Baddha Padmottanasana)

当可以很好地完成增延脊柱伸展式时，就可以练习这个姿势了。如果刚刚开始时无法让手臂绕过背后去抓住脚掌，可以先将双手上举或着地（图1a、b）。

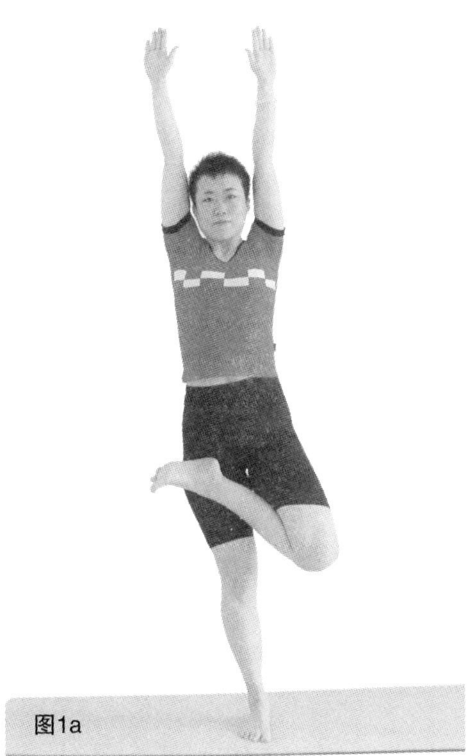

图1a

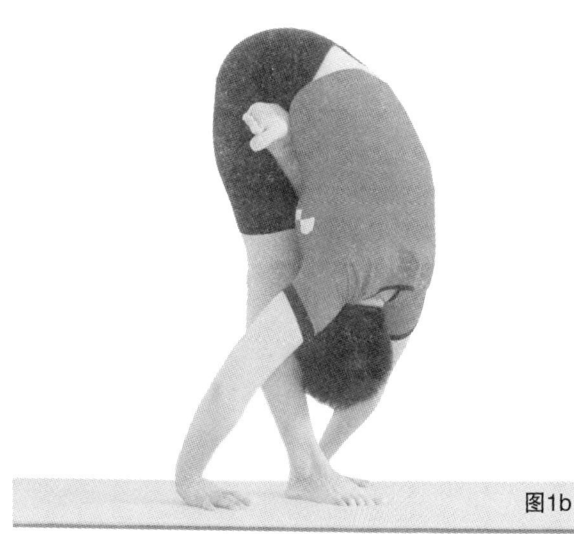

图1b

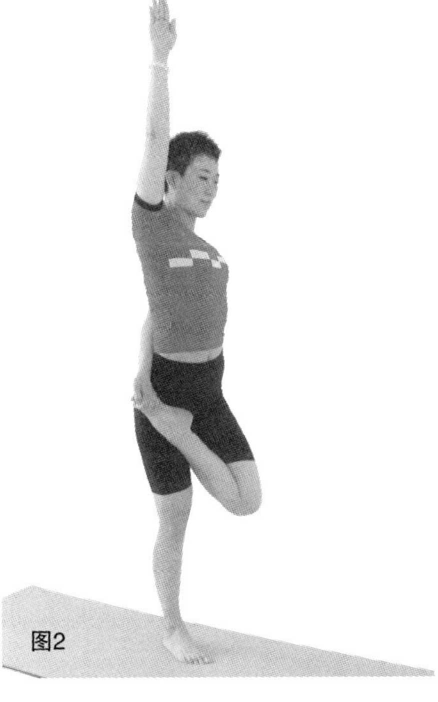

图2

（1）山立功站好，抬起左腿，屈左膝，借助双手的帮助，将左脚的脚心向上，左脚跟紧贴肚脐下安放好，尽量让左膝指向地面。现在，左腿呈半莲花式。

（2）平举左臂，掌心向下，呼气时，将左臂绕身体向后旋转，直到左手抓住左脚的脚掌。

（3）吸气，向上抬高右臂，伸展身体（图2）。

（4）呼气，保持背部的挺直，以髋关节为基点向前，将身体折向地面，直到右手掌放落在右脚旁的地面上，挺胸抬头，向上看，在这个姿势上稍停留（图3）。

（5）呼气时，折叠身体，尽量让胸、腹和下巴叠放在右腿上，能感到左脚跟对腹部形成的压迫感（图4）。在这个姿势上保持15秒左右。

（6）再一次吸气时，挺胸抬头，伸直背，向上看，在这个姿势上稍停留。

（7）再次吸气，有控制地向上抬右臂，直到上臂放到耳后，指尖向上引领，伸展身体。

（8）呼气，放落右臂，打开左腿和左手，回到山立功的姿势站好。交换体位练习。

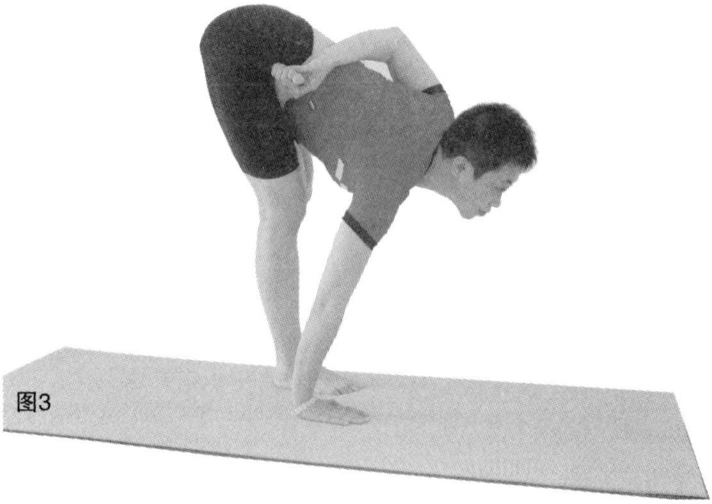

图3

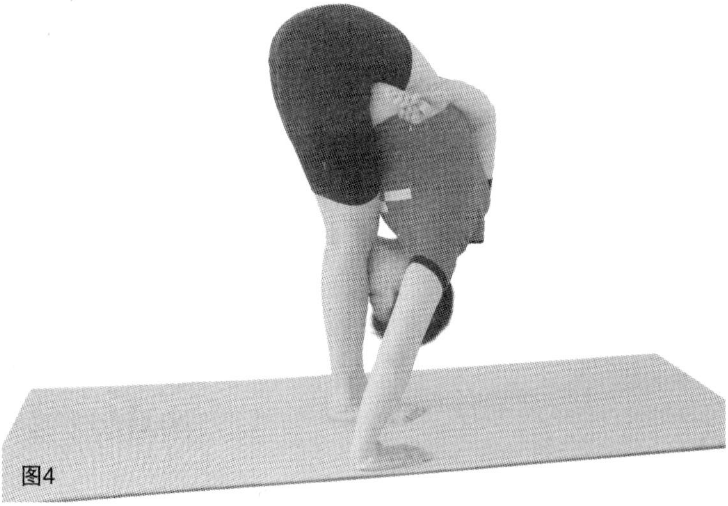

图4

【练习收益】

这个姿势纠正了体态，扩张了胸部，有助于增强呼吸系统功能。由于脚跟对腹部的强烈按压，食欲和排泄都会变得很好，有利于身体内毒素的排出。双臂和双腿的肌肉得以伸展，背部的弹性也增强了。

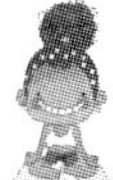

19. 卧英雄式（Supta Virasana）

颈椎有问题的学员不要做头后仰至头顶贴放在地面上的姿势。

（1）以英雄坐跪坐在垫子上，也就是双腿并拢，双脚脚趾向后，置于臀的两侧，臀部安放在两脚之间。

（2）双手安放在双脚上，呼气时，向后仰卧身体，首先屈双肘撑放在地面上（图1）。

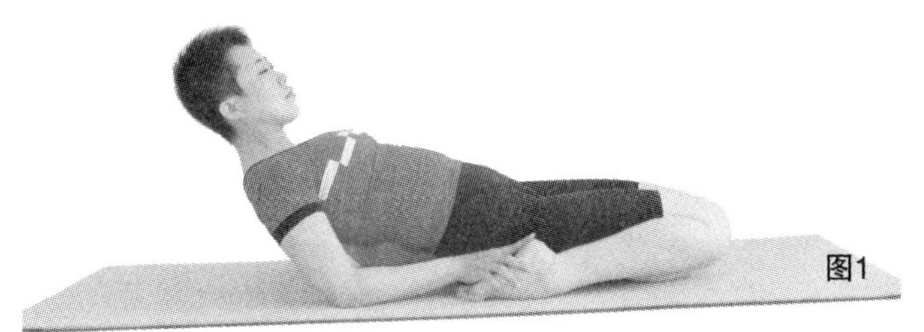
图1

（3）再次呼气时，挺胸拱背，向后垂头，将头顶放落在地面上，整个背部呈拱形离开地面，保持这个姿势，深长地呼吸。在这个姿势上停留10秒左右（图2）。

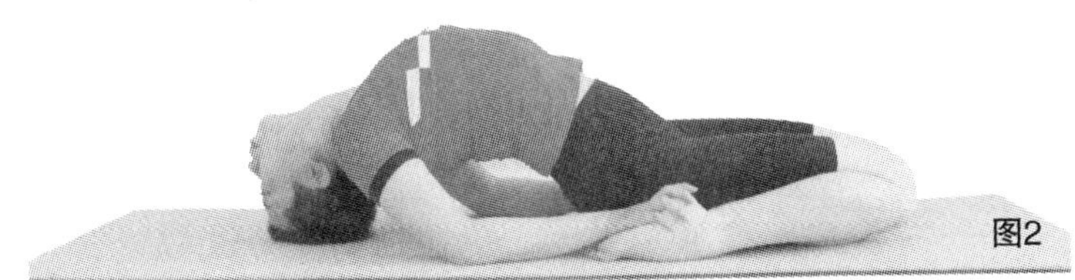
图2

（4）再次呼气时，将后脑慢慢地滑放到地面上，背部放落回地面。抬起双臂，高举过头，向头顶上方伸展，正常地呼吸。注意：当双臂放在耳旁伸展过头的时候，腰背仍然保持着正常的弧度贴放在地面上，不要向上翘起。肩胛不要离开地面，双膝并拢，保持这个姿势到允许自己躺下去的任意时间（图3）。刚刚开始练习这个姿势的学员可以将双膝分开。

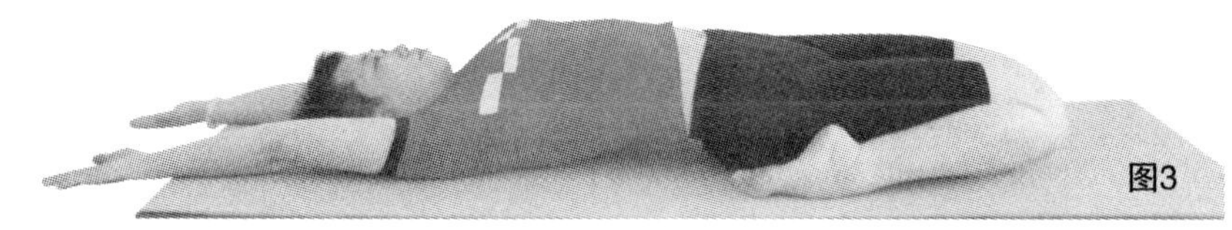
图3

（5）将双臂放回到体侧，再次用双手握住双脚，双肘用力向上撑起身体，回到英雄坐，掌心向上，十指相对，深呼吸。

【练习收益】

对于长时间站立和长时间徒步的学员，这是个值得推荐的练习。胀痛的双腿会在这个体位上得到舒缓。膝关节超伸和扁平足的学员也可以通过这个体式的练习缓解症状。腹部器官和骨盆区域以及大腿前侧都得到伸展。甲状腺和甲状旁腺也在这个姿势中得到适度按摩。

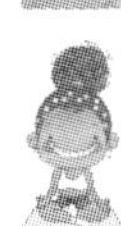

20. 榻式（Paryankasana）

颈椎有问题的学员不要做头后仰至头顶贴放在地面上的姿势。

（1）以英雄式跪坐在垫子上，挺直腰背，双手握着脚掌。

（2）呼气，向后仰卧，屈肘，先用双肘支撑住身体，再次呼气时向上挺胸，拱起腰背，将头顶支放在垫子上。

（3）向上伸直手臂，将上臂放在耳后，屈双肘，手掌握住对侧肘关节，尽量将两前臂放落在头顶的地面上，使整个背部呈拱形离开地面，在这个姿势上停留30～60秒（图1）。

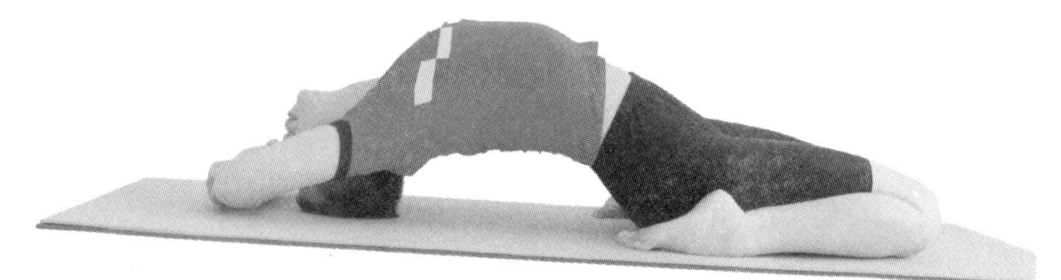

图1

（4）呼气时打开双手，双臂沿地面向上伸展，双臂放于耳旁指尖向头上方伸展，同时将后脑有控制地滑落到地面上，这是卧英雄式。

（5）再次吸气时，将双手放回到脚掌上，屈双肘支撑身体，回到英雄坐，掌心向上，十指相对，深呼吸。

【练习收益】

榻式除了具有卧英雄式的练习收益外，对甲状腺及甲状旁腺的刺激效果更为明显。减压和控制体重的作用也很大。呼吸系统也得到了扩张，从而使呼吸更为深长有效。胸腺也在这个体式中得到按摩，进而得到提高免疫力的益处。

 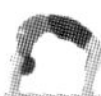

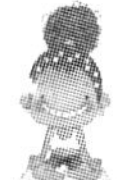

21. 前伸展式（Purvottanasana）

（1）双腿并拢伸直，挺直腰背地坐着。

（2）双手掌向后推送，放在臀后，指尖向前，距离臀约一个手掌的位置。保持腰背平直，向后倾身体（图1）。

（3）呼气，髋关节向上，骨盆抬离地面，直到双脚的脚掌牢牢地安放在地面上。双脚掌和双手掌用力支撑着身体，双臂同地面垂直，尽量向上推送髋关节，伸直双肘和双膝。在这个姿势上停留8秒左右（图2）。

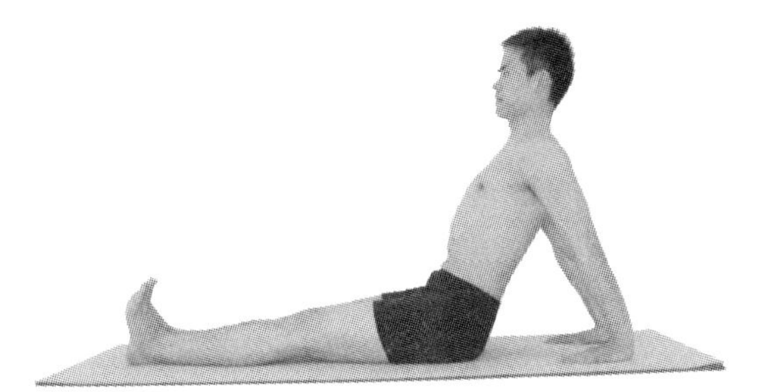

图1

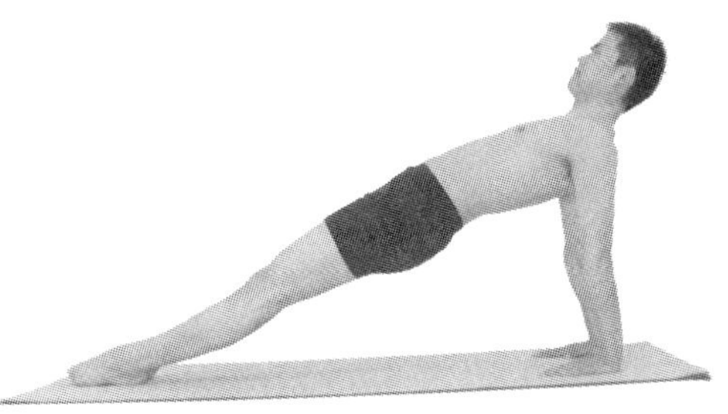

图2

（4）再次呼气时，头向后垂，伸展颈部，将头向后仰，保持这个姿势30秒左右，正常地呼吸（图3）。

（5）呼气，骨盆下压，回到双腿并拢伸直，挺直腰背，坐在地面上的姿势；掌心向上，十指相对，深呼吸。

刚刚开始做这一练习的学员可以在双手下放置瑜伽砖来减轻动作强度（图4）。半轮式也是这个体式的一个很好的预备练习，如果在练习中出现双脚痉挛或小腿前侧的伸展疼痛，说明胫骨前肌过紧。可配合苍鹭式、英雄式练习。

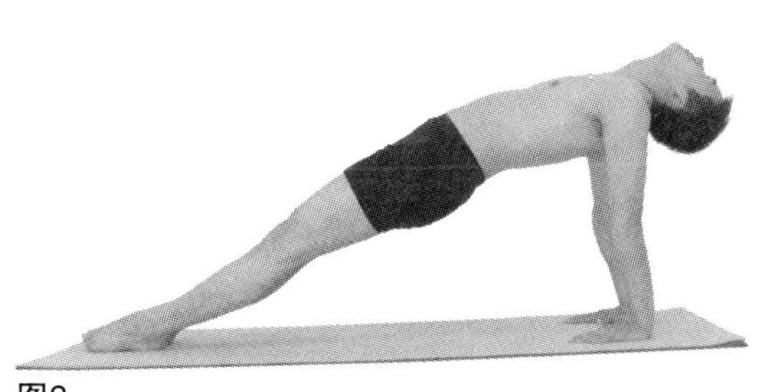

图3

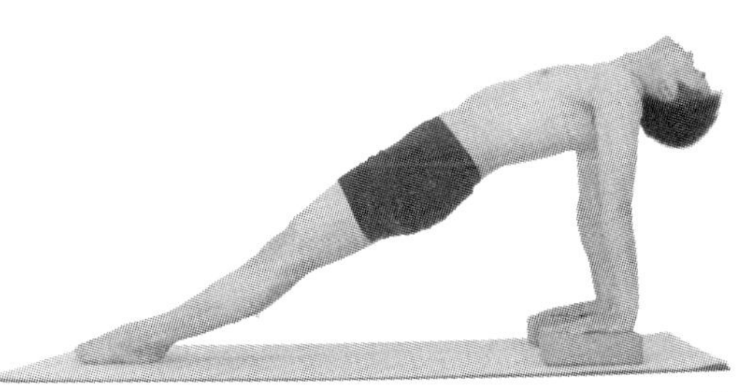

图4

【练习收益】

这个体式的练习可以加强肩伸展肌群和髋伸展肌群的力量，增加肩带、骨盆带和整个躯干的稳定性。身体前侧强烈地伸展可以消除由于后屈姿势练习所带来的疲劳。全身各大关节都在这个姿势中得到锻炼，胸部也得到扩张。

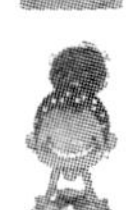

22. 单腿前板式（Leg Pull Back）

（1）首先，将身体放置在前板的姿势上，但不要垂头。保持身体的稳定，头同脊椎在一条直线上。

（2）呼气时，屈左髋，带动左腿，膝关节伸直向上抬起，尽量将左腿抬高（图1）。在这个姿势上保持10秒左右。刚刚开始练习的学员可在双手下放置瑜伽砖来弱化动作的强度。

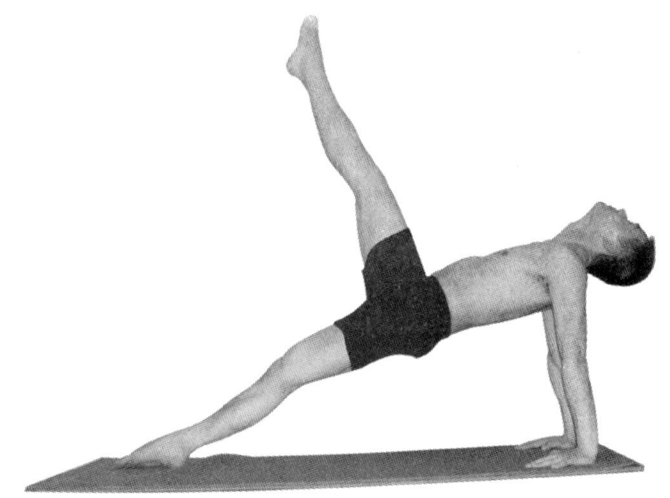

图1

（3）呼气时，有控制地放下，重复着吸气抬腿、呼气放落的姿势5个回合。保持膝关节伸直，不要因为举腿屈髋的动作而使身体形成斜线弯曲，也就是说，尽量保持身体姿势的稳定。

【练习收益】

这个姿势的练习收益可参见前伸展式，但程度有很大的加强。并且腹肌和髋屈肌群也同时得到了强化。

 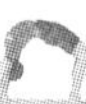

侧板系列（Vasisthasana）

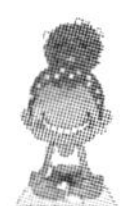

23. 基础侧板

（1）以基本猫的姿势跪在垫子上，即双大腿和双臂垂直于地面，背部与地面平行。竖起脚趾，呼气，向上翘升臀部，使身体构成了一个三角形，也就是顶峰式（图1）。

（2）将身体向右倾斜转动，让全身的重心落在右臂、右手和右脚上，收腹肌、背肌。双脚并拢，右脚外侧牢牢地放在地面上。伸直双腿，髋、肩、膝、踝呈一条与地面相交的直线。保持身体的平衡，左臂自然地安放在身体的左侧，或者向上举起，与右臂在一条直线上。这是基础侧板的姿势（图2a、b）。在这个姿势上保持20秒左右。

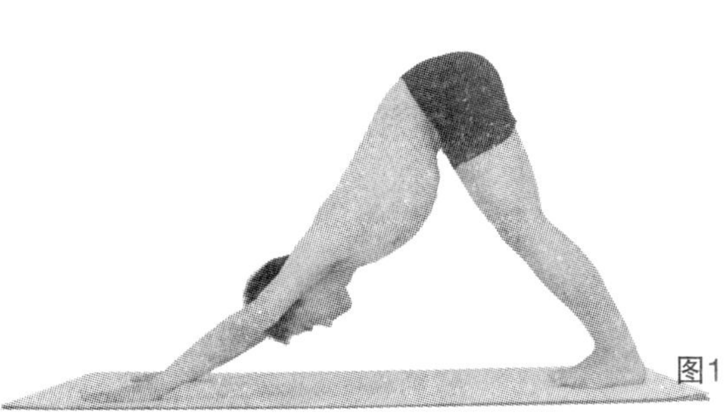

图1

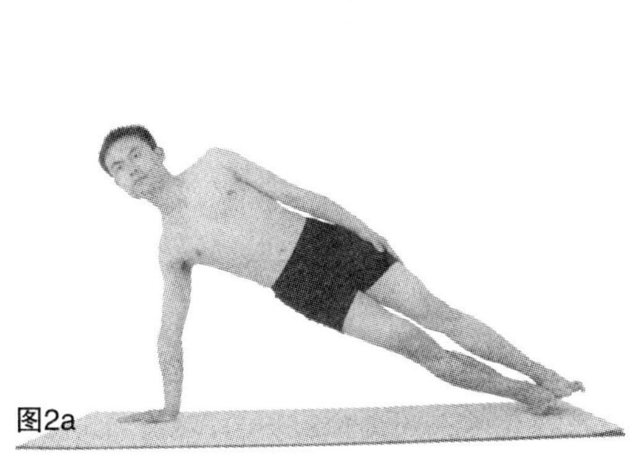

图2a

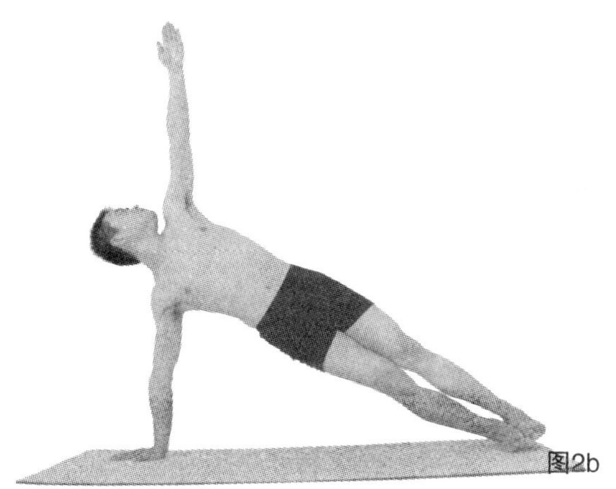

图2b

刚刚开始练习这个姿势的学员如果难以保持平衡，可以试着贴靠墙壁来练习，觉得完成这个姿势略有困难，无法保持稳定的学员，也可以把放在上面的左脚向后推，使左脚放在右脚跟后。这样，可以弱化一下姿势的强度。

（3）呼气时将身体向左倾斜，回到顶峰式，放落双膝，回到基本猫式，坐回脚跟，稍休息。

交换体位练习。

【练习收益】

这个体式增强了躯干的稳定性，使全身肌肉得到良好的训练和协调。

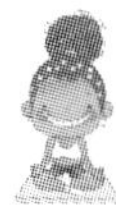

24. 侧板弯曲

（1）保持侧板式，将身体上面的手臂向上举起，使两臂呈一条直线，抬头看上面的手的中指尖（图1a、b）。

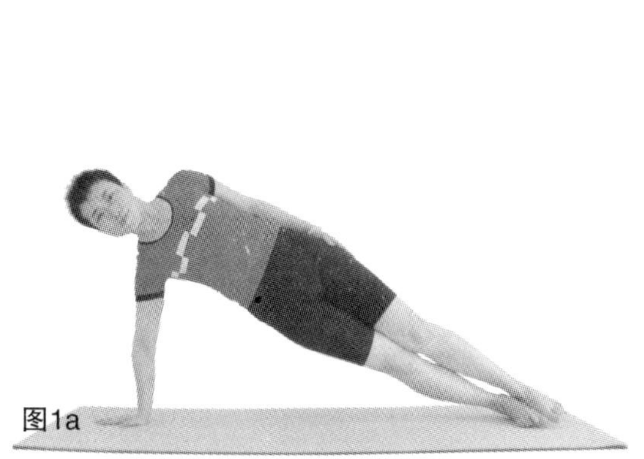
图1a

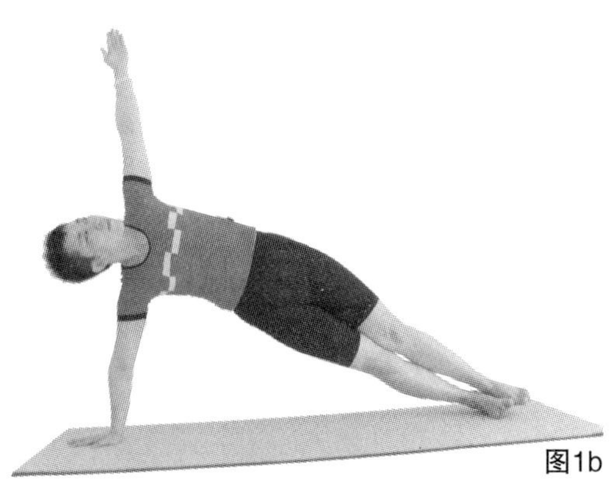
图1b

（2）呼气，向上顶髋，同时让上面的手臂向头的方向伸展，上臂贴着耳朵，眼睛看向下面支撑手的中指（图2）。

（3）再次呼气，举起手，同时向下放落髋关节，让上面的手自然地放回体侧，尽量地沉下髋关节，但不要完全放落，髋与地面保持约2厘米的高度，眼睛看向手指尖的方向（图3）。

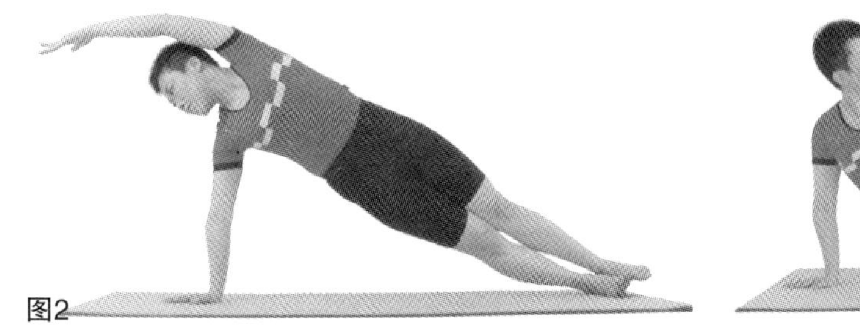
图2

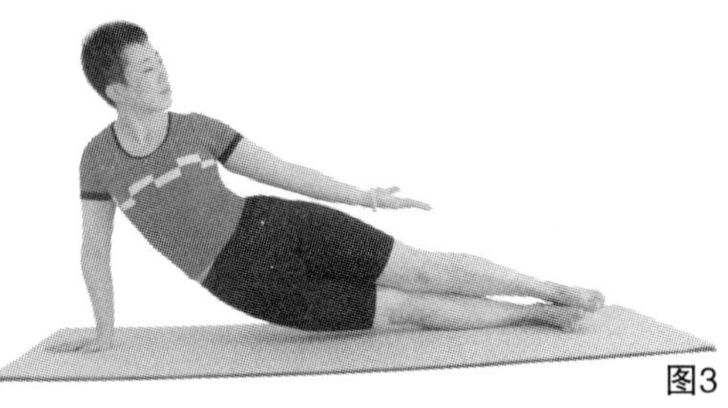
图3

（4）再次吸气，呼气时向上顶髋，让髋关节向上顶起，上面的手臂贴着耳朵，眼睛看向下面的中指，再次呼气时降落髋，让手臂自然回落到体侧，髋关节至与地面保持2厘米的高度，重复6~8次。

（5）回到基础侧板，身体向前倾斜滚动，上面的手回到地面上，回到顶峰的姿势，屈双膝，回到基本猫式，俯卧，侧过脸来，双手回到体侧，稍休息。

交换体位练习。

注意整个运动过程中腹斜肌的作用，避免肋骨向前或抬起。注意：稳定肩部，不要出现肩膀向前或向后陷落的情况。

【练习收益】

这个体式除具有基础侧板的练习收益外，还增加了腹肌，特别是腹斜肌的肌力和柔韧性，肩部也得到了灵活与强化。

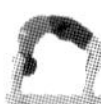

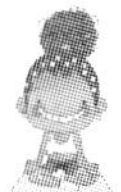

25. 侧板单腿伸展式

（1）保持基础侧板式。

（2）稍屈上面的膝盖，身体暂时稍向前，让上面的手抓住同侧的大脚趾，再次吸气，尽力向上伸展上面的腿，眼睛看向上面的大脚趾，保持身体在一个平面上，保持双膝伸直。在这个姿势上停留20秒左右（图1a、b）。

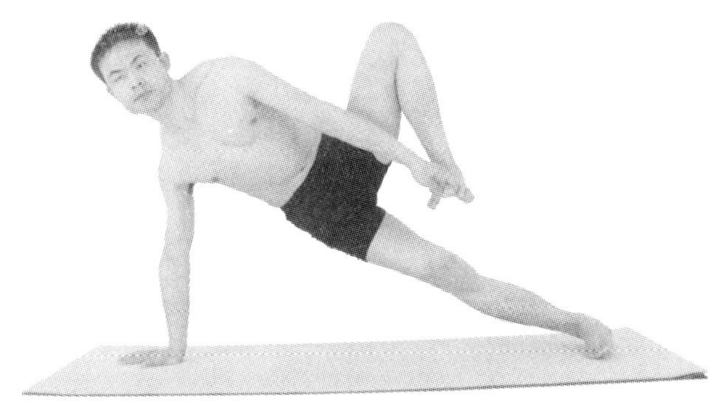

图1a

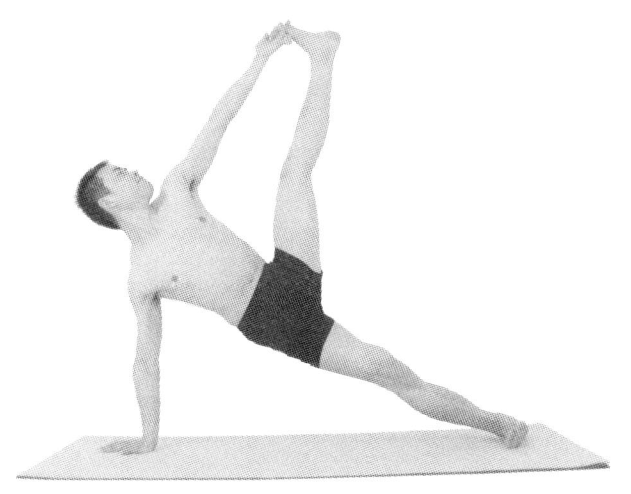

图1b

（3）呼气，屈膝，放落上面的腿，回到基础侧板式，身体翻转，回到顶峰式，落回基本猫式，俯卧，稍休息。

交换体位练习。

请注意：在这个姿势里，身体是冠状面练习，为了保持这个姿势的稳定性，刚刚开始练习的学员可以靠着墙壁来练习。

【练习收益】

这个体式除具有基础侧板的收益外，还加强了髋关节的灵活，伸展了腿部肌肉，身体的稳定性和手腕力量也更为提高。

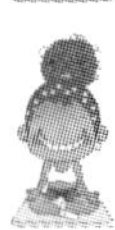

26. 半莲花侧板式

（1）保持基础侧板式。

（2）呼气，屈左膝，将左脚脚心向外，脚掌安放在右大腿根部呈半莲花式（图1）。

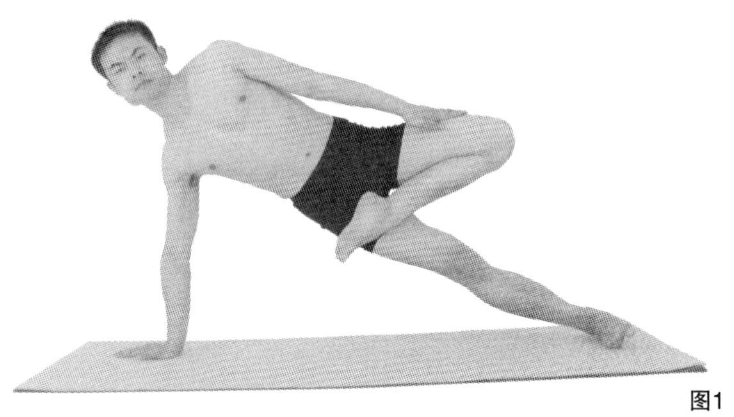

图1

（3）吸气，将左臂自体后绕过，抓握左脚掌，伸展胸膛。身体应保持在一个平面上（图2）。请在这个姿势上保持10秒左右。

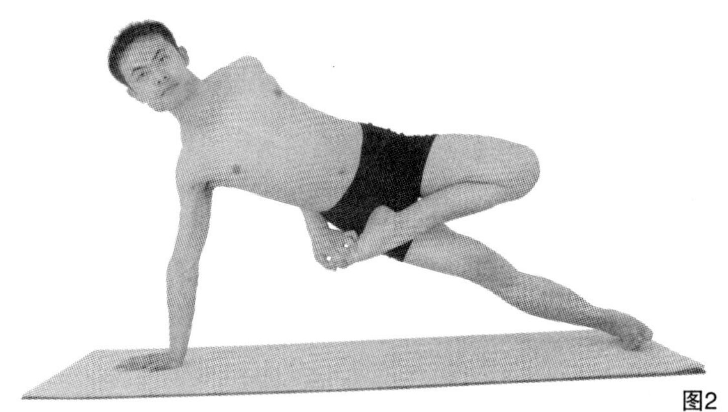

图2

（4）呼气，打开左脚，伸直左膝，回到基础侧板式。

（5）身体翻转，回顶峰式，落回基本猫式，俯卧，稍休息。

交换体位练习。

【练习收益】

这个体式除具有基础侧板的收益外，对髋关节和膝关节的灵活性也有帮助，对身体的稳定性要求更高，对体态的塑造也更为有利。

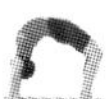

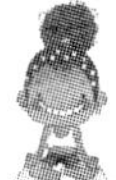

27. 侧板伸展式

（1）以基本猫的姿势跪立在垫子上，竖起脚趾，抬高臀部，现在是顶峰式（图1）。

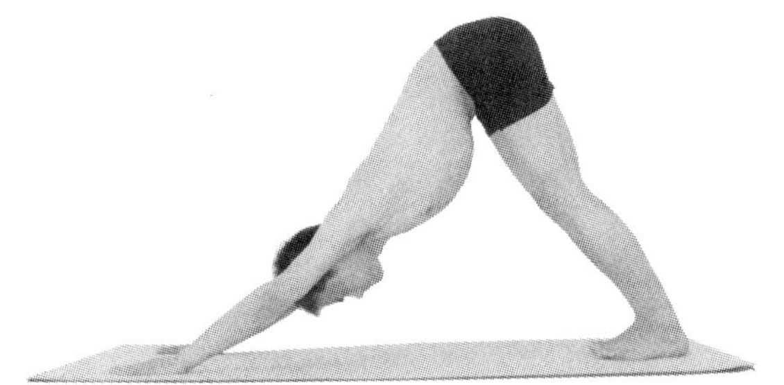

图1

（2）呼气，左腿沿左臂外侧向前推送至左手前，屈左肘，将左大腿挂在左上臂上。抬右手，用右手的前三个手指抓住左脚的大脚趾，抬起左腿（图2）。

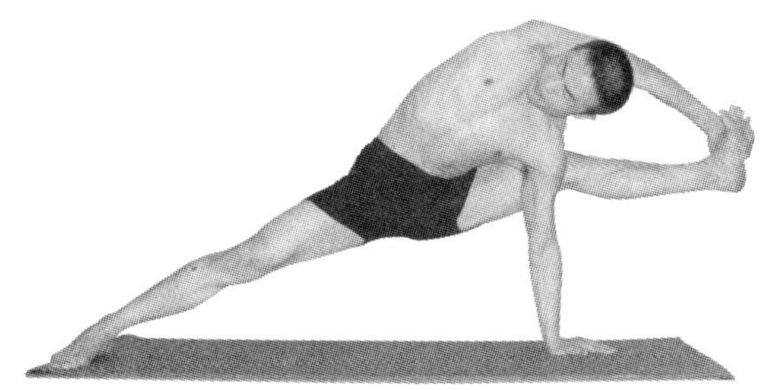

图2

（3）右腿向后推送至右脚掌可以稳定地贴放在地面上。向右扭转身体，尽量将左肩胛放置在向左大腿，双膝、双肘伸直（图3）。

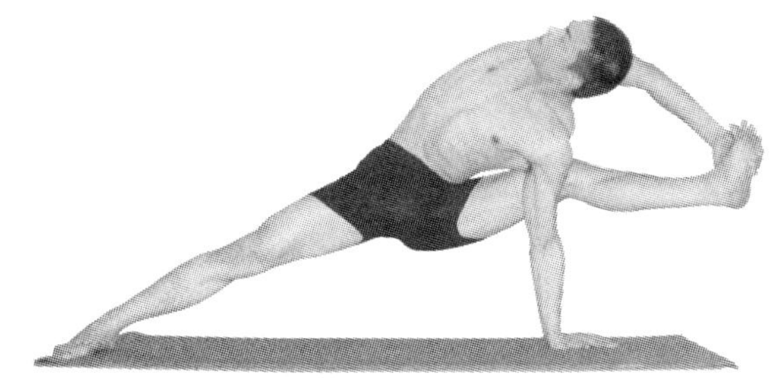

图3

（4）保持这个姿势，正常地呼吸，停留15秒左右。

（5）呼气，放落右腿，松左手，翻转身体回到顶峰式，放落双膝回基本猫式。

交换体位练习。

【练习收益】

这个体式除具有基础侧板的收益外，肋间肌、腹斜肌等体侧肌群和胸腹部脏器也得到伸展。

28. 侧板指针式

（1）以基本猫的姿势跪立在垫子上，竖起脚趾，抬高臀部，现在是顶峰式（图1）。

（2）呼气，右腿沿右臂外侧向前推送至右手前，稍屈右肘，尽量将右大腿挂在右上臂三角肌粗隆上（图2）。

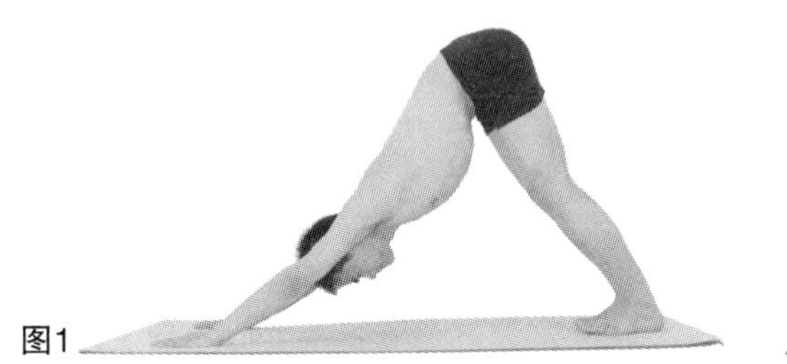
图1

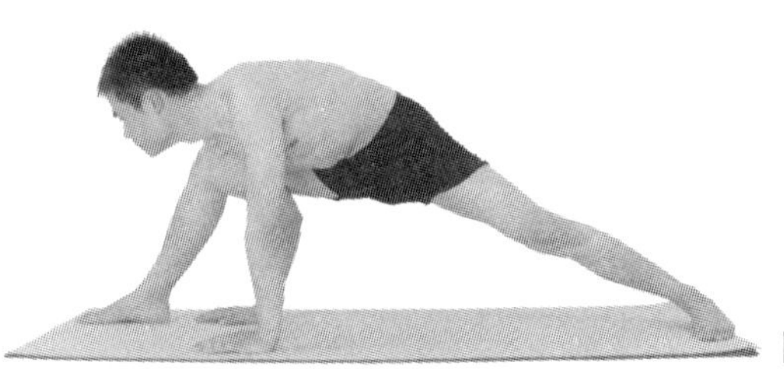
图2

（3）向后推送左腿，调整左脚方向至左脚掌可以稳定地放在地面上，感觉到双腿可以稳定地支撑身体。

（4）一旦感觉到右腿牢牢地贴挂在右臂上就要立刻将身体向左扭转。右腿贴靠在伸直的右臂上，左臂放在左大腿上，试着保持平衡。刚刚开始这个练习的学员，可以稍弯曲左臂或是靠着墙壁练习。

（5）当身体可以从容地适应这个姿势时，应将左臂向上举起，同右臂保持在一条直线上，眼睛看向左手中指（图3），右腿伸直（图4）。保持8～10秒，深长地呼吸。

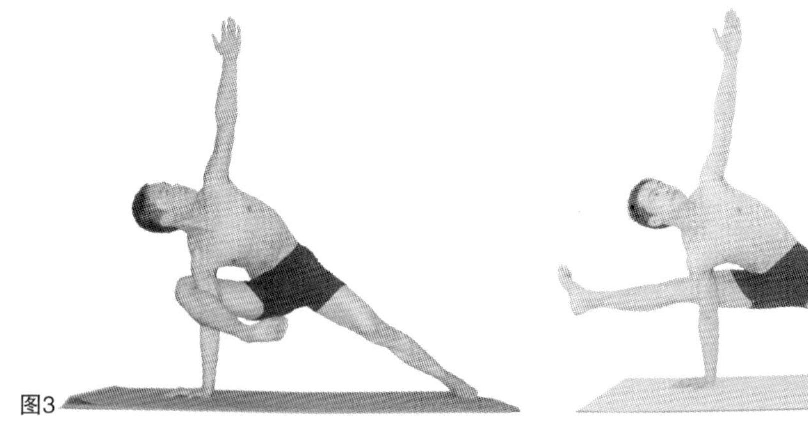
图3　图4

（6）呼气，放落左腿、右臂，翻转身体回到顶峰式，放落双膝，回基本猫式。

交换体位练习。

【练习收益】

这是侧板系列中比较难以完成的练习，对身体的要求也相对较高，练习收益可综合参见侧板系列的其他体式。

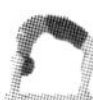

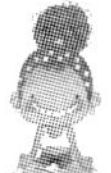

29. 桥式平衡（Toia Dandasana）

（1）俯卧，屈双肘，将双手放于头的两侧，十指交叉。双脚的脚趾竖起。两前臂和胸膛构成一个等边三角形。保持十指交叉，双掌握拳，大拇指的一侧正对着眉心。在下面的动作过程中，双手始终保持交叉握拳、对着眉心的这个等边三角形姿势不动（图1）。

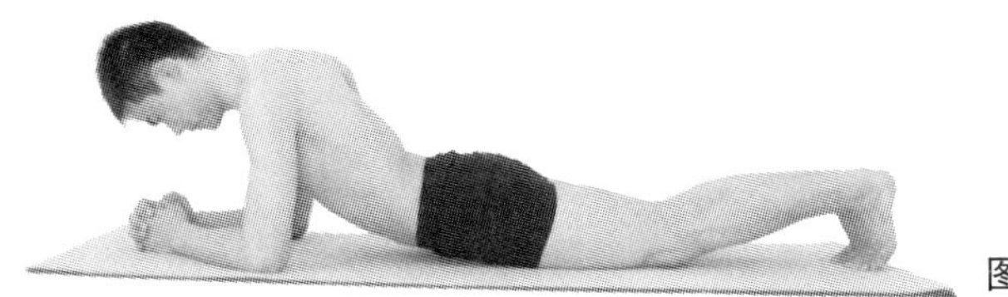
图1

（2）深深地吸气，呼气时收腹肌，慢慢带动身体离开地面，使身体构成的直线与地面平行。注意：展开肩，不要出现翼状肩胛。也就是双肩胛骨像翅膀一样在肩上突起。每次呼气时都感觉到肚脐向脊柱方向提拉，在这个姿势上停留20秒左右（图2）。

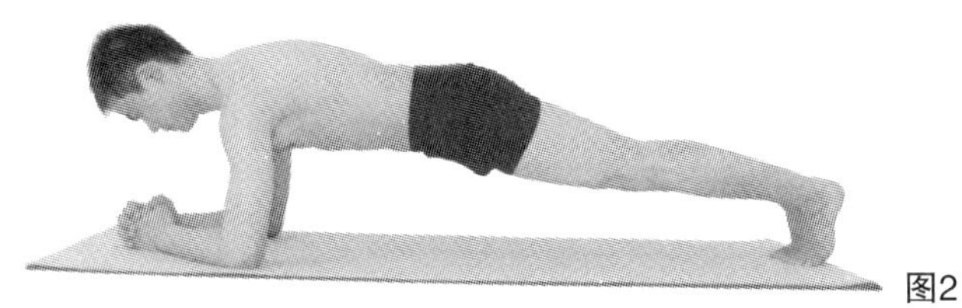
图2

（3）呼气时，放落身体，双手回体侧，侧过脸来，稍休息。如果身体许可，可以进行这个体式的第二部分。

（4）保持基本桥式平衡，也就是双手十指交叉握拳，大拇指的一侧正对着眉心，双臂和前胸构成等边三角形，使整个身体同地面保持平行的姿势。感觉腰间好像被一根细细的线提拉着，向上抬起。每次呼气时肚脐贴向脊柱，腰背稍向上抬起2厘米，双脚和双臂不动（图3a、b）。再次呼气时，回到基本桥式平衡。就这样重复向上向下放落的姿势10次。

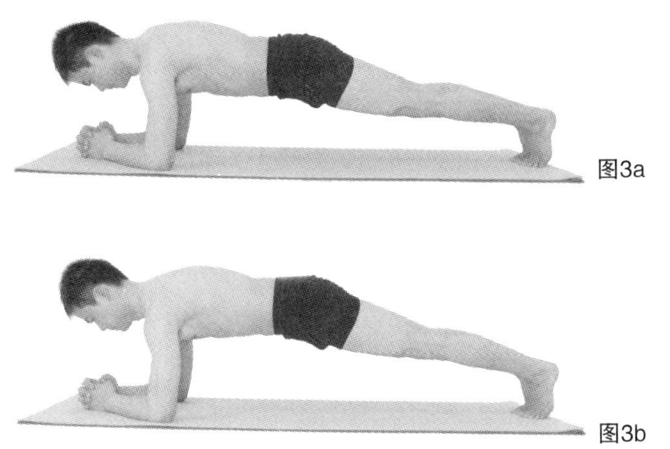
图3a

图3b

（5）呼气时，将身体放落，侧过脸来，稍休息。

如果身体已经适应了第二阶段，可以做这个体式的第三阶段。

（6）保持基本桥式平衡，呼气时，尽量用腹肌带动右腿，将右腿离开地面，抬高约25厘米，在这个姿势上停留。每次呼气，肚脐贴向脊柱，在这个姿势上停留15秒左右。呼气时右腿放落回基本桥式平衡，再次呼气时抬左腿，尽量用腹肌带动左腿抬起，腿不要离开地面很高，保持25厘米就可以了。保持姿势15秒左右，呼气，放落左腿，回到基本桥式平衡（图4a、b）。

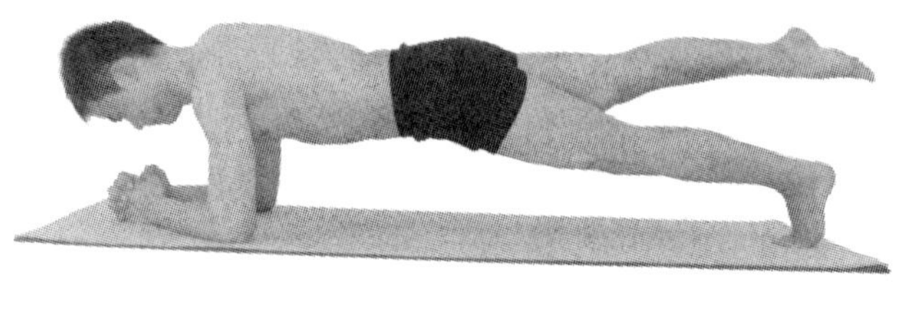
图4a

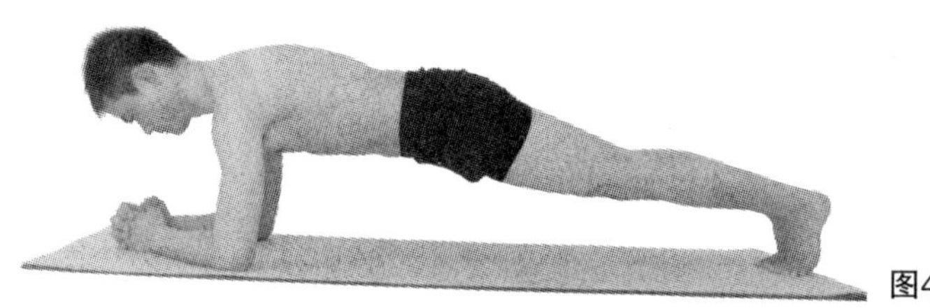
图4b

（7）呼气时有控制地放落身体，侧过脸来，稍休息。

当桥式平衡的第三阶段可以完成时，就开始做第四阶段的体位练习。

（8）由基本桥式平衡开始，呼气时用腹肌带动，抬左腿，左脚离开地面25厘米左右，感觉腰间被捆绑了一根细线，每次呼气时，这条细线向上提拉，整个腰背带动着左腿向上提升2厘米，呼气，放回到第三阶段的体式。重复呼气落、呼气抬的姿势8～10次。

（9）回到基本桥式平衡。

（10）再次呼气时抬右腿，离开地面25厘米（图5），重复呼气抬、呼气落的姿势8～10次。

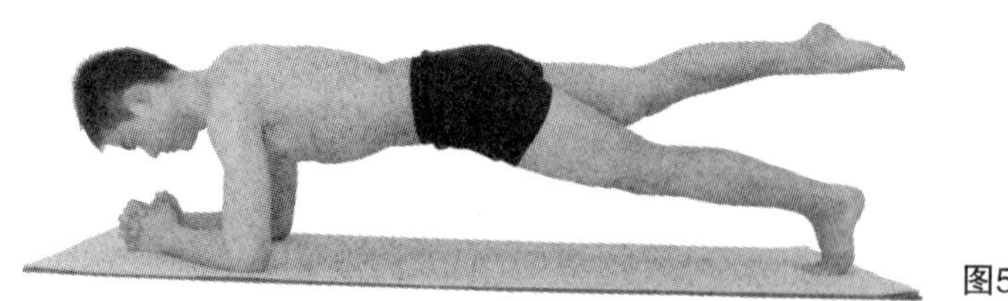
图5

（11）呼气时放落右腿，回到基本桥式平衡。然后俯卧，侧过脸来，稍休息。

【练习收益】

桥式平衡可以有效地锻炼腹横肌，使凸起的腹部内收，调整不良体态，塑造体形，结实的腹肌和背肌也有助于保护和强壮腰背，避免腰背扭伤或受到其他的伤害。

 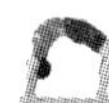

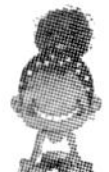

30. 基础板式（Chaturanga Dandasana）

（1）俯卧，屈双肘，双手指尖向前置于胸的两侧。两膝间分开约一个横拳，脚趾竖起（图1）。

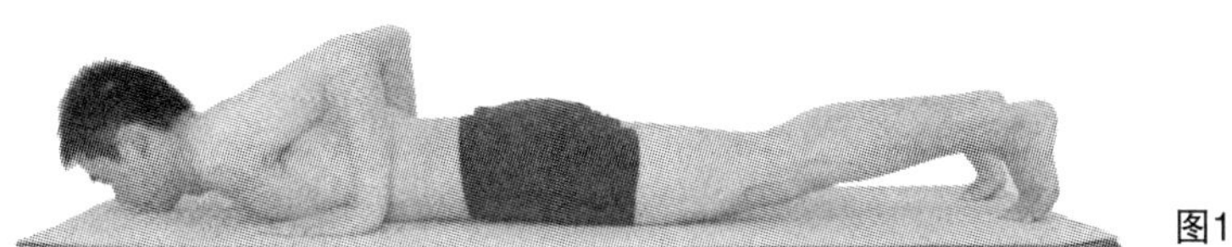
图1

（2）呼气，将整个身体从头到脚作为一个整体抬离地面，双膝伸直，身体构成的直线与地面平行，肘关节呈90°，前臂与地面垂直（图2）。正常呼吸，在这个姿势上保持20秒左右。

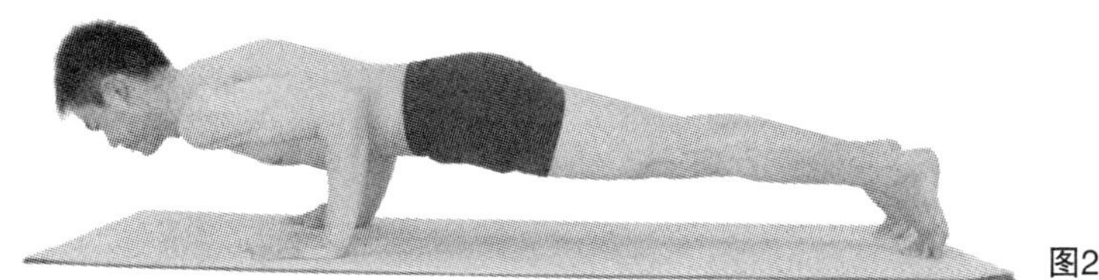
图2

（3）如果身体许可，可稍向前伸展身体，绷直双脚，将竖起的脚趾和脚背放落在地面上（图3）。正常地呼吸，保持这个姿势20秒左右。

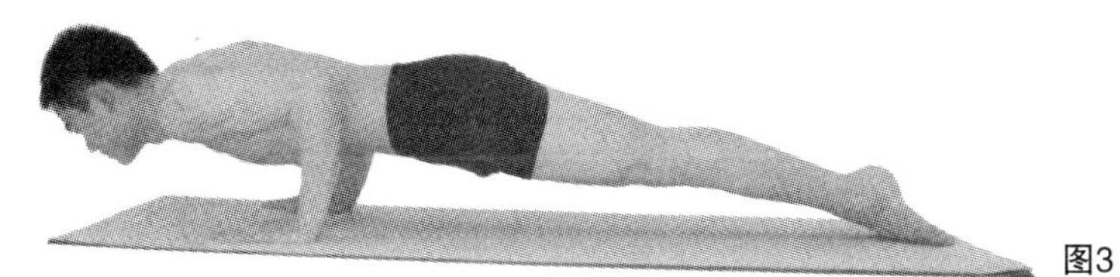
图3

（4）再次呼气时将身体作为一个整体有控制地放落回地面，双手放回体侧，侧过脸来，稍休息。

【练习收益】

这个体式可以塑造上臂的肌肉线条，收缩腹部，从而旺盛腹内脏器。增强身体的稳定性和协调性。

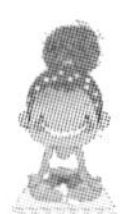

31. 蚌式（Mussel Pose）

（1）侧卧，保证后脑、双肩、双臀、双脚脚跟处于一个平面上，刚刚开始做这个练习的学员可以背靠墙壁来练习。

（2）屈双膝，让膝关节保持90°角，脚掌和臀放落在一个平面上，将上面的手臂放于肚脐前，保持身体平衡，保持双脚的脚跟并拢不动（图1）。

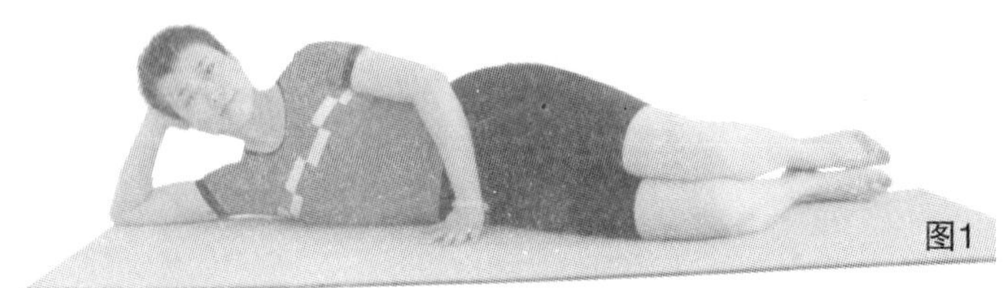
图1

（3）呼气时，有控制地将上面的髋关节水平外旋，向上抬起上面的膝，使两膝就像一个张开贝壳的蚌。注意：保持髋关节垂直于地面，用心体会臀肌的收缩，在这个姿势上保持15秒，呼气时，有控制地放落上面的腿，直到两膝之间相距约有2厘米，自然地停下，保持这个姿势5秒左右（图2a、b）。

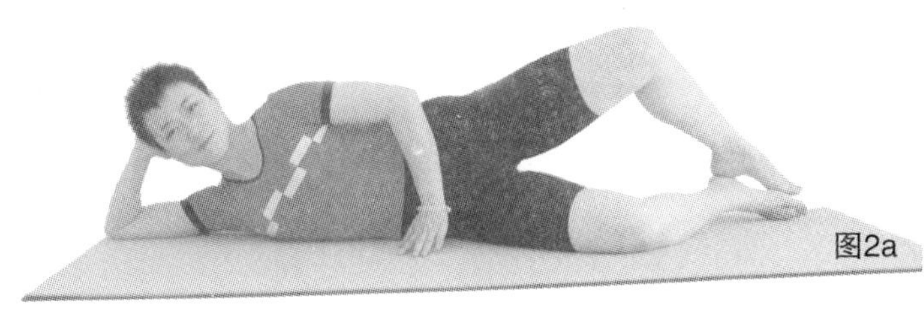
图2a

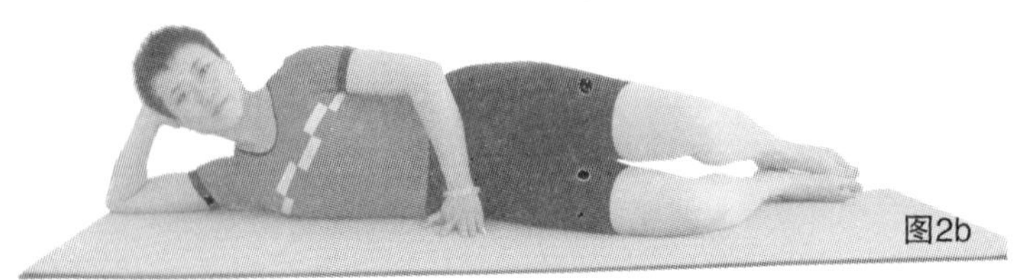
图2b

（4）再次呼气，保持双脚并拢，骨盆垂直，向上，打开上面的腿。体会上面的大腿向着斜前方延长，停留15秒左右，呼气时慢慢放落，直到双膝间分开约2厘米，停留5秒左右。

（5）重复5个回合，再次呼气时，慢慢地放落。伸直双腿，俯卧，侧过脸来，稍休息。

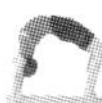

交换体位练习。

（6）当可以很好地完成基本蚌式时，开始做蚌式第二个阶段的体位练习。

侧卧，脚跟、小腿肚子、臀、肩、后脑勺放落在一个平面上。屈双膝，膝关节保持90°，双脚掌和臀、背、肩放在一个平面上，呼气时，向上打开上面的腿，现在是基本蚌式，保持着这个姿势。将上面的腿伸直，绷紧膝盖、脚尖，想象上面的腿正在延长，在这个姿势上停留（图3）。

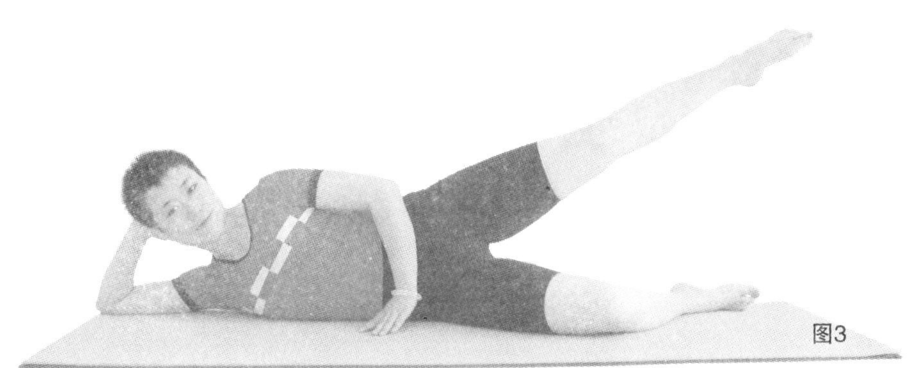
图3

（7）当身体适应了这个姿势，可以将上面伸直的腿划小圈子，直径不宜太大，保持腿向斜后方伸展，骨盆始终垂直于地面。约划12个小圈，然后调转方向再划12个小圈，呼气时屈膝，回到基本蚌式（图4）。

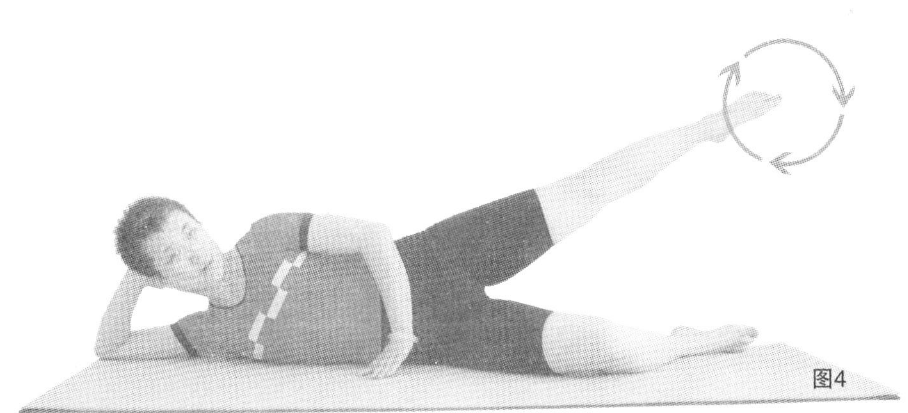
图4

（8）将上面的腿慢慢放落，双膝并拢。俯卧，侧过脸来，稍休息。

交换体位练习。

【练习收益】

蚌式主要锻炼了臀中肌、臀小肌、梨状肌这些臀部深层的肌肉，可有效地使臀部翘起，有助于塑造臀形，减少骨盆区域的赘肉。

32. 束角式（Baddha Konasana）

（1）双脚并拢，向前伸直，挺直腰背地坐着。

（2）双膝、双髋外展，双脚的脚心相对，双手十指交叉，包裹住10个脚趾，尽量沿地面向后推送双脚，让脚跟牢牢地抵向会阴。

（3）做不到这个贴放动作也不要着急，尽自己所能就可以了，一旦双脚跟贴向会阴，或者到了这个姿势的极限，就伸直两肘，挺直腰背地坐着。尽量将双膝压向地面（图1）。

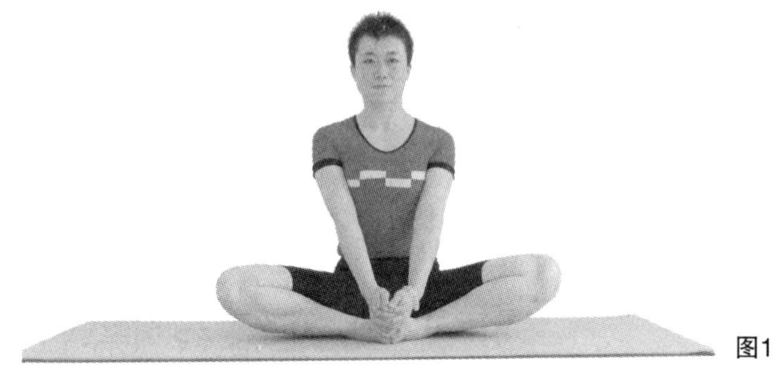

图1

（4）稍调整呼吸，呼气时，气沉双肘，感到双肘向下压的力量带动着整个腰背向下沉落，保持腰背的平直，直到双手肘贴放在大腿和小腿的连接处，稍停留。每次呼气都借助双肘沉落的力量将双膝向下按压。

（5）再次呼气时，气沉双肘，带动肩、背和头部平直向下，直到下巴可以触碰到地面，始终保持背部的平直，深长地呼吸，保持这个姿势30秒左右（图2a、b）。

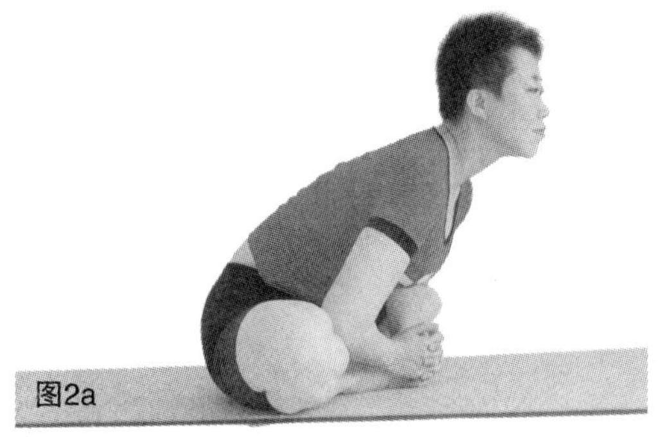

图2a

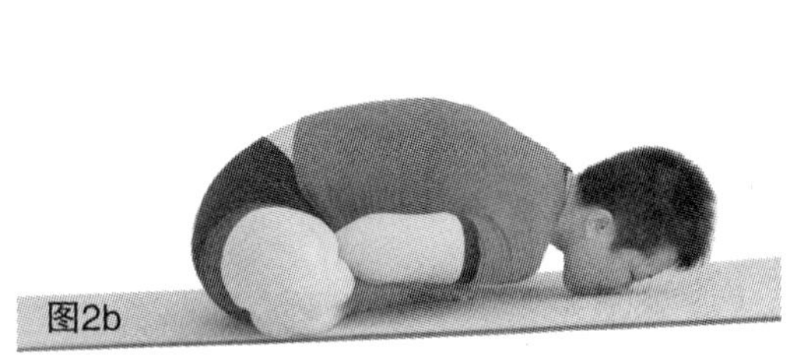

图2b

（6）吸气时，慢慢地抬头，感觉是脊椎一节节地抬高身体。直到腰背垂直于地面。双肘伸直，抓着双脚的脚趾，眼睛平视前方，深呼吸。

（7）伸直双腿，双膝并拢，挺直腰背地坐着。可以重复做练习。

【练习收益】

这个体位的练习可以刺激中脉下三轮，进而保持肾脏、前列腺、膀胱健康，旺盛卵巢功能，调经止带，防治静脉曲张、疝气、坐骨神经痛和睾丸坠痛等。作为孕前调理和孕中保健练习，这也是不可缺少的好姿势。

 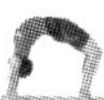

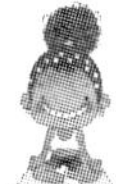

33. 双腿背部伸展式（Paschimottanasana）

双腿背部伸展被誉为完美的瑜伽体式之一。这个体式有时还叫做自我控制式（Brahmacharya）或尊崇式（Ugrasana）。顾名思义，在这个体式中，背和腿后侧是主要的伸展部位。所以注意不要弯曲背及双腿。

（1）双腿并拢，挺直腰背地坐着。掌心向下，向前平举，双手的大拇指搭扣在一起，食指相触，再次吸气时向上，抬起双臂，直到上臂放在耳后，挺直腰背，向上伸展双臂，指尖向上（图1）。

感到腰背的挺拔，在这个姿势上稍停留。保持肩部的稳定，不要因为双臂的提拔而缩肩。

（2）深深地吸气，再次呼气时，以髋关节为基点，向前折放身体，直到双手可以放落到能放落的最远地方。通常情况下，可以用双手抓住双脚的脚掌，将双脚的脚趾向内指向头，腰背在保持正常弧度的前提下，平直地折放在双腿的前侧，也就是小腹贴放在大腿上，胸贴放在膝上，额头贴放在小腿胫骨上。尽量向两侧撑开肘部，并将双手肘放落在地面上，体会背和腿后侧肌肉的伸展。注意：躯干和脚跟尽量向前，尽力勾起脚掌直至极限，保证膝盖后侧也自然地贴放在地面上（图2）。

这个姿势已经熟练时，可以用一侧的手抓住对侧的手腕，掌心指向脚心所对的方向，尽量向两侧撑开手肘，并让手肘垂向地面。尽量勾脚趾，让脚趾指向头顶，如果可以，将脚趾与头顶贴放在一起，体会背和腿的伸展感，在这个体位上停留30秒左右（图3）。

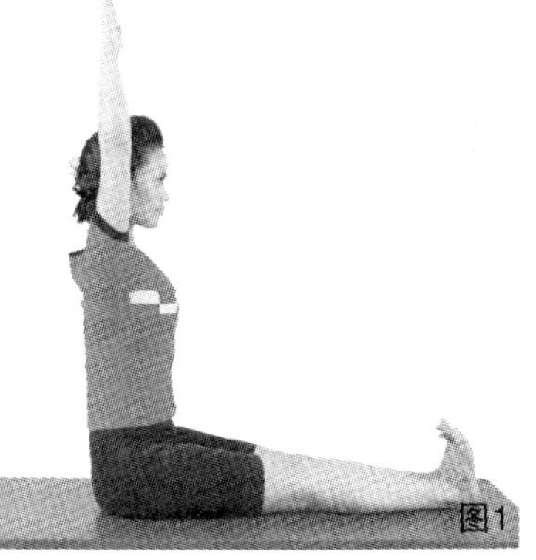
图1

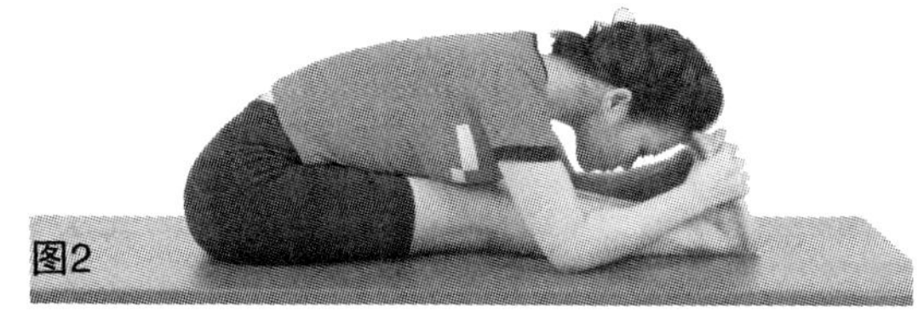
图2

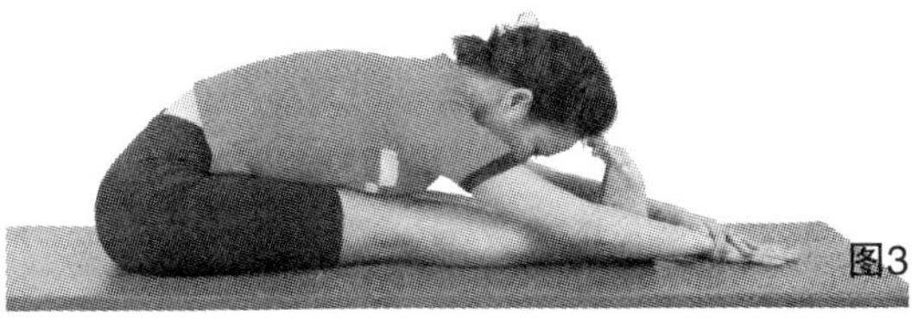
图3

注意：保持姿势时闭上双眼，将注意力放在两眉之间稍上一点。

（3）吸气时慢慢地抬头，将大拇指扣握在一起，有控制地抬起腰背，向上伸展双臂，提拔身体；呼气时自体前放落双臂，掌心向上，十指相对，深呼吸。

【练习收益】

在这个姿势上，身体的中脉七轮都得到了有效的刺激，人身上最长的神经线得到了伸展，最长的经络系统也得到舒缓。胸腹脏器都得到了正常的按摩，得以向好的方向改善。改善便秘、调节生理期、刺激旺盛生殖腺体，从而改善男性的性功能障碍、旺盛消化系统、缓解便秘，改善呼吸和失眠健忘，舒缓压力等。根据一些印度古老养生术的推荐，这个体式长期以来用来调理治疗痔疮、便秘、阳痿、经期问题，以及肝、肾等内脏功能失调。背部和双腿的肌群也可得到有效的伸展。

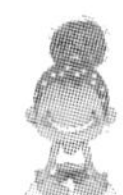

34. 扭背双腿伸展（Parivrtta Paschimottanasana）

（1）双腿并拢，挺直腰背地坐着，双手掌心向下，大拇指相扣，食指相触，上举，吸气向上，挺拔腰背。腰背在手指的带动下向上提拉。稳定肩部，使颈椎自然伸展（图1）。

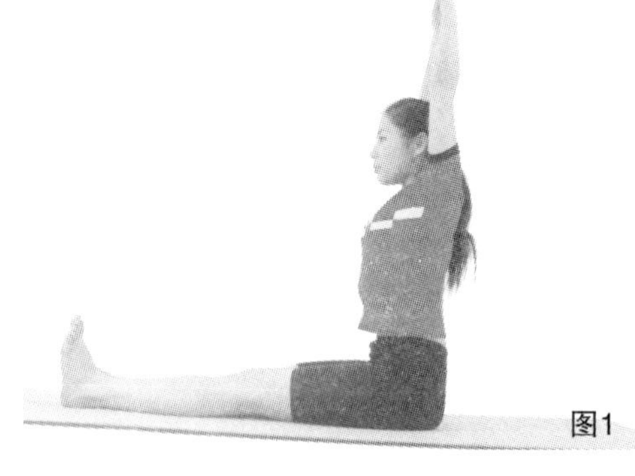
图1

（2）呼气时以髋关节为基点向前折叠身体，将右手大拇指向下，抓住左脚小脚趾一侧的边缘，让左臂放在右臂上面；左手大拇指向下，抓住右脚小脚趾一侧的边缘（图2）。

（3）呼气时肚脐尽量转向左方，带动着身体向左，努力将右肩胛放在双腿上，撑开双肘，头在交叉的两臂间尽量向斜上方看过去，在这个姿势上停留20秒左右（图3）。注意：不要因为扭背而翘起臀部，双臀始终要稳稳地安坐在地面上。

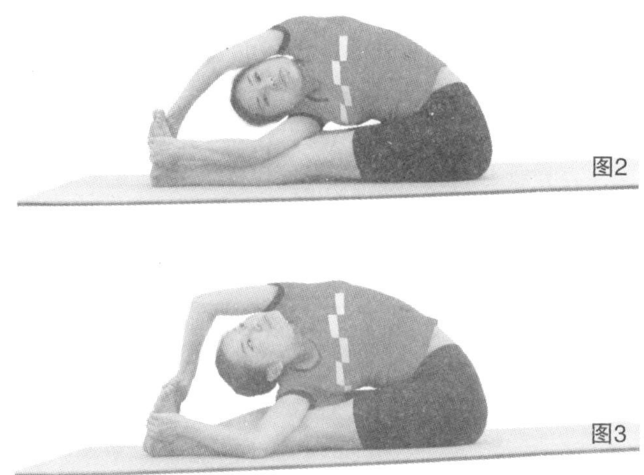
图2

图3

（4）吸气时，慢慢地将身体扭转向前，打开抓握双脚的双手，保持大拇指相扣；吸气时，向上抬起双臂，提拔身体。

（5）呼气，继续以髋关节为折弯点向前，折叠身体，这一次右臂放在左臂上面，右手抓住左脚，左手大拇指向下抓住右脚，肚脐向右侧扭转。尽量让左肩胛沉落贴放在双腿上，头在交叉的两臂间向右斜上方看，保持20秒左右。

（6）吸气时，将身体转回正中位，双臂向前，大拇指相扣，十指并拢，向上提拔身体；呼气时，在体前放落双臂，掌心向上，十指相对，放在大腿处，挺拔腰背，深呼吸。

【练习收益】

这个体式除具有双腿背部伸展的练习收益外，向两侧扭转的动作依循着左经右经的路线使太阳经和月亮经更为顺畅。背部的气血流通量增加，从而更有效地滋养神经系统并消除背部疼痛，整个身体也因之健康。

 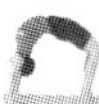

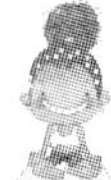

35. 全箭式（Ubhaya Padangusthasana）

全箭式又称作直立手抓脚伸展式。在这个体式中，背部的挺拔比双腿的伸直更为重要。

（1）双腿并拢，挺直腰背地坐着。

（2）屈双膝，将双脚跟拉向臀部。双手抓住双脚外侧脚掌（图1）。

（3）呼气，同时举起双腿，伸直双膝，感觉膝盖和大腿肌向上提拔。挺拔腰背，眼睛看向双脚脚趾的方向。以臀部支撑身体。在这个姿势上稍停留8秒左右（图2）。

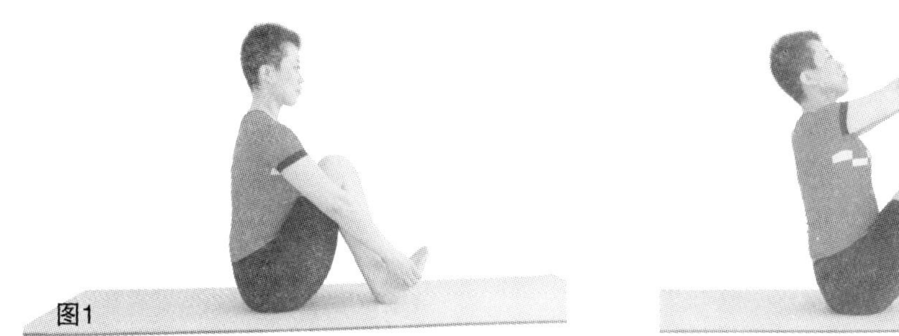
图1

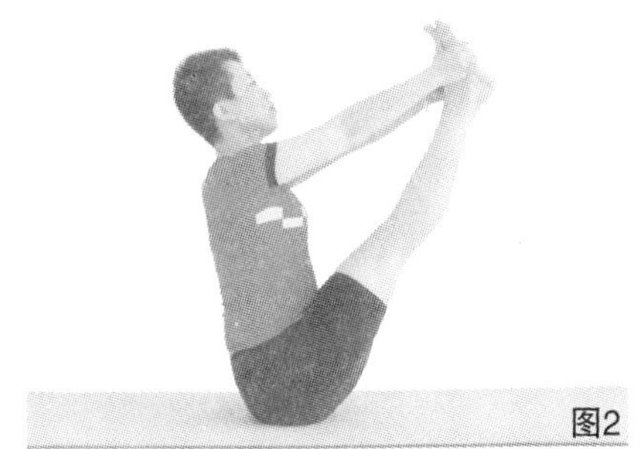
图2

（4）当身体适应了图2所示的动作后，挺拔腰背，伸直双膝，向后倾斜身体，感觉是将保持姿势的身体作为一个整体向后躺下去。身体的重心放在尾骶骨处，收紧腹肌和背肌，提拔背部和双腿。现在身体构成的姿势像是"V"。在这个姿势上停留20秒左右（图3）。

（5）当身体可以轻松地完成图3所示的体式之后，将双手十指交叉放在双脚的脚跟后，保持身体平衡，背与腿挺拔。将身体和双腿同时向中间拉拢，直到臀部支撑身体，头部、躯干和双腿自然地贴放在一起。再一次同时向上挺拔背与双腿。如果身体许可，可将双脚脚心向上，脚趾指向头部（图4）。

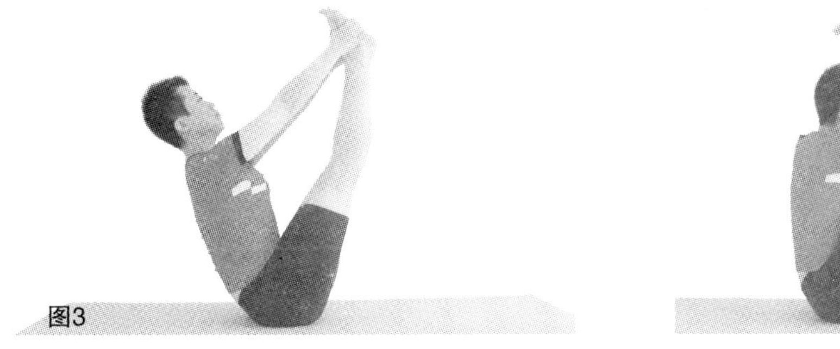
图3

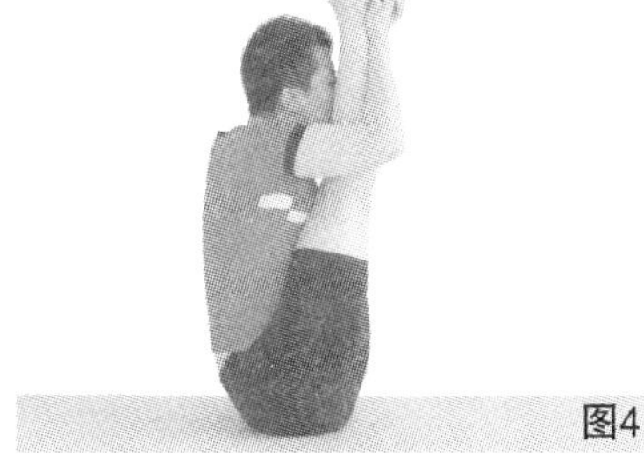
图4

（6）保持这个姿势30秒左右，正常地呼吸。

（7）吸气时，屈双膝放落双腿，回到双腿伸直，腰背挺拔地坐着，双手置于双腿上，稍休息。

【练习收益】

这个姿势除具有双腿背部伸展的收益外，对躯干的稳定性有更大的提高，平衡和协调也得以进一步发展，身体重心对尾骶处的按压有助于提升生命能量。

36. 仰卧背腿伸展式
（Urdhva Mukha Paschimottanasana）

（1）仰卧，双腿并拢，双臂伸展过头（图1）。

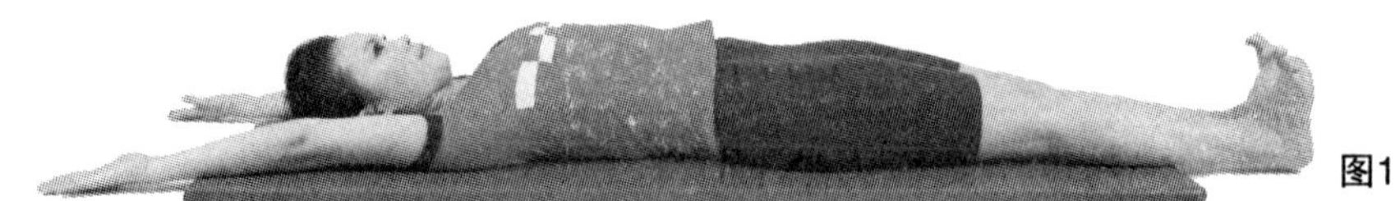
图1

（2）呼气时双腿并拢，双膝和大腿肌上提，有控制地同时向上抬起双腿，使其尽量贴向身体至极限。双手十指交叉，抓住双脚脚跟（图2）。

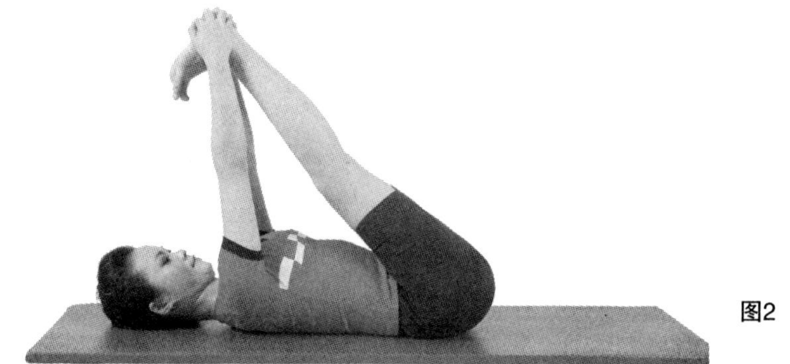
图2

（3）再次呼气时向身体两侧撑开双肘，借助双肘向外向下沉落的力量将双腿贴放在身体上。双脚过头，脚趾尽量指向头部，脚跟尽量向上压放至地面上。骨盆尽量沉向地面，尾骶骨越是靠向地面，动作的完成效果越好（图3）。

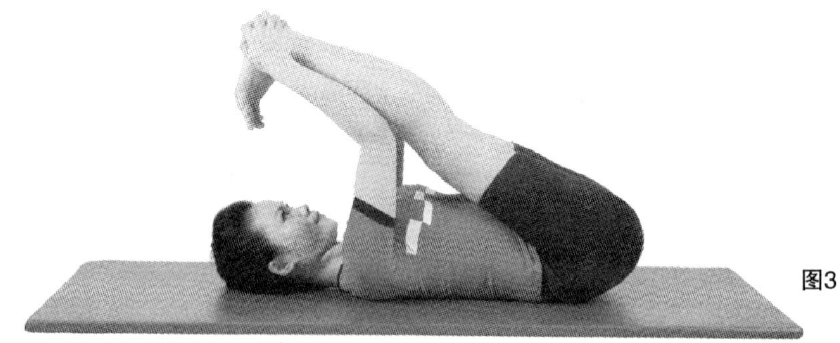
图3

（4）保持这个姿势30秒左右，正常地呼吸。

（5）吸气时，打开双手，有控制地放落双臂，双腿落回地面，放松休息。

【练习收益】

这个体式除具有双腿背部伸展的收益外，对双腿的伸展更为强烈。对于防治疝气也有一定的帮助，也会在一定程度上提高身体的平衡性。

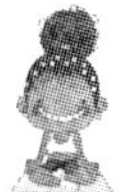

37. 骆驼式（Ustrasana）

脊柱有问题的学员在征得医生的许可后才可以开始练习骆驼式。

（1）跪立在垫子上，分开双膝，双膝间可以放一个横拳。保持骨盆中立位。

（2）双手放在腰的后面，护住腰背，深深地吸气，呼气时向前顶髋，向后伸展腰背，双手护腰，让腰骶和臀垂直于地面，向后伸展脊背，正常地呼吸。呼气时，慢慢抬起身体，重复3～5次，以便腰背热起来（图1a、b）。

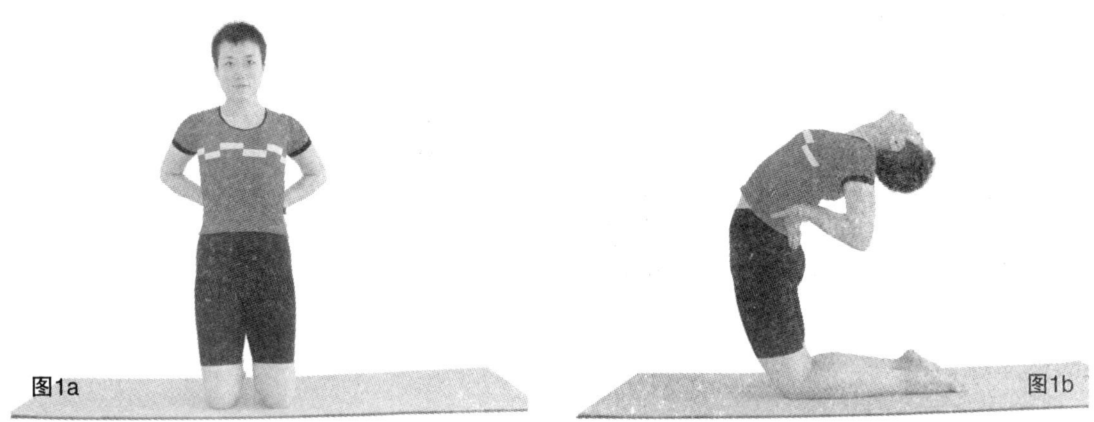
图1a　图1b

注意：热身是所有向后弯的动作必不可少的练习，躯干的超伸是不被现代医学所认可的。这是一个极易使腰背受伤的姿势，一定要等身体热起来后才可以练习。

（3）保持骨盆中立位，跪立在垫子上，向两侧打开手臂，深深地吸气（图2）。

（4）呼气时向前顶髋，同时双臂向后。将双手放落在双脚的脚掌上，掌心和脚心相对，尽量向前顶髋，保持两大腿垂直于地面，头自然地垂落。收紧臀肌，感觉从尾骨、下背直到颈椎的伸展（图3）。

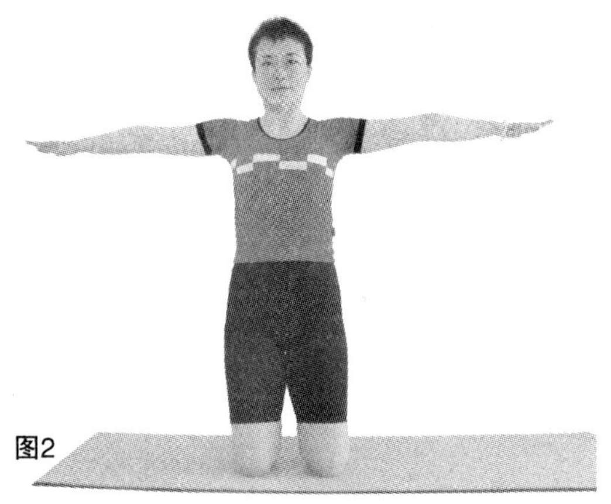
图2

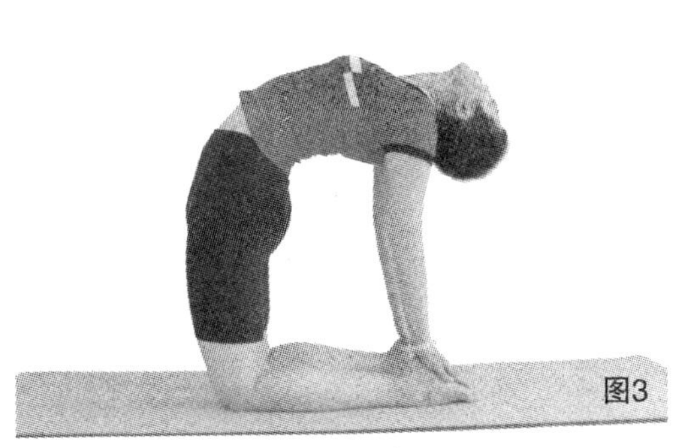
图3

刚刚练习的学员可以将两大腿抵在墙壁上来做，并且竖起脚趾，让手刚刚触及到脚跟即可，如果这样做仍有困难，可以用双手拿瑜伽砖来练习这个姿势（图4a~c）。

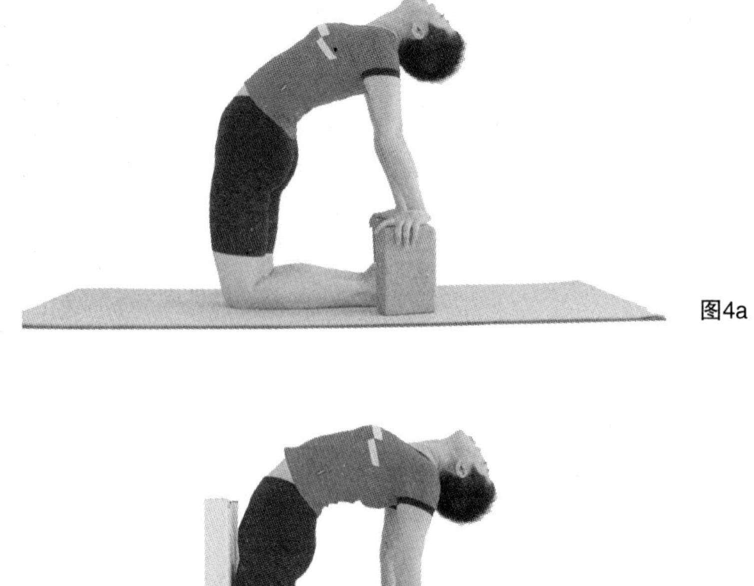

图4a

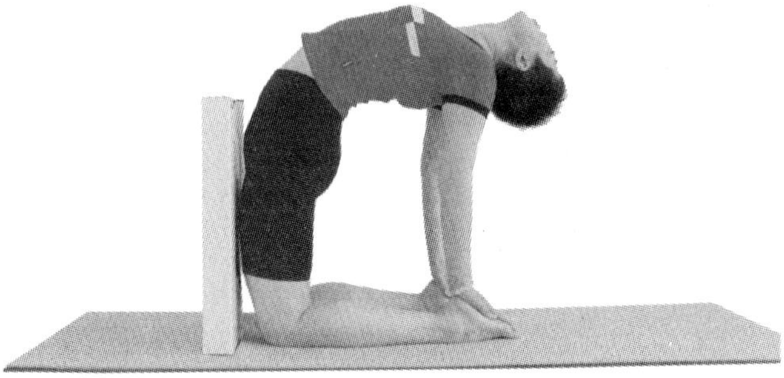

图4b

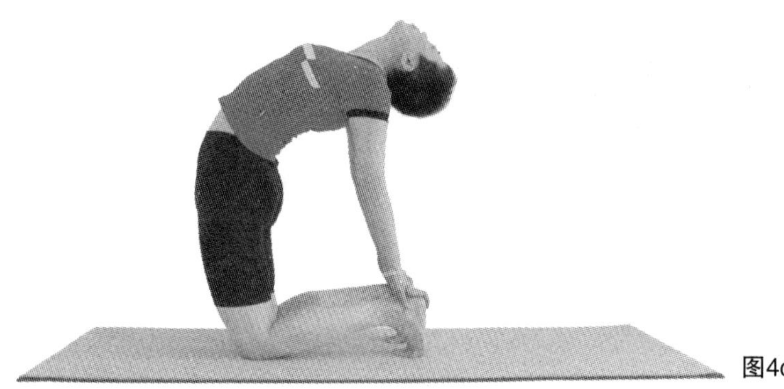

图4c

（5）在这个姿势上保持20秒左右，正常地呼吸。

（6）抬起右手护住腰背，吸气，慢慢抬起身体，双手护腰，坐回到脚跟上，挺拔腰背，掌心向上，十指相对，深呼吸。

当完成骆驼式之后，也可以立刻以叩首功或者婴儿的姿势来缓解过度向后超伸的腰背紧张感。

【练习收益】

在这个体式中，心轮和喉轮受压，得到主刺激，呼吸系统、胸腺、甲状腺功能向好的方向改善。脊柱弹性增强，神经系统得到强壮，全身气血循环旺盛，使身心更为警醒。圆肩、驼背、双肩下垂等不良体态也在这个姿势中得到矫正。

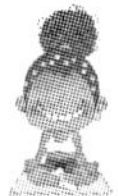

38. 反转骆驼（Kapotasana）

反转骆驼又称作鸽子式，在很好地完成弓式、骆驼式、轮式之后才可以开始这个练习。这个体式是很多难度系数更高的后弯动作的基础。

这个姿势的起势就像是轮式一样，有两种，一种是以卧英雄的姿势，仰卧达成姿势，类似于下轮式。另一种是以骆驼式向后推送身体，类似于上轮式。

我们先来介绍由卧英雄式达成的反转骆驼。

（1）以卧英雄的姿势仰卧在垫子上，屈双肘，将双手放在头的两侧，手指指向双脚的方向，掌心放在地面上（图1）。

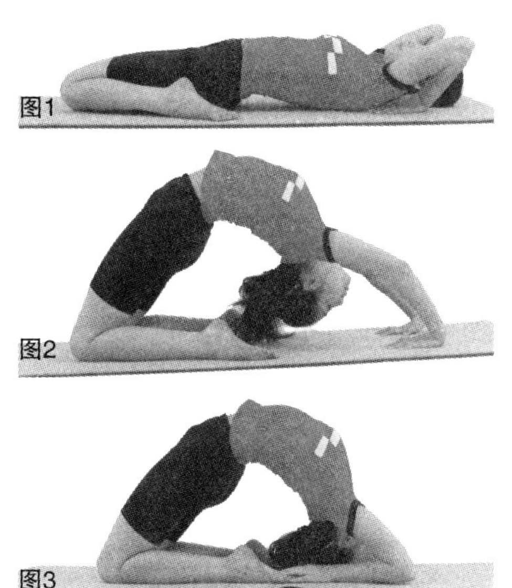

图1

图2

图3

（2）呼气，用力向下按压地面，伸展手臂，顶髋，尽量将大腿肌向上、向前推送。从膝部开始，抬起整个身体。注意保持双膝间一个横拳的间距，收缩臀肌，尽量伸展整个脊柱（图2）。

（3）屈双肘，向前推送双手，尽量用双手抓住双脚的脚趾。然后有控制地沉落双肘，将双肘放在地面上（图3）。

（4）注意髋关节向上和向前推送。尽量稳定呼吸，保持这个姿势15秒左右。

（5）呼气时松开双脚趾，慢慢向头的方向推送双肘，直到双手按压地板，慢慢地升起身体。有控制地放落双腿，放落髋关节，让臀部回到两脚之间，回到卧英雄式，然后有控制地伸直双腿，仰卧在地面上，稍休息。

由骆驼式达成反转骆驼式

（1）跪立在垫子上，双膝分开，约有一横拳宽，骨盆保持中立位，双手在胸前合十。

（2）深深地吸气，双臂高举过头，呼气时，髋部向前顶，收紧臀肌，伸展整个脊柱。双臂和身体保持一体，有控制地顶髋，向后伸展身体，直至双手触碰到地面，双掌放落在垫子上。试着向前，有控制地推送双手，直到双手可以抓住双脚的脚掌，慢慢地把双肘沉放到地面上。

（3）向前和向上推送髋关节。尽量保持呼吸平稳，在这个姿势上停留15秒左右。

（4）有控制地向后推送双肘，慢慢地竖起手臂，顶髋，靠髋部腰背的力量慢慢地抬起双臂，抬起身体。将身体和双臂视同一体，向上伸展，直到双手高举过头后双掌合十回到胸前。跪坐回双脚的脚跟，调整呼吸。

【练习收益】

收益可参照骆驼式，但是较其更为强烈。除此之外，胸部和腹部得到完全伸展，对胸腹内脏的按摩也更为明显。在这个体式中，横膈提升，不但温和地按摩了心脏，下垂的内脏也可以更容易复位。

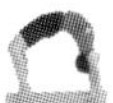

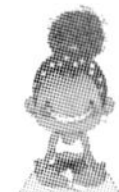

39. 上狗式（Urdhva Mukha Svanasana）

（1）俯卧，将额头放在垫子上，双膝分开约一个横拳宽，双脚脚背贴地，脚尖指向后，双臂自然置于体侧（图1）。

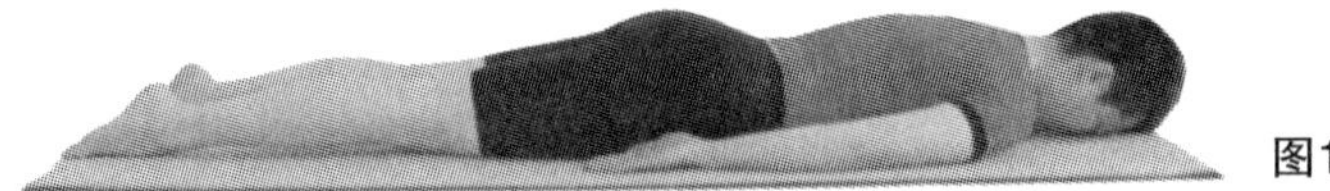
图1

（2）屈双肘，双手指尖向前放于胸的两侧。熟练的瑜伽练习者可将双手置于腰的两侧。吸气，仰头，挺胸，压腰，打开肩，伸直双臂。保持双膝伸直。收紧双腿肌肉，夹紧臀肌，双腿完全离开地面并与地面平行。全身的重量均匀地分布在双掌、双脚脚趾与脚掌前端。感觉肚脐尽量沉向地面，在极限处伸展脊柱，上半身与地面垂直（图2a、b）。

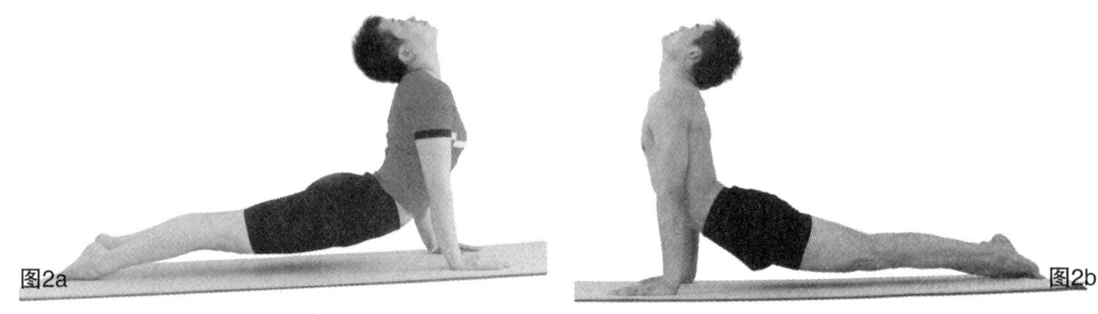
图2a　图2b

（3）深长地呼吸，保持这个姿势1分钟左右。

（4）屈双肘，放落身体，将额头放落回到地面，俯卧，稍休息。

对于刚刚开始练习这个姿势的学员，可能会出现脚掌痉挛或无法将双腿抬离地面的情况，可以先将双脚脚趾竖起练习（图3）。

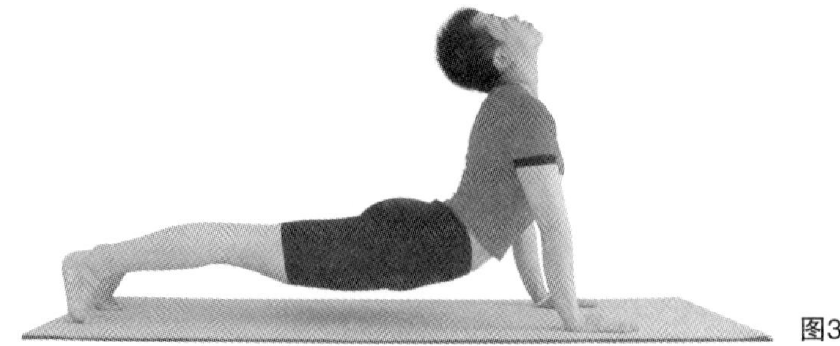
图3

【练习收益】

这个体式可增强脊柱的弹性，改善肩部及双腿的柔韧度和骨盆区域的循环，缓解背痛。由于胸部扩张，脐轮、心轮、喉轮的伸展，使消化系统、呼吸系统、甲状腺功能也得以强化。

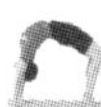

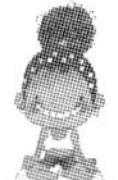

40. 弓式（Danurasana）

患有甲状腺功能亢进、疝气、腹内脏器严重结核和溃疡以及椎间盘突出的学员要在征得医生的同意后再决定是否开始这个练习。

（1）俯卧，双膝分开约一横拳宽，脚背着地脚趾向后，双臂自然置于体侧。在这个动作的全过程中，双膝可以并拢，但双膝的间距始终不应大于一个横拳。

（2）屈双膝，双小腿抬起，尽量贴向臀部，抬起双臂向后伸展，尽力用双手同时握住双脚脚踝（图1）。

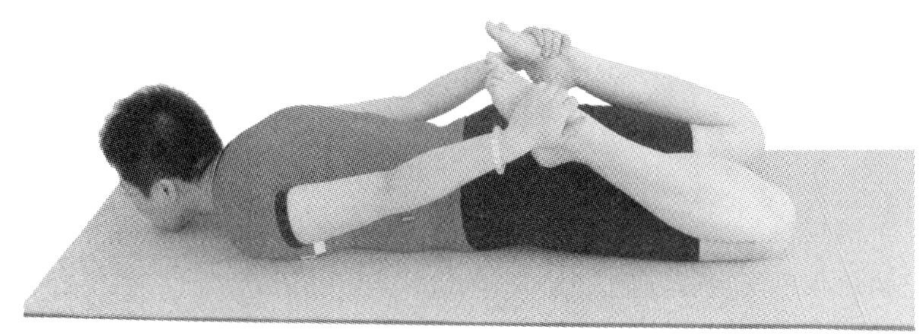

图1

（3）吸气。头尽量向后仰，打开肩，挺胸。胸、背、腿同时抬离地面。尽量翘升躯干，使背部成为凹拱形。尽量使肚脐和耻骨之间的区域接触地面，支撑身体。双手向上拉双腿，双脚略向后用力可以更好地完成这个姿势（图2）。保持这个姿势15秒左右，正常地呼吸。

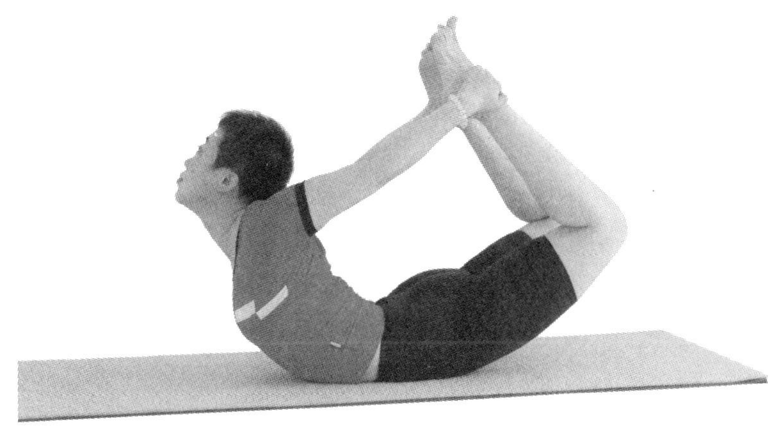

图2

（4）呼气时，松开双脚踝，有控制地将双腿和身体放落回垫子上，侧过脸，俯卧休息。

【练习收益】

这个体式加强了背部伸展肌群和髋伸展肌群的力量。体前侧及髋屈肌群可得到伸展。双臂和颈、颚部的肌肉也得以伸展。脊柱弹性增强，有利于强化神经系统。胸腹内脏受压得到按摩。从甲状腺向下，大量腺体也得到保养，从而使得它们的功能有极佳的改善。对于预防结石的形成和糖尿病的发生以及减少腹部赘肉，这个体式都是不错的选择。

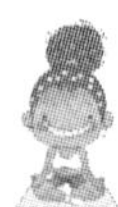

41. 摇篮式（Parsva Danurasana）

在可以舒适地保持弓式后再开始这个体式的练习。

（1）保持弓式练习。双臂始终伸直并牢牢地握住双脚脚踝（图1）。

（2）呼气，抬起双腿，身体重心前移，向前摇动（图2）。

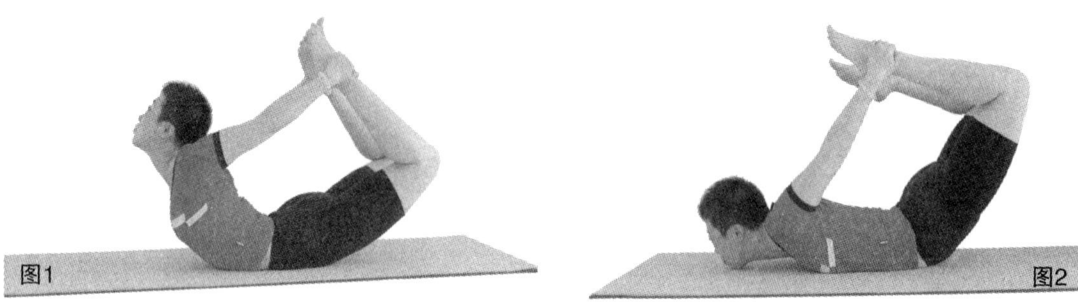

图1 图2

（3）吸气，抬起胸和头，将身体重心后移，向后移动（图3）。

（4）重复地前后摇摆身体15次左右。

（5）呼气，加强右臂、右胸和右腿的伸展，身体重心左移，向左侧滚动（图4）。

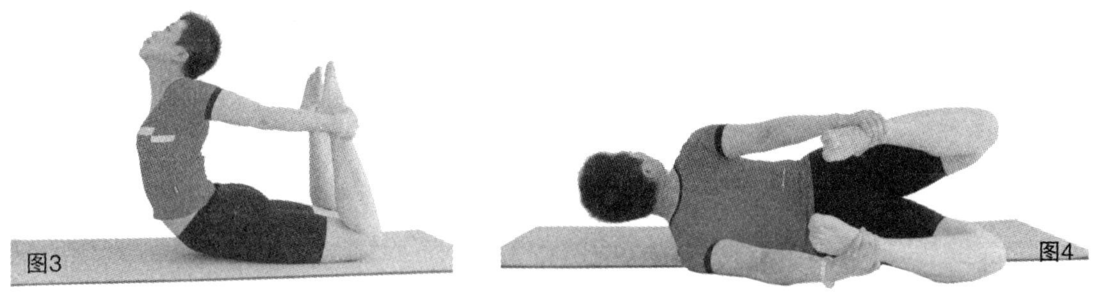

图3 图4

（6）吸气，回到弓式。

（7）呼气，加强左臂、左胸和左腿伸展，身体重心右移，向右侧滚动（图5）。

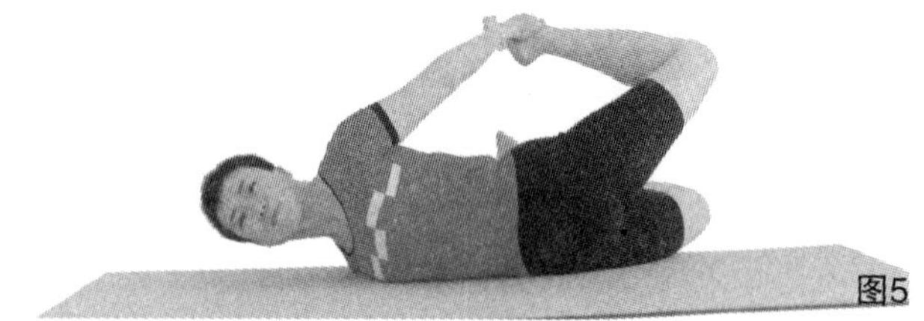

图5

（8）吸气，回到弓式。

尽量克服惯性作用，保持正常呼吸，并在前后左右停留相同的时间。

（9）呼气时，松开两脚踝，有控制地将双腿和身体放落回到垫子上，侧过脸，俯卧休息。

【练习收益】

这个体式的练习效果可以参考弓式，作用会更为强烈。

 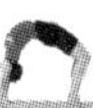

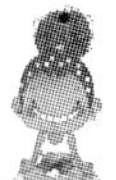

42. 下轮式（Chakrasana）

甲状腺功能亢进的学员不要过度伸展颈部。脊柱有问题的学员要在得到医生的许可后方可练习。

（1）仰卧，屈双膝，尽量将双脚收向双臀，使脚跟紧贴臀肌。如无法做到，只要尽力向臀部收脚跟就可以了。

（2）双手掌心向上举过头，屈双肘，将手指指向双脚的方向，掌心向下放在头部两侧。双手的间距与肩同宽（图1）。

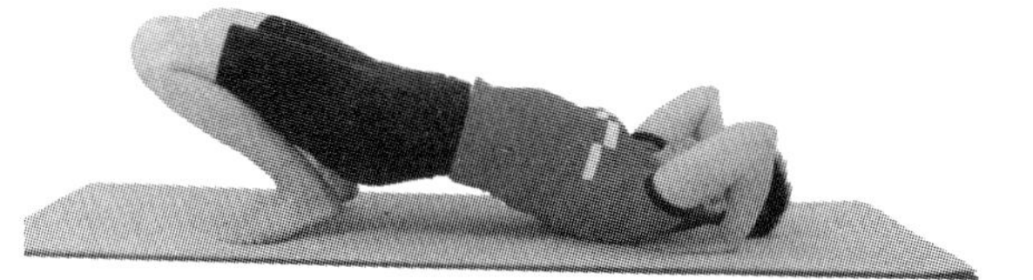

图1

（3）双手、双脚牢牢地向下按在地面上，吸气，将髋关节尽量向上推送。双脚稍向头的方向移送至上背同双臂一样垂直于地面（图2）。伸展喉轮（让后脑勺贴脊柱的感觉）。甲状腺功能亢进的学员不要练习喉轮伸展。

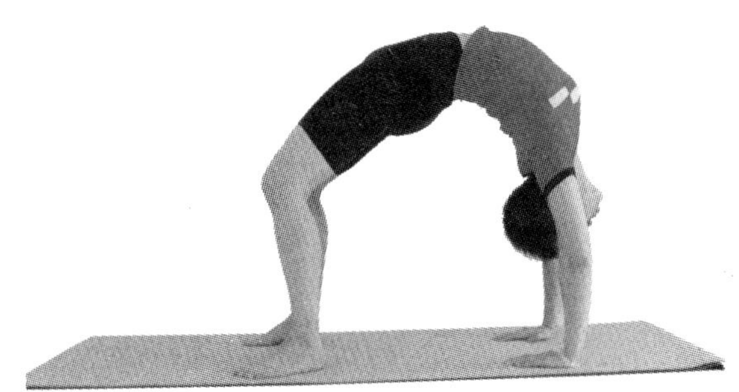

图2

（4）平稳地呼吸，保持这个姿势约15秒。

（5）屈双肘，降低髋关节，顺势有控制地将后脑枕骨放回到地面上，再慢慢地放落整个后背，回到仰卧的姿势。感觉喉头有清凉感，头部也变得清爽，从而使身体得到放松。

很多朋友无法很好地完成这个动作，并不是腰或髋的问题，而是肩没有打开，上臂的柔韧性和肌力不足，大腿前侧的股四头肌没有打开。不要着急，加强这些部位的基础练习，只要在自己极限的边缘保持动作就可以了。

【练习收益】

这个姿势使身体前侧得到伸展，后侧得到强化，反拱的动作使脊柱得到锻炼。加强了背部肌群的力量，放松了肩关节和颈部肌肉。使神经系统得到滋养。身体前侧的有力伸展使所有的胸腹脏器和腺体得到按摩。循环系统也因之强化，头部供血加强，有效释压并使感觉敏锐。这个姿势也使四肢的关节肌肉得到强化和补养。因为喉轮的伸展，这个姿势对体重的控制也很有帮助。

43. 上轮式（Urdhva Chakrasana）

（1）以山立功站好，双脚分开30厘米，脚尖前指，屈双肘，双手置于腰后护住腰背（图1）。

（2）呼气，骨盆稍向前推，尽量保持双腿、双脚稳定地支撑全身的重量，上身躯干向后伸展至极限（图2）。

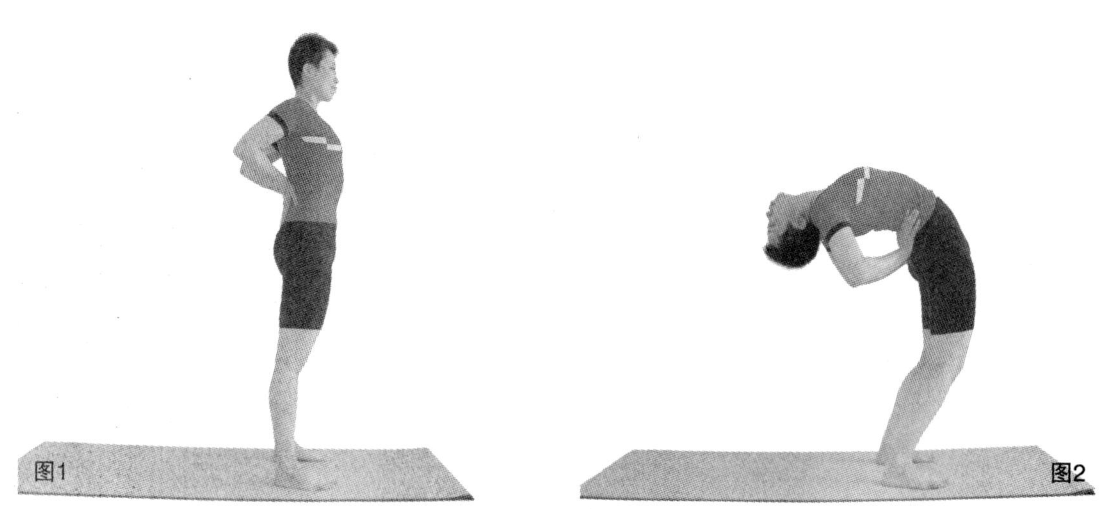

（3）再次呼气时将双臂伸展过头，上臂置于双耳旁，继续向上顶髋，向后伸展腰背，直到双手轻轻地放在地面上。在这个姿势上稍停留，当感到身体可以稳定地保持姿势后，有控制地伸直双肘（图3）。

（4）一旦身体适应了这个姿势，就将躯干向两臂间推送，直到身体和双臂垂直于地面（图4）。

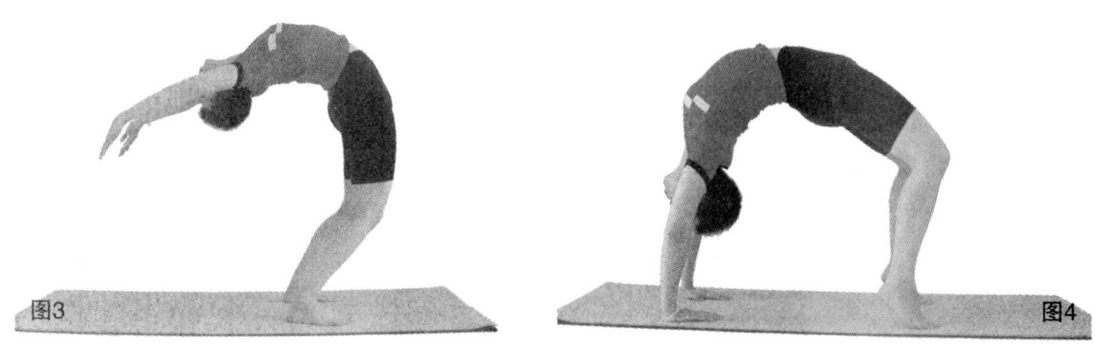

（5）保持髋关节的稳定，有控制地向前伸直双腿，挺拔双膝（图5）。

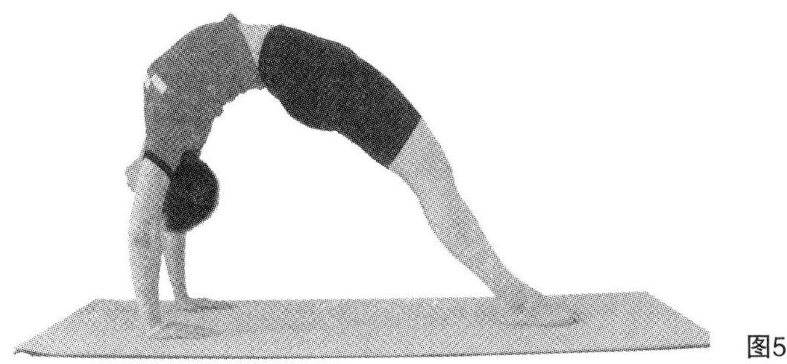
图5

（6）双脚收向臀，双髋前推，有控制地将双手抬离地面，将身体逐步抬起，回到山立功，调整呼吸（图6a、b）。

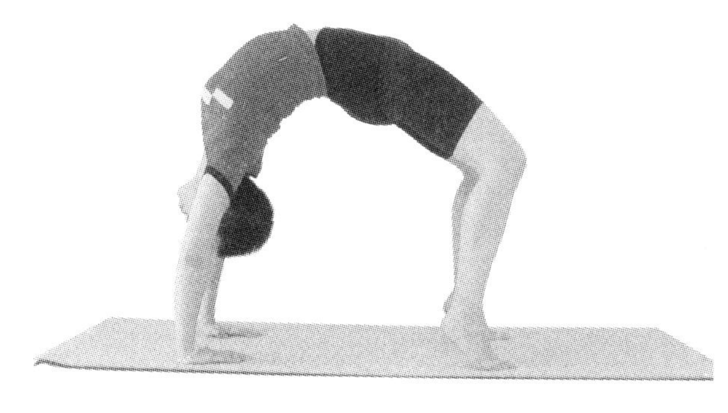
图6a

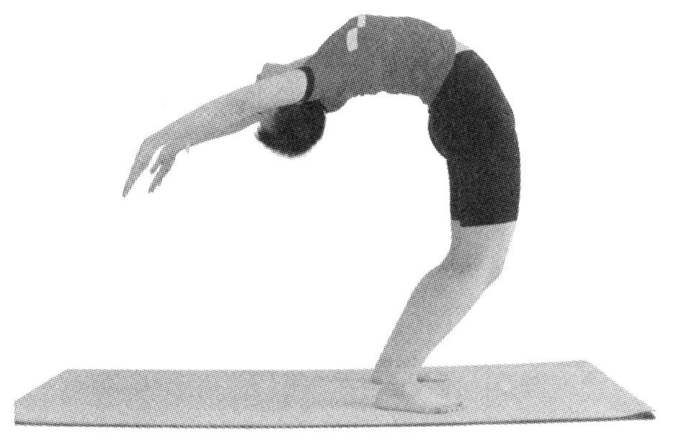
图6b

（7）如果暂时无法达成第（6）步骤的收功方式，也可以将双脚向臀部推送，屈双肘，将后脑枕骨放落在垫子上，并将颈、肩、背逐步滑放到地面上。回到仰卧的姿势，稍休息。

【练习收益】

这个姿势的练习收益与下轮式相仿，但效果更为强化。对腰腹肌力和腿前侧肌肉的伸展锻炼效果也更为明显。练习过这个体式后，会有精力充沛的感觉。

44. 手肘轮式（Chakra Bandhasana）

这个体式可以由头倒立前桥姿势定型后顶髋，将双脚移至头前，将交叉的双手打开，掌心向下平行至头部两侧来完成（图1）。也可以由轮式来达成。这里，我们介绍由轮式到手肘轮式的达成方式。

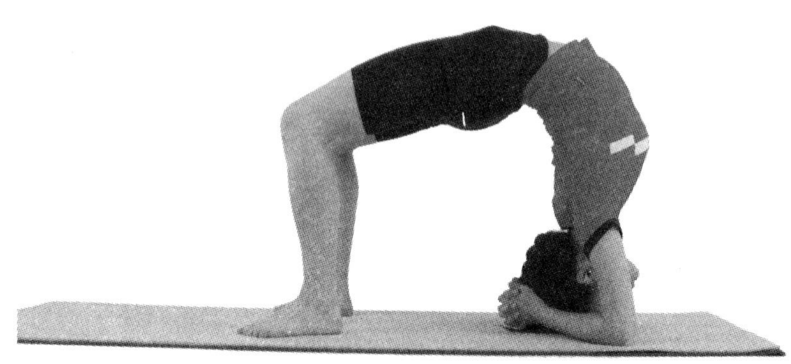
图1

（1）完成轮式。呼气时屈双肘，将前臂放置在地面上。手指指向脚的方向。

（2）再次呼气时将双脚有控制地移向头部，到极限停留（图2）。

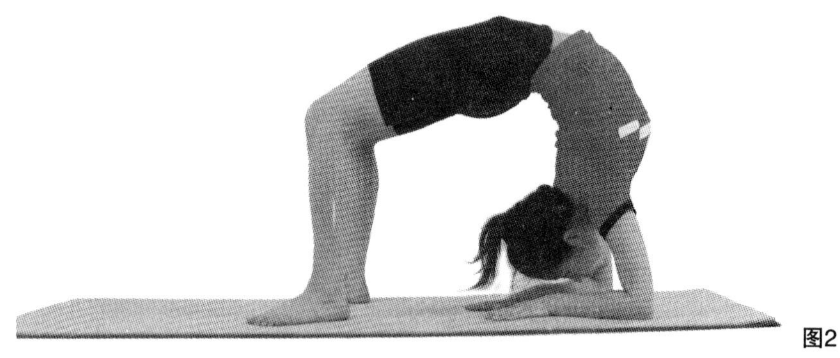
图2

（3）尽量保持正常呼吸，在这个姿势上保持10秒左右。

（4）双手后撤，双脚前移，回到轮式。有控制地将后脑、肩、背放落到地面上。仰卧休息。

【练习收益】

这个体式具有轮式的所有收益效果，并且功效更为显著。中枢神经得到良好刺激，身体前侧肌群包括颈部和眼轮匝肌也得到锻炼。

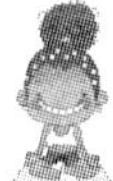

45. 单支撑轮式（Eka Pada Urdhva Chakrasana）

（1）完成轮式，稍停留（图1）。

（2）一旦身体稳定，就在呼气时尽量抬高左腿，与地面垂直，同时保持左膝伸直。在这个姿势上停留6～8秒（图2）。

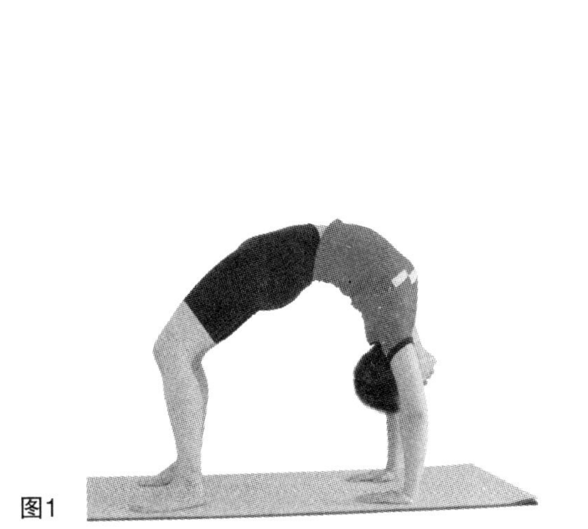
图1

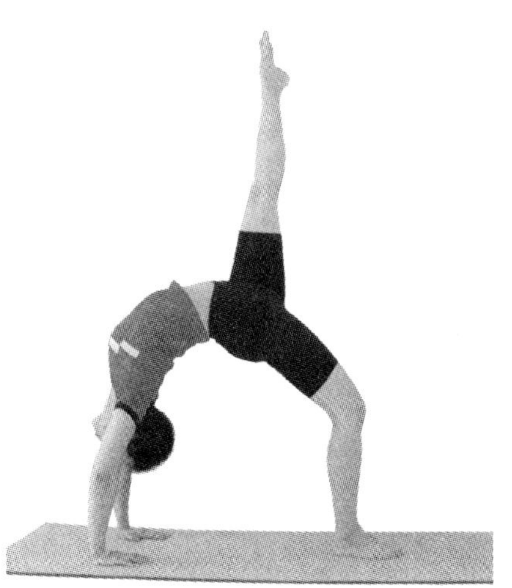
图2

（3）当身体适应了这个姿势，就在呼气时将左腿降至同地面呈45°，同时有控制地抬起左臂放在左大腿上。靠右臂和右腿来支撑身体，保持平衡（图3）。

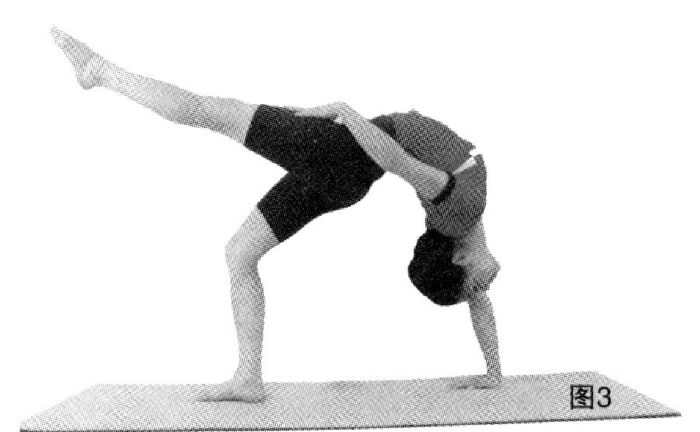
图3

（4）保持这个姿势10秒左右，正常地呼吸。

（5）再次呼气时，有控制地放落左臂和左腿，回到轮式。

（6）在相反体位重复练习。

（7）有控制地将后脑、肩、背放落到地面上，仰卧休息。

【练习收益】

除了具有轮式的所有练习收益外，这个体式对身体的稳定性和平衡性有更好的练习效果。进而使体态更为匀称、优雅。

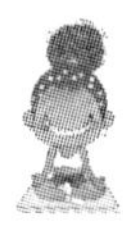

46. 侧角伸展式（Utthita Parsvakonasana）

（1）以山立功站好，双腿分开，约有一肩半宽。双臂掌心向下侧平举，现在是基本三角式（图1）。

（2）呼气，将左脚向左转90°，右脚稍向右转30°左右。屈左膝，左膝关节屈曲与地面保持90°。右腿后撤，右膝关节伸直。坐骨下压，身体垂直坐下去，身体的重心放在两腿间（图2）。

（3）向前倾身体，左腋窝紧贴左膝外侧，将左手的大拇指靠放在左脚的小脚趾一侧，将肚脐向右扭转，眼睛看向右手的中指，右臂向上提拔，双臂呈直线与地面垂直。为了避免身体向前陷落，右胸向上和向后方伸展，这时左侧的身体是沿冠状面侧放在左大腿上（图3）。

（4）呼气，右臂向下放落在右耳旁，向前伸展，左侧身体侧卧在左腿上。身体的重心不要完全放落在左臂和左腿上，应尽量将身体重心保持在两腿间。肩关节与髋关节在一条直线上。注意力集中在脊柱的伸展上，感觉整条脊柱和右侧肋骨有伸展感（图4）。

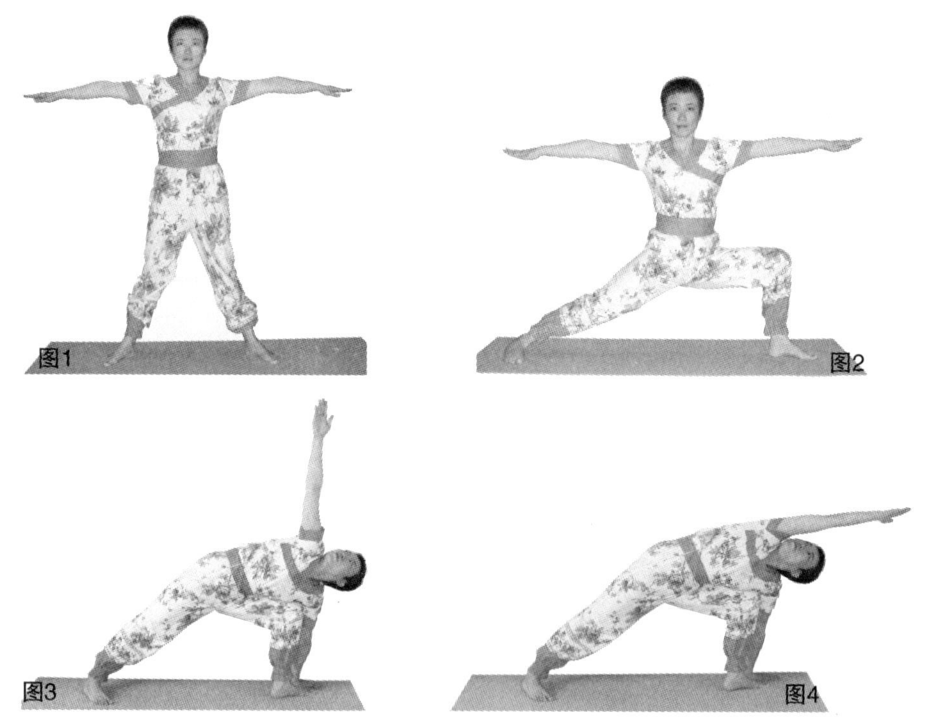

（5）在这个姿势上保持30秒左右。尽量稳定地深长呼吸。

（6）再次吸气时，将右臂向上举起，提拉，左手抬离地面，慢慢地抬起身体。伸直双腿，扭转身体回到基本三角式。放落双臂，回山立功站立，调整呼吸。

交换体位练习。

【练习收益】

这个体式强化了下肢肌肉和关节的力量、耐力与灵活度。髋关节区域的赘肉因之减少。扩展了胸部，对心轮和脐轮的刺激使其对呼吸系统及消化系统有益。便秘得以消除，身体平衡感也会加强。

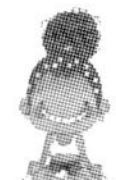

47. 侧角转动式（Parivrtta Parsvakonasana）

这是本书除三角转动式之外的另一个平面间的脊柱扭转动作，作为瑜伽的经典动作我们将其收录其中，但作为健身人群的高危动作，我们不提倡将其作为日常课程动作。

（1）以山立功站好，双脚分开约有一肩半宽，双臂掌心向下侧平举，现在是基本三角式。

（2）将左脚向左转90°，右脚向左扭转60°，屈左膝，直至左膝关节呈90°，也就是左大腿平行于地面，小腿与地面垂直。右腿后撤，右膝伸直。

（3）呼气，肚脐带动身体向左侧扭转，尽量使肚脐指向左侧，身体前屈，将右腋窝抵左膝外侧，右手小手指贴放在左脚的小脚趾上，放落在地面上。尽量将右侧身体侧放在左大腿上，扭转头向上看左手中指。伸展左肩，左胸向上、向后伸展（图1）。

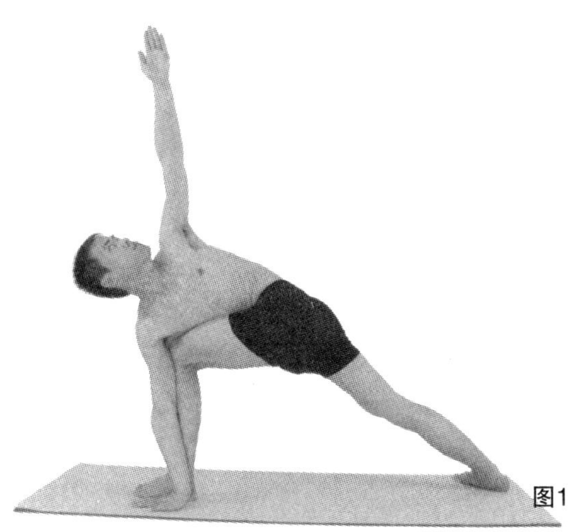

图1

（4）再次呼气时，将左臂向下放落在左耳旁向前伸展，与地面平行。不要将身体的重心全部放落在右臂和左腿上，尽量将重心保持在两腿间。保持这个姿势30秒左右，深长平稳地呼吸（图2）。

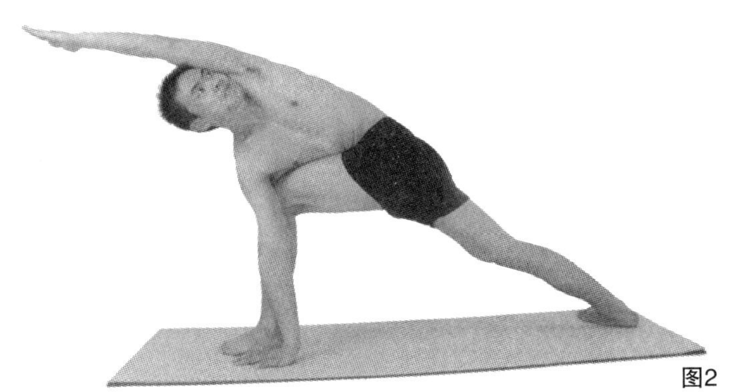

图2

（5）再次吸气时，向上提拉左臂，有控制地伸直双膝，抬起身体，扭转身体回正中位，回到基本三角式。放落双臂，回到山立功站好，调整呼吸。

交换体位练习。

【练习收益】

这个体式对脐轮的刺激使消化系统更具活力，便秘得以消除。腰围线上的赘肉减少，腹部器官功能得到改善，活跃腹部、后背下部乃至整条脊柱的循环。

48. 加强侧伸展式（Parsvottanasana）

（1）以山立功站好，双手移至体后，指尖向下，掌心相对合十。翻转手腕，将合十的双手指尖向上，升至两肩胛之间（图1）。

（2）再次吸气时，将双脚分开，约有一肩半宽。将左脚向左转90°，右脚向左扭转60°，整个身体转向左侧。身体向后仰，打开肩，挺胸，向后伸展背（图2）。

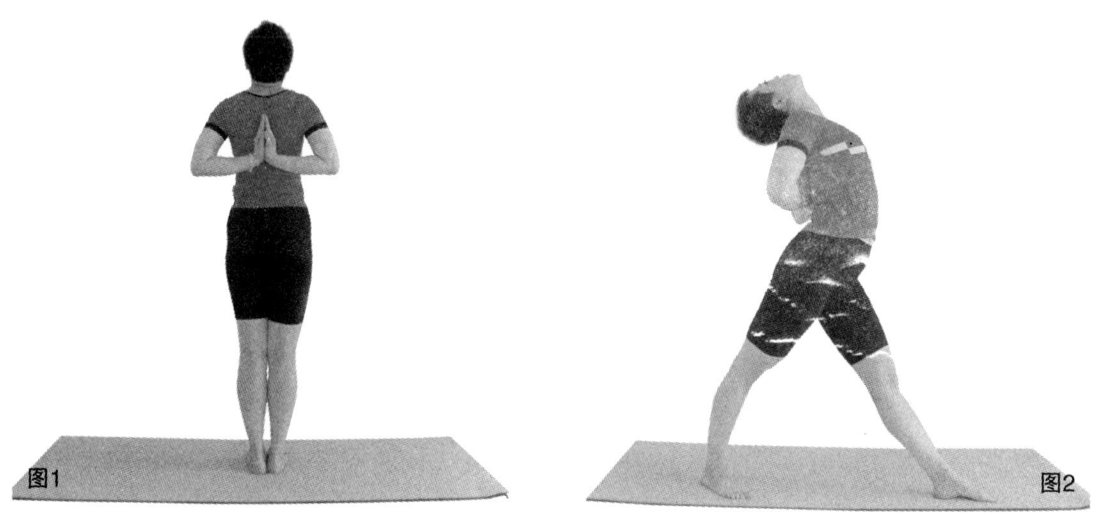
图1　图2

（3）呼气，以髋关节为基点，向前折叠身体，绷直双腿，向上提拔膝盖。保持背部在正常弧度上的平直。感觉身体一节节地贴向左腿，小腹贴向大腿，胸贴膝。自然垂头，额头触胫骨（图3）。

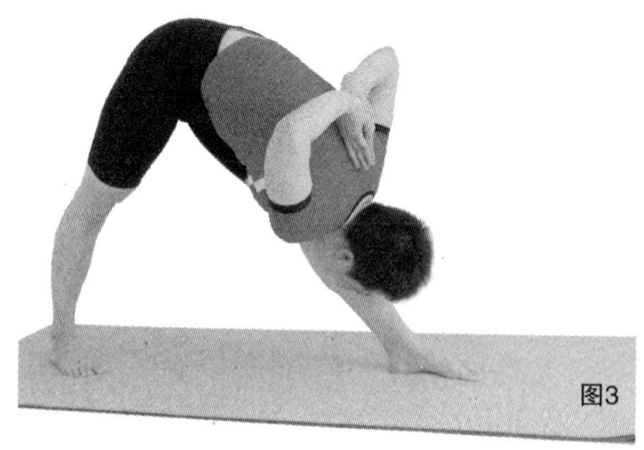
图3

（4）正常地呼吸，保持这个姿势20秒左右。

（5）吸气时，双脚向前转动至脚尖指向前，身体转向正前方，使上半身垂落在两腿间，慢慢抬头，一节节地抬起脊柱，打开肩，挺胸，头向后仰（图4a、b）。

（6）呼气时头回正中，右脚向右扭转90°，左脚向右扭转60°。交换体位练习。

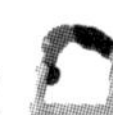

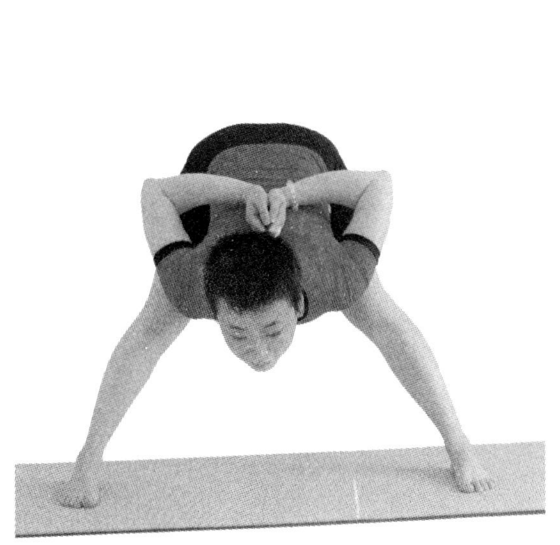

图4a

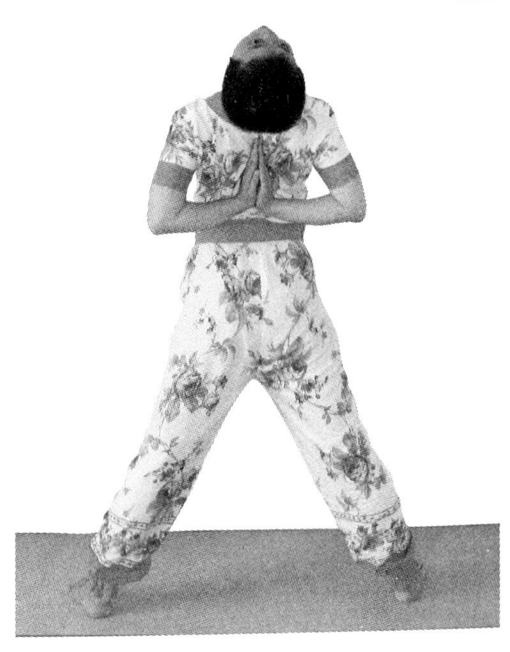

图4b

如果在练习中无法做到在背后合十双手，可以用一只手抓住对侧的手腕放在腰后来代替双手合十（图5）。

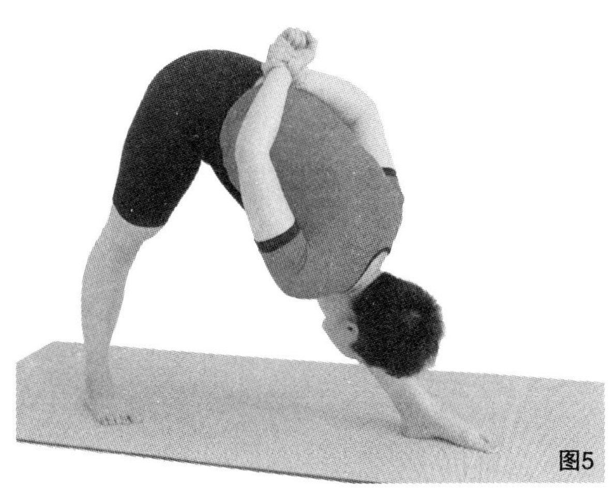

图5

【练习收益】

这个体式的练习可以纠正圆肩、驼背等不良体态。腕、髋、肩、脊柱都在这个练习中更加灵活并更富弹性。合十的双手放在体后，促进了胸部扩展，有利于呼吸的练习，向前折叠身体的动作使腹内脏器受到按压从而更富活力，平衡和协调也会有所提高。

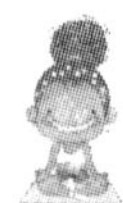

49. 战士第三式（VirabhadrasanaⅢ）

（1）先完成战士第一式（图1）。

（2）呼气时，将上半身同手臂视为一个整体前倾，直到胸部放落到前面的大腿上，双手合十，双臂平行于地面伸直，在这个姿势上进行2次深呼吸（图2）。

（3）呼气时，身体向前伸展，同时伸直前面的支撑腿，把后面的腿抬离地面，直到支撑腿完全伸直，后面抬起的腿与地面平行，保持双臂、身体和后面抬起的腿与地面平行，支撑腿伸直与地面垂直，平行于地面的腿膝盖绷直，脚心朝上，现在的身体像大写的字母“T”。收腹，合十的双手向前伸展，后面的脚尖向后伸展，身体向前和向后两个方向用力，有助于保持姿势的稳定（图3）。

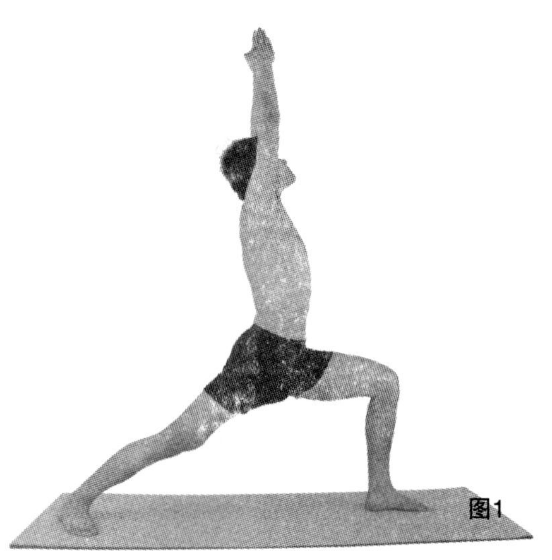

图1

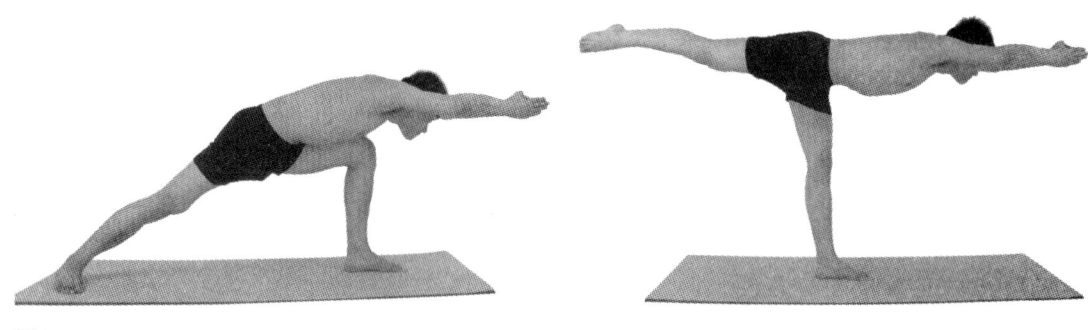

图2

图3

（4）保持这个姿势20秒左右，尽量稳定地深呼吸。

（5）呼气时，放落后面的腿，慢慢抬起身体，回到战士第一式。再次呼气时，头回正中位，吸气，慢慢直立身体，转动身体回正中位，放落双手，以山立功稍休息。

交换体位练习。

【练习收益】

身材匀称，体态优雅，举止稳健端庄，内心安宁警醒，这是每个人都希望具有的，也是这个体式可以传递给我们的。支撑腿的感觉会让人们培养正确的站立姿态。抬起与地面平行的腿使腹内脏器内收从而加强其功能。平衡、集中与注意的能力提高，身体的稳定性增强，从而激发身体的活力并保持敏捷。练习者在这个姿势中所要感知的是一种和谐、均衡与力量。

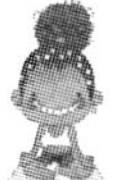

50. 门闩式（Parighasana）

（1）跪立在垫子上，右髋外展，抬右腿。右膝伸直，右脚趾指向右侧，左膝同右脚掌大脚趾的一侧在一条直线上，左大腿垂直于地面。翻转掌心向上，双臂侧平举（图1）。

（2）呼气时，躯干向右侧伸展，尽量保持双臂在一条直线上，将右手贴放在伸直的右腿上，向右脚趾的方向推送。注意：保持身体的冠状面，为了保证左肩和胸不向前倾，尽量将左肩和胸用力向上和向后提拉，同时将右髋稍向前顶（图2）。

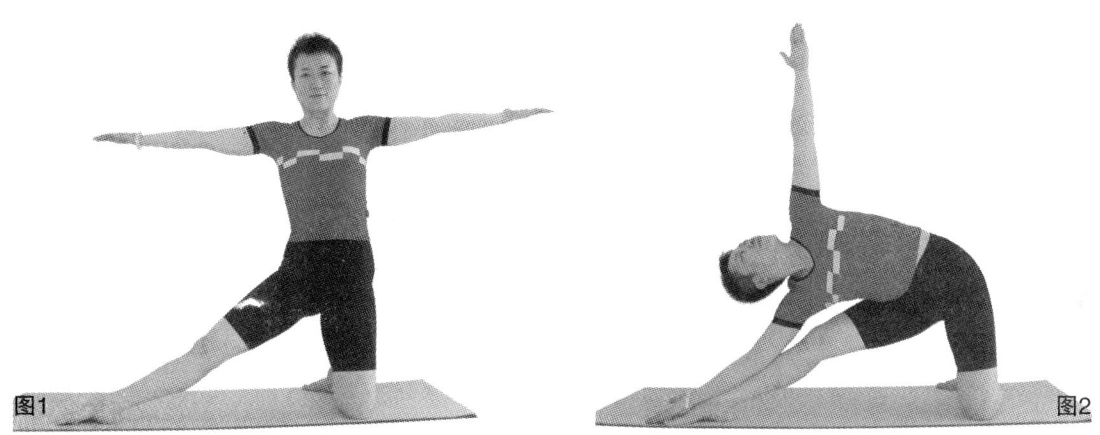

图1　图2

（3）呼气时，放落左臂，保持肩、髋、臂在一个平面上，在左大腿垂直于地面的前提下，双手合十放在右脚掌上（图3）。

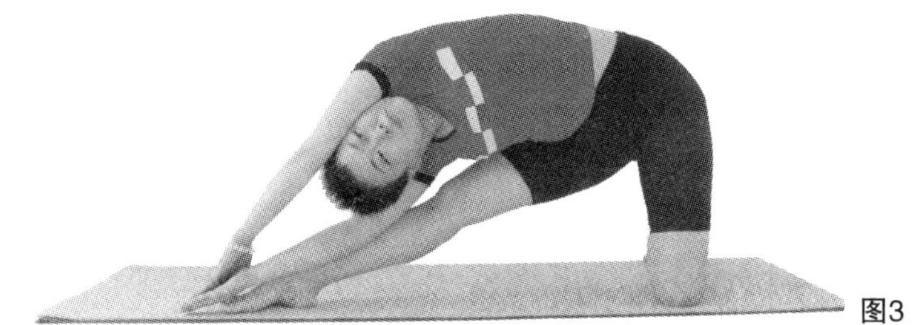

图3

（4）保持正常的呼吸，在这个姿势上停留20秒左右。

（5）吸气时，向上伸直左臂，提拔身体，慢慢抬起右臂。呼气时，翻转掌心，双臂回到体侧，收回右腿，跪坐在双脚的脚跟上，掌心向上，十指相对，深呼吸。

交换体位练习。

【练习收益】

这是一个对消除腹部皮肤的橘皮纹和松弛折叠很有效的姿势。髋关节区域的多余脂肪得以消除。腹部脏器功能向好的方向改善。左右经中的能量得以均衡，面部肤质及气色均向好的方向发展，脊神经得到滋养，背部的僵硬强直得到缓解。

单腿站立腿伸展系列练习（Utthita Hasta Padangusthasana）

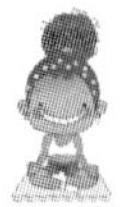

51. 单腿站姿扭背式

（1）以山立功站好，吸气，抬左腿，屈左膝，十指交叉，放在左膝下、左小腿胫骨的上端。呼气时，尽量将左大腿压向胸膛。在这个姿势上稍停留（图1）。

（2）打开双手，右手掌心向右，抓握左脚小脚趾的一侧，保持腰背挺直，吸气时向前伸直左腿，再次呼气时，在脐部的带动下，向左侧扭转身体，同时左臂伸直打开，左手掌心向左，打开肩，尽量保证双臂在一条直线上，伸直左膝，左腿尽量平行于地面或者抬高。右腿垂直于地面（图2）。

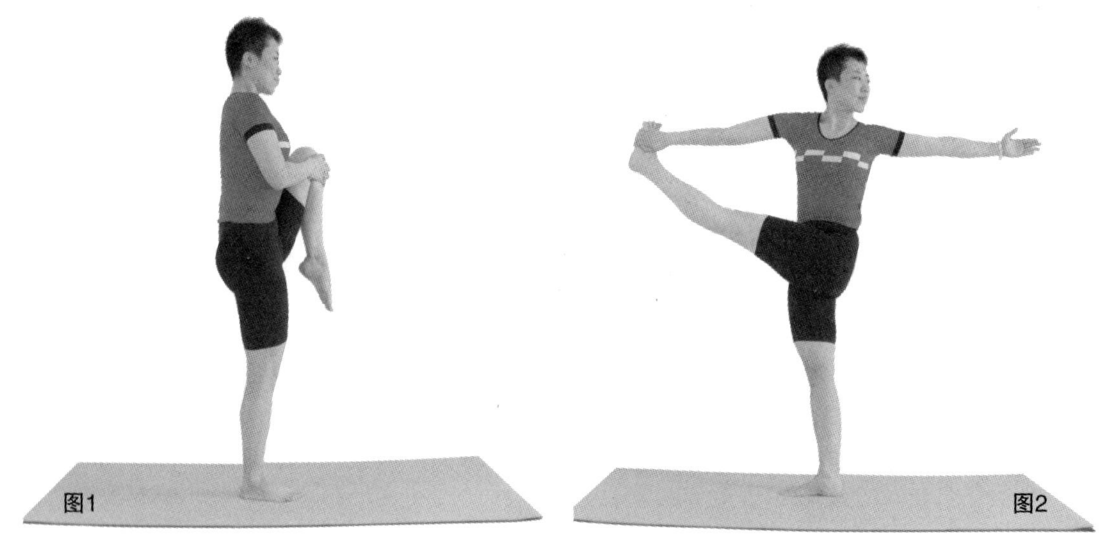

图1 图2

（3）保持正常的呼吸，在这个姿势上停留30秒左右。

（4）吸气时，扭转身体向前，收左臂，屈左膝，放落右手，双手抱膝。放落左腿，回到山立功，稍调整。

交换体位练习。

【练习收益】

在这个体式上，身体的平衡、协调、集中与注意的能力得到提高。神经系统得到强化，背部的僵硬强直和胀痛得到缓解。腹内脏器得到按摩，消化系统旺盛，便秘也得以消除。髋关节与肩关节的灵活性、稳定性得到平衡发展。

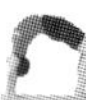

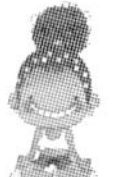

52. 站立单腿背部伸展

（1）以山立功站好，抬左腿，屈左膝，保持左大腿平行于地面，小腿与地面垂直，右腿垂直于地面。

（2）呼气，身体向前倾，直到上半身贴靠在平行于地面的左大腿上，双手十指交叉，放落于左脚的脚底，左脚掌平行于地面，眼睛平视前方，在这个姿势上调整呼吸（图1）。

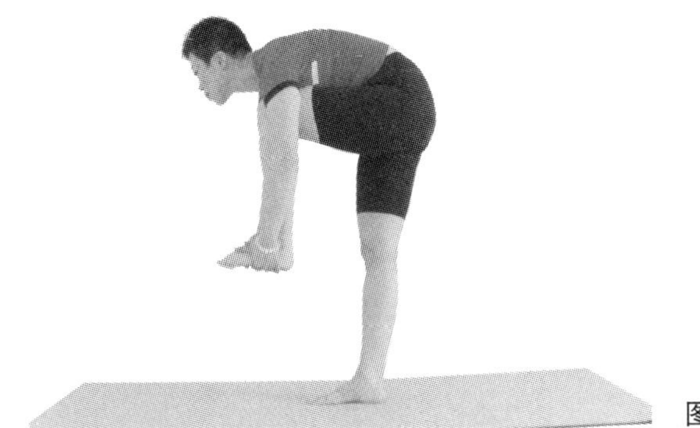
图1

（3）吸气时向上抬高并且伸直左膝，直到左腿同地面平行或是高于同地面的平行线，左膝伸直，让整个上半身贴靠在左腿上。如果可以，腹贴在大腿上，胸贴在膝上，额头触胫骨。注意：支撑身体的右腿伸直并垂直于地面（图2）。

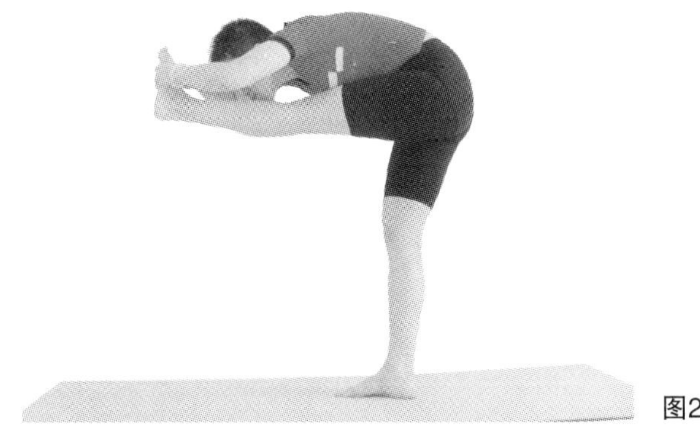
图2

（4）保持这个姿势，正常地呼吸，停留20秒左右。

（5）吸气时抬头，一节节地抬身体，屈左膝（图1），打开双手，回到山立功站好。稍调整。

交换体位练习。

【练习收益】

这个姿势除具有单腿背部伸展的所有益处外，还可以加强平衡、协调、集中与注意的能力。躯干稳定性的提高使腹肌与背肌的肌力与肌耐力提升。同时也培养了正确的站姿。

53. 单腿站立腿伸展组合

（1）以山立功站好，双手叉腰，抬左腿，屈左膝，至左大腿与地面平行。抬左臂，用左手的前3个手指抓住左脚的大脚趾，保持身体的稳定（图1）。

（2）吸气，向前伸直左腿，左膝伸直，在这个姿势上停留8秒左右（图2）。

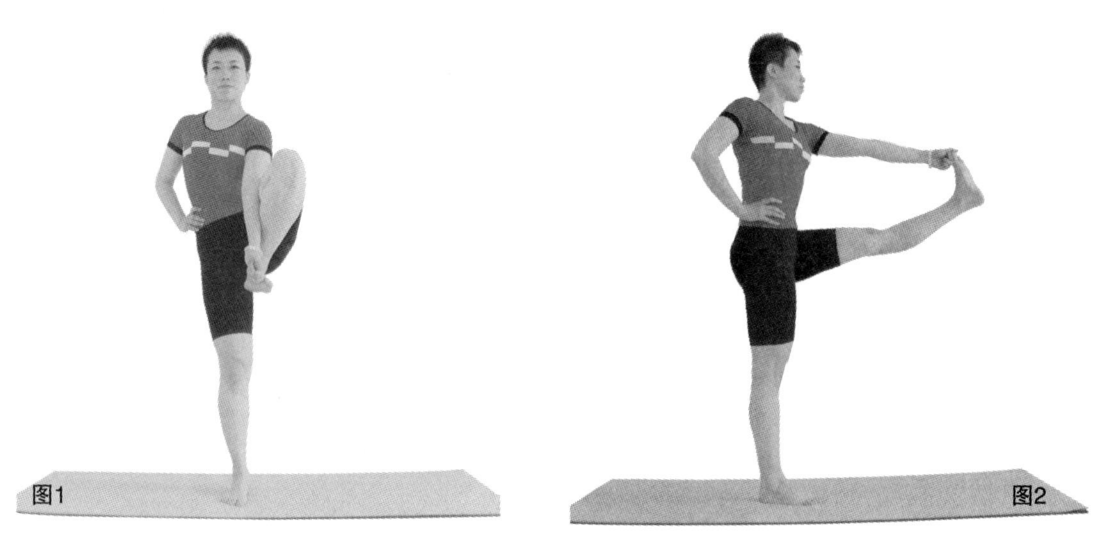
图1 图2

（3）一旦适应了这个伸展，就将左脚在左手的牵引下向上提拉，这时，左腿更高地抬起，在这个姿势上稍停留，保持正常的呼吸，约有16秒（图3）。

（4）呼气时，稍放落左腿，左腿回到正常的抬高伸展位，外展左髋，在这个姿势上保持正常的呼吸，稍停留（图4）。

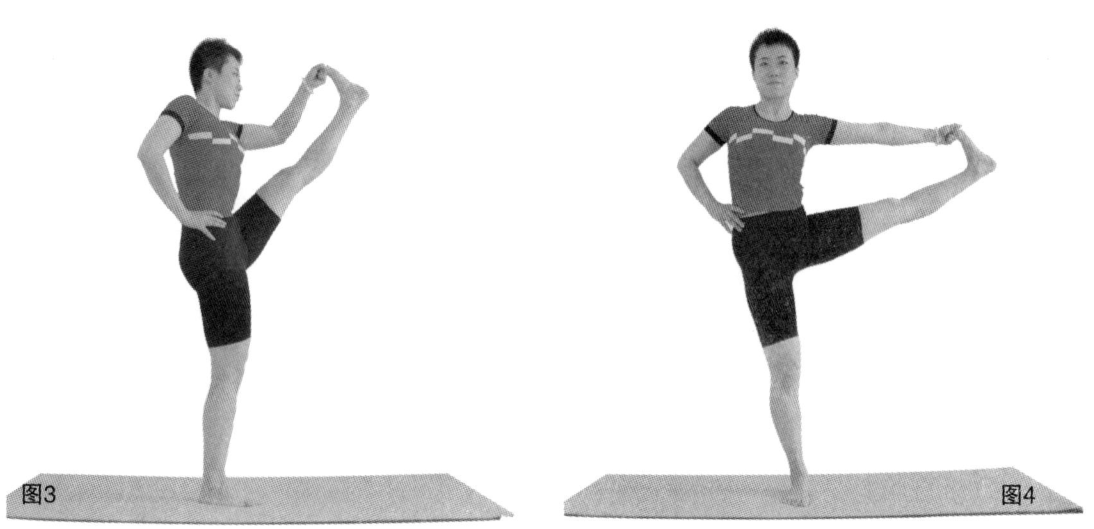
图3 图4

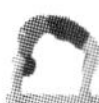

（5）一旦适应了这种伸展，再次吸气时，在左手的牵拉下，向上牵引左脚，再次抬高左腿（图5a）；打开右手，自体侧向上。展开右臂，至右手同左脚掌在一个高度上（图5b）。保持正常的呼吸，停留8秒左右。

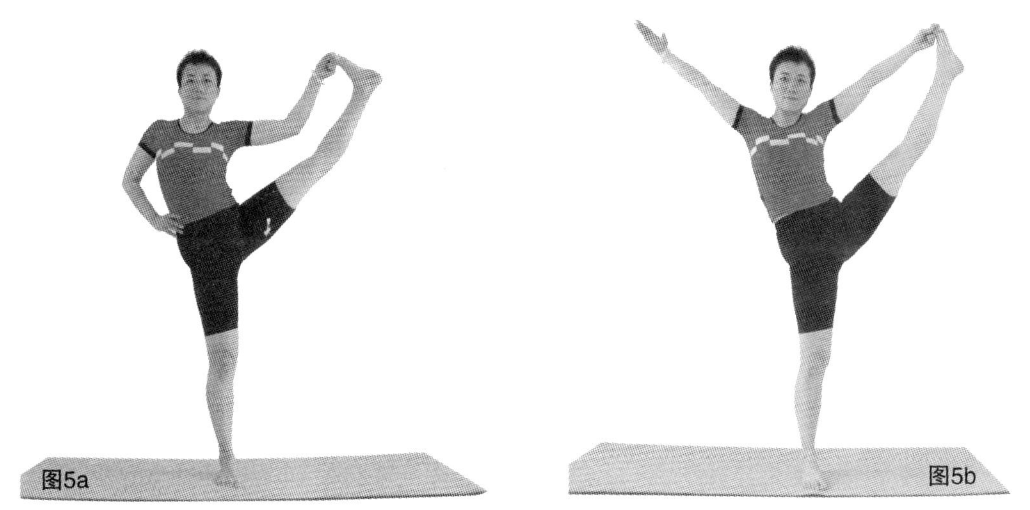

图5a 图5b

（6）如果可以，继续抬高右臂，抬高左腿，左脚掌向上，右手抓住左脚的脚掌，打开左手，翻转手腕，抓握左脚的脚跟，在这个姿势上停留16秒左右。正常地呼吸（图6）。

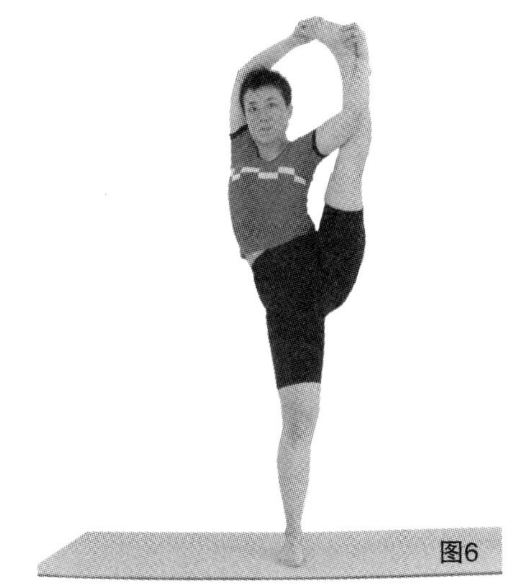

图6

（7）再次呼气时打开右臂，回到右手叉腰的姿势，放落左腿，回到山立功站好。

交换体位练习。

【练习收益】

这组姿势使腿后侧肌肉及内侧肌肉得到完全地伸展，身体的稳定性、平衡、协调、集中与注意力也得到相应提高。髋关节灵活度增加；肩关节的稳定性增强，手臂及手腕肌力增强。

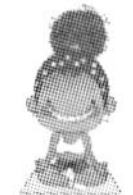

54. 单腿手抱膝组合练习（Baddha Hasta Eak Padasana）

以下练习由三组动作组合而成，对于刚刚开始这组练习的学员，可以根据自己的身体状况在任何一个阶段性动作上停留，不要强迫身体做现在还无法完成的动作。

（1）以山立功站好，吸气，抬左腿，左膝屈曲90°，左大腿与地面平行。双手十指交叉环抱在左膝前胫骨上端（图1）。

（2）呼气，屈双肘，使左大腿尽量贴近前胸。现在是单腿手抱膝站立。保持正常的呼吸，在这个姿势上停留4秒左右（图2）。

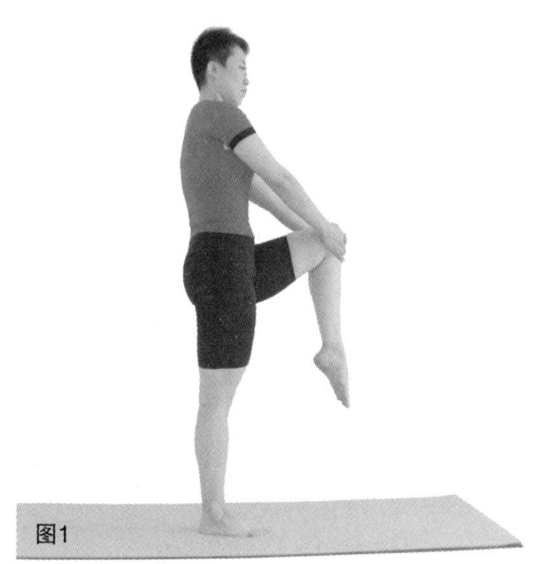
图1

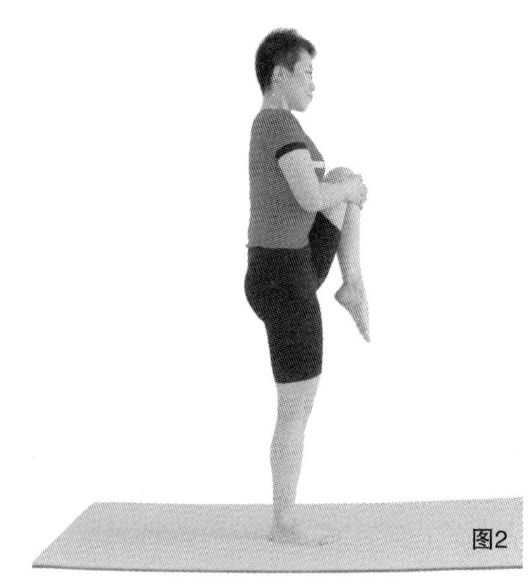
图2

（3）当身体适应图2所示动作后，打开双手，抬左臂向前，左腋窝自左膝内侧包裹左膝，左臂顺势向外环绕，左手掌心向后置于腰骶处。

（4）打开右手，抬右臂，右肩向右、向后水平外展至极限后屈右肘，左手在体后抓握右手腕。做不到的学员可借助瑜伽带的帮助或十指相扣。眼睛稍看向左肩外（图3）。

（5）保持正常的呼吸，在这个姿势上停留8秒左右。

（6）稍向内旋左肩，打开左手，左臂向前，左肘沿左膝内侧将左臂自左大腿下穿出，双手十指在体后相扣（图4a）。保证左髋冠状面外展。一旦适应，就将左膝伸直，左脚向上打开（图4b）。

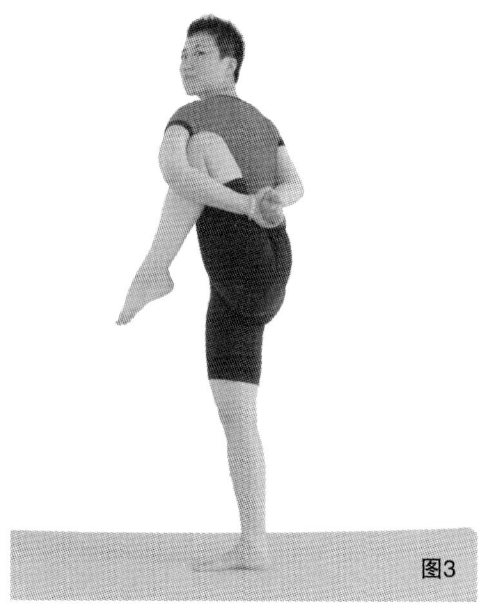
图3

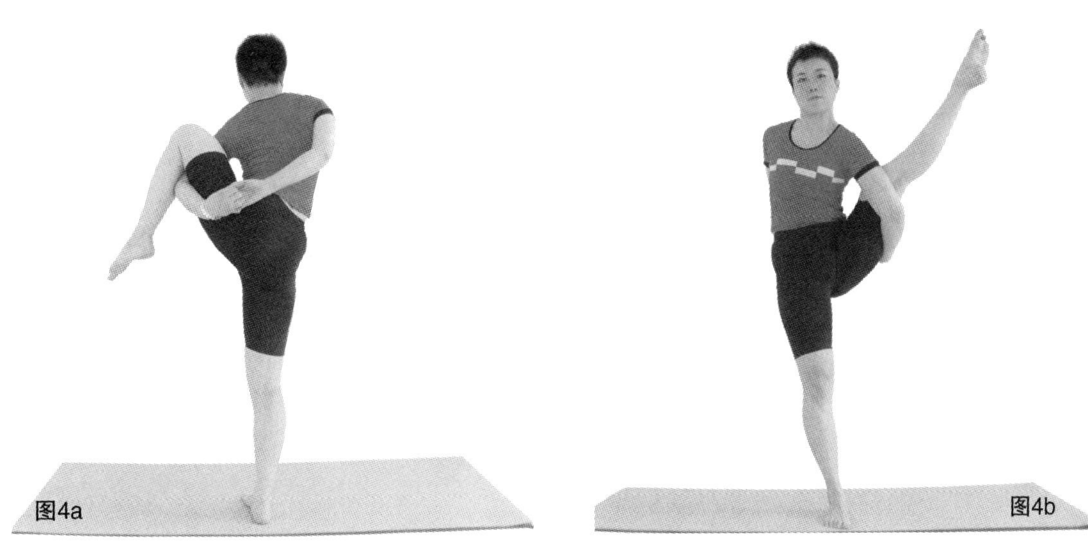
图4a 图4b

（7）当身体适应了图3所示的动作后，打开体后的双手。右手抓住左脚外侧向上抬起，将左膝放置在左肘弯处，顺势将左脚放在右肘弯处，十指再次交叉。尽量使左小腿平行于地面。呼气时，将平行于地面的左小腿贴近胸前，体会大腿外侧的伸展感（图5）。

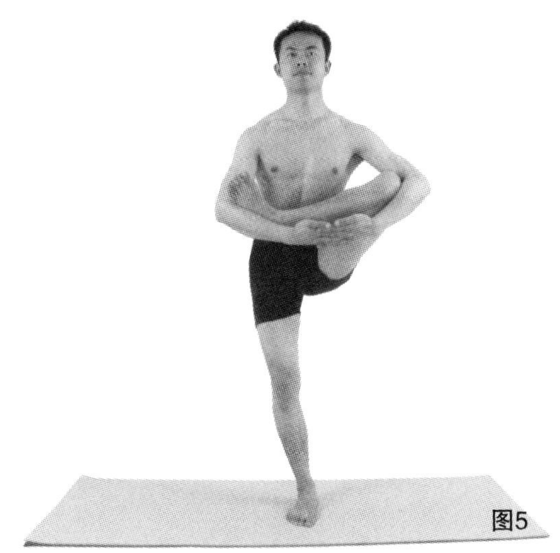
图5

（8）保持正常的呼吸，在这个姿势上停留8秒左右。

（9）打开双手，放落左腿，回山立功站好，稍休息。

交换体位抬右腿练习。

【练习收益】

这组姿势增进身体的平衡感和注意力的集中。身体的稳定性与肩关节和髋关节的灵活性同时得到提高，腹内脏器得到按摩，利于体内浊气的排出，大腿后侧和外侧肌群得到伸展，腿部肌耐力也会得到提高。

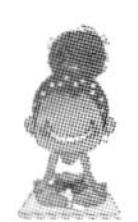

55. 裂开式（Urdhva Prasarita Ekapadasana）

这个姿势又称作单腿脊柱前屈伸展式。尽量稳定髋关节，不要出现跨栏式拉筋的现象（也就是俗语所说的翻胯）。

（1）以山立功站好，双腿分开，双膝间可以放一个横拳。保持骨盆的中立位，挺直腰背（图1）。

（2）呼气，以髋关节为基点向前伸展身体，尽量让腹部贴在大腿上，胸贴在膝上，额头自然触胫骨。躯干折叠在双腿上（图2）。

（3）抬起左手，抓握左脚的脚踝，右手完全放落在左脚大脚趾旁，调整呼吸。

（4）吸气时，向后和向上抬高右腿。注意：右脚趾向上，绷紧右膝和右脚，脚心也应该是向上的，不要向左侧偏移。腰骶和背部保持在一个平面上（图3a）；如果无法保持平衡，可将双手置于左脚两侧，只是抬右腿就可以了（图3b）。

（5）保持这个姿势，正常呼吸15秒左右。

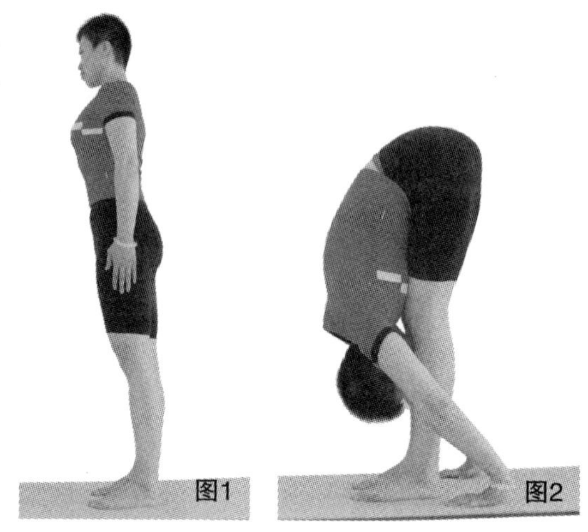

图1　图2

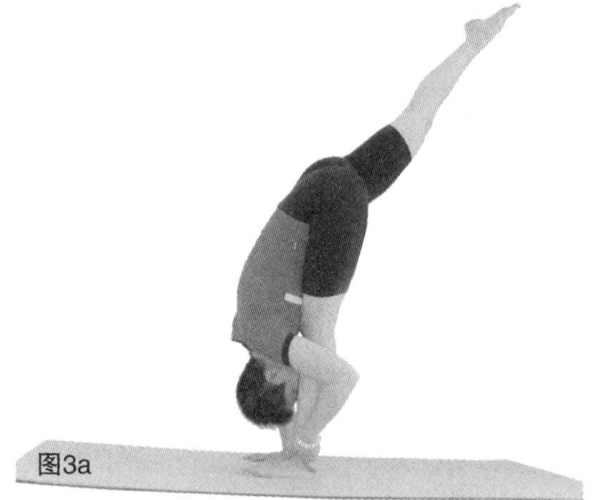

图3a

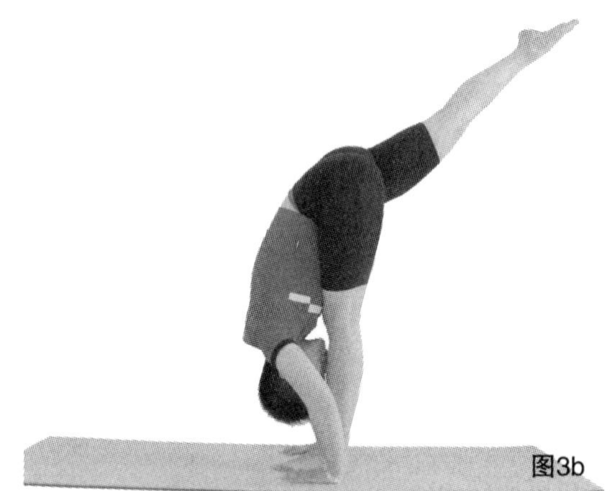

图3b

（6）呼气时，放落右腿，双手放落在双脚侧，抬头，有控制地抬背，伸展身体，回到山立功，稍休息。

交换体位抬左腿练习。

【练习收益】

这个体式增进了身体的平衡、协调、集中与注意的能力。腿部肌力与肌耐力、柔韧度得到全面提高，骨盆稳定性增强。髋关节区域赘肉减少，可改善臀形。有利于生命能量向上运行。

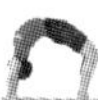

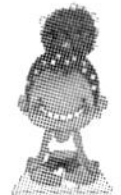

56. 鹰王式（Garudasana）

在动作中腿与臂的盘绕有如下规律，如果左腿在前旋绕右腿，那么就是右臂在上旋绕左臂。

（1）山立功站好，吸气，抬左膝，左膝屈曲呈90°，大腿同地面保持平行，同时双臂掌心向下侧平举（图1）。

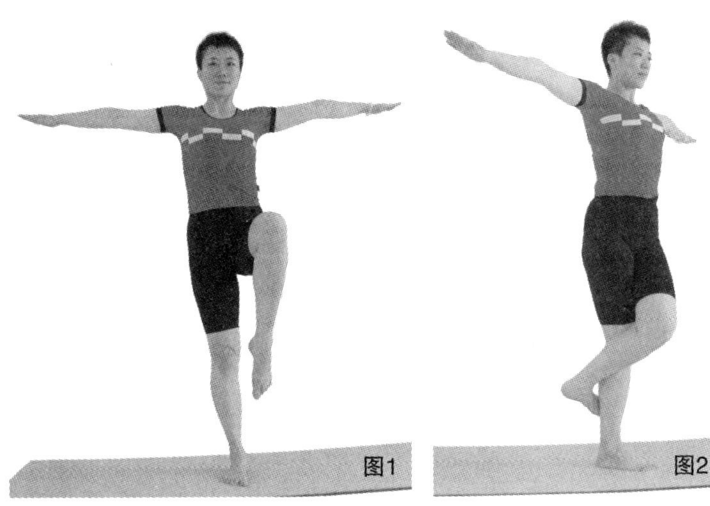

图1　图2

（2）向前伸直左腿，左髋水平内收到极限时，屈左膝，左脚掌贴放在右小腿的后面，左脚趾钩着右小腿（图2）。

（3）向上抬高右臂，右上臂放在耳后，手指向上，掌心向前。左臂向前，掌心向下与地面平行。

（4）呼气时，放落右臂，将右肘置于左肘上，双臂交叉。屈左肘，左手指向上，现在，向上屈右肘将右前臂推向右，左前臂稍向左，同时，左手稍向上伸展，双手掌心相对，合十（图3）。

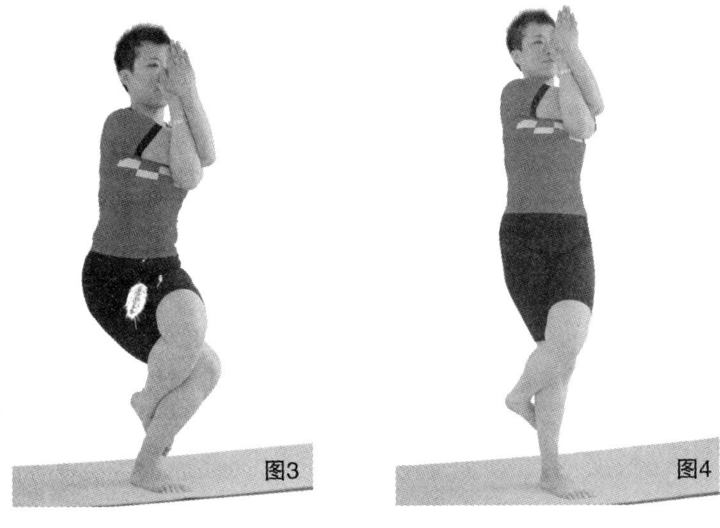

图3　图4

（5）在这个姿势上保持正常的呼吸，停留15秒左右。

（6）一旦身体允许，就呼气，慢慢地坐下去，保持正常的呼吸，在这个姿势上停留15秒左右（图4）。

（7）吸气，慢慢地伸直膝盖，打开双手，左臂向前，右臂向上，打开盘绕在右腿上的左腿，向前，放落左腿和双臂，回到山立功。调整呼吸。

交换体位练习。

【练习收益】

在这个体式中，肩、肘、腕、膝、踝各关节得以灵活和放松，心轮被挤压，心脏得到温和地按摩，呼吸系统、平衡与协调、免疫功能都在这个体式上受益，这个姿势还有助于防治腿部肌肉痉挛（抽筋）。

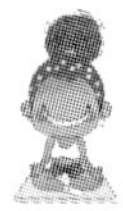

57. 坐姿的鹰王（Garudasana Ⅱ）

这是较站姿鹰王更为困难的一个体式，在这个姿势里，双腿和双臂的旋绕致使身体的平衡性与协调性需要处于极佳的状态。在开始这个体式的练习前可以先练习好牛面式。

（1）跪立在垫子上，双手向前支撑地面，呈基本猫的姿势。

（2）向前推右膝，右脚自左膝前绕过左膝，右小腿缠绕在左小腿上，右脚掌钩挂着左小腿胫骨（图1）。

（3）呼气，慢慢地向后推送身体，直到身体可以直立起来（图2）。

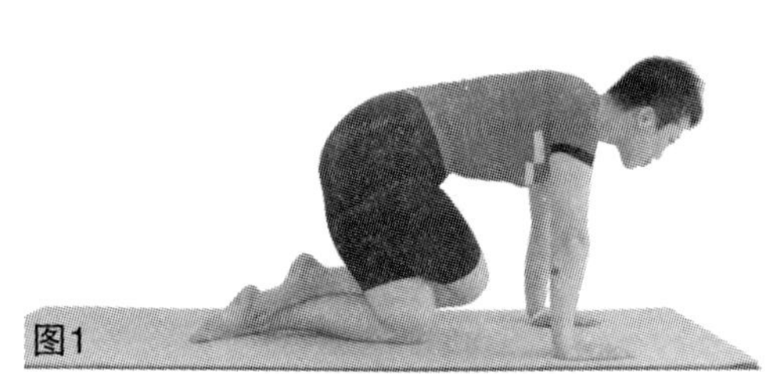
图1

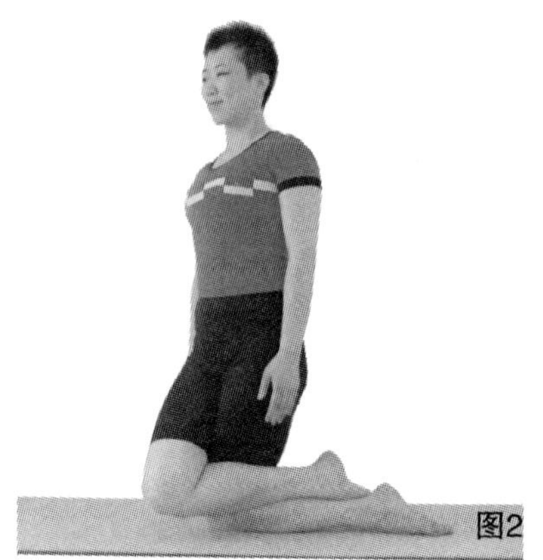
图2

（4）一旦感觉可以保持平衡，就抬起双臂，将右臂掌心向下放在左臂上面，竖起左肘，左手指向上，屈右肘，右前臂向右推，左臂稍向左，双手合十（图3）。

（5）在这个姿势上停留15秒左右，保持正常的呼吸。

（6）当身体适应了这个姿势，就在再次呼气时，挺胸，仰头，同时让双臂稍向上推，使双手对着脸，尽量将大拇指交叉的位置放在额头处（图4）。

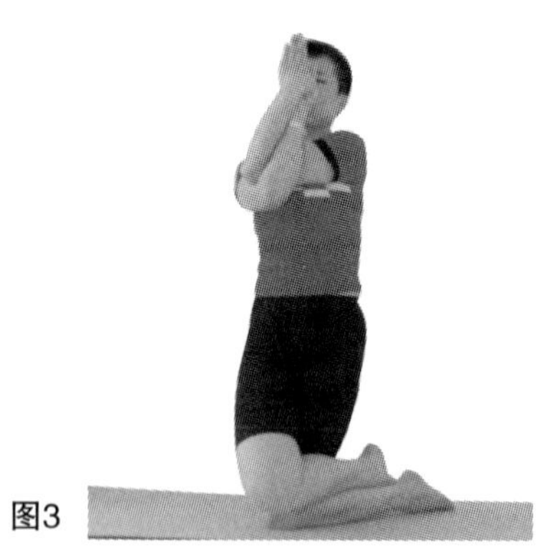
图3

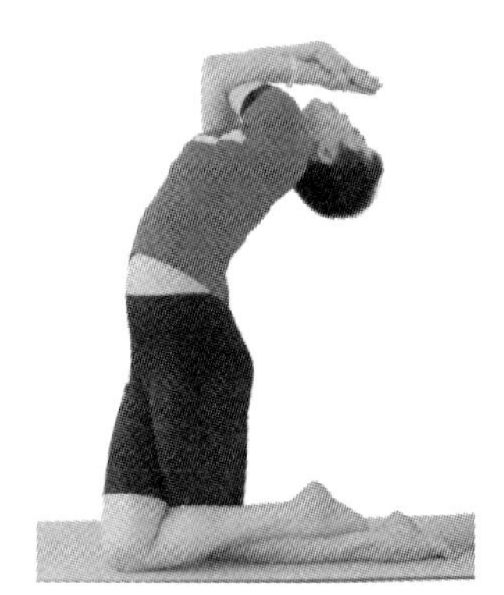
图4

（7）呼气时，伸直身体，打开盘绕的两臂，双手置于地面上，解开钩挂在右腿上的左小腿。回到基本猫的姿势，向后推臀，坐在脚跟上，掌心向上，十指相对，深呼吸。

交换体位练习。

【练习收益】

参见牛面式，效果更为显著。胸椎部分弹性增强，甲状腺、呼吸系统也在这个姿势中受益。

 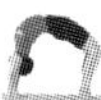

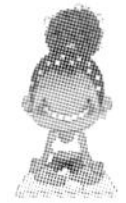

58. 马面式（Vatayansana）

髌骨有问题的学员不要练习这个体式。

（1）双腿并拢前伸，挺直腰背地坐着。屈左膝，左脚跟抵脐下，脚掌心向上，左脚掌放落在右大腿根部。向下压送左膝部，尽量使左膝沉落在垫子上（图1）。

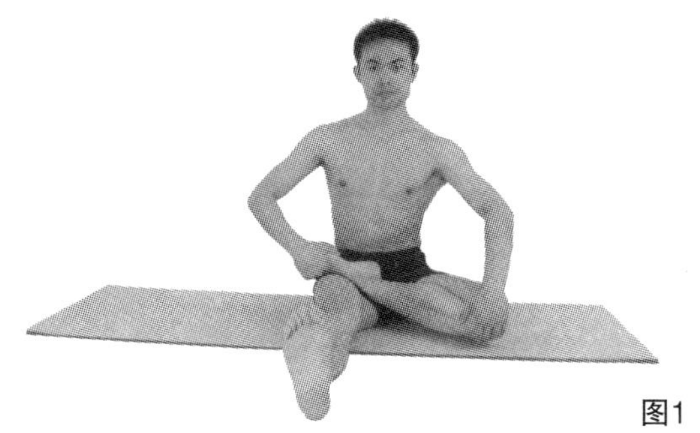

图1

（2）屈右膝，右脚不要过度向后移送，保持右脚心和左膝处于一个平面上，双手放在臀两侧，呼气，向上推送身体，让右脚和左膝支撑住身体。

（3）调整骨盆位置，使骨盆稍前移，立起身体，使上身躯干和左大腿垂直于地面。双手在胸前合十（图2）。

（4）一旦感觉身体适应了这个姿势，应将双臂向前平举，掌心向下，将右臂放在左臂的上面，屈左肘，左手指向上。屈右肘，左臂向左，右臂稍向右，双手合十，置于面前（图3）。

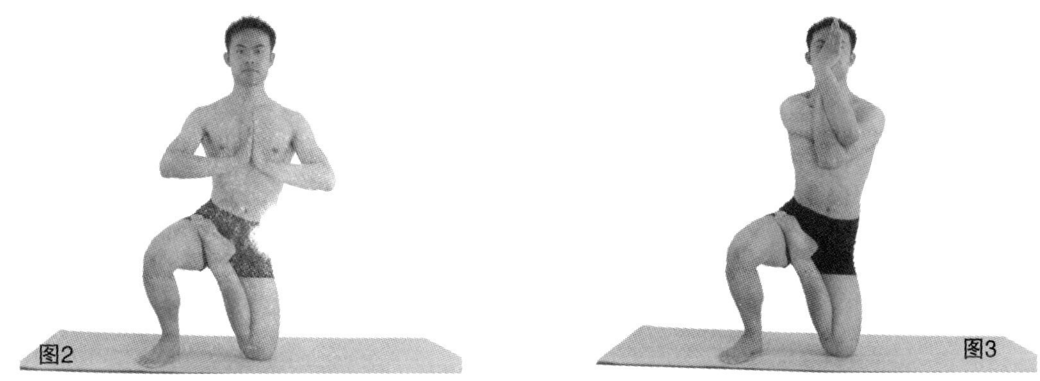

图2　图3

（5）保持姿势，正常地呼吸，在这个姿势上停留20秒左右。

（6）打开双臂，双手置于地面上，左脚从右腿上移开，回到腰背挺直，双腿并拢坐在地面上的姿势，掌心向上，十指相对置于双腿上，调整呼吸。

交换体位，在另一侧重复练习。

【练习收益】

这个体式的练习使肩、肘、腕、髋、膝、踝六大关节及腰骶全都得以灵活和放松。髋关节区域和双腿循环旺盛，据说可以防止风湿性疾病的发生。身体稳定性提高，下肢的体态问题也可在这个体位中得到改善。

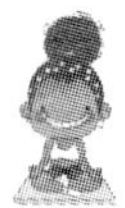

59. 高山式（Parvatasana）

这个体位又称作牧牛式，可以将马面式作为这个练习的预备式。这也是一个对平衡和集中要求难度比较高的姿势，不要勉强肢体，可能一开始只能平衡几秒，但是没有关系，可以在自己能保持的最长的时段停留。

（1）双腿并拢，挺直腰背地坐着。屈右膝，右脚心向上，右脚跟抵脐下，右脚掌放落在左大腿根上。屈左膝，左脚跟放于脐下，脚心向上，左脚掌放于右大腿根部，现在是全莲花坐，挺直腰背，保持这个姿势，稍停留，调整呼吸（图1）。

（2）双手置于大腿外两侧，向下按地面，以膝盖立起身体，同时双手前移，身体向前推送，调整骨盆位置，一旦感觉双膝支撑在地面上比较稳固，就慢慢地抬起躯干，双手在胸前合十（图2）。

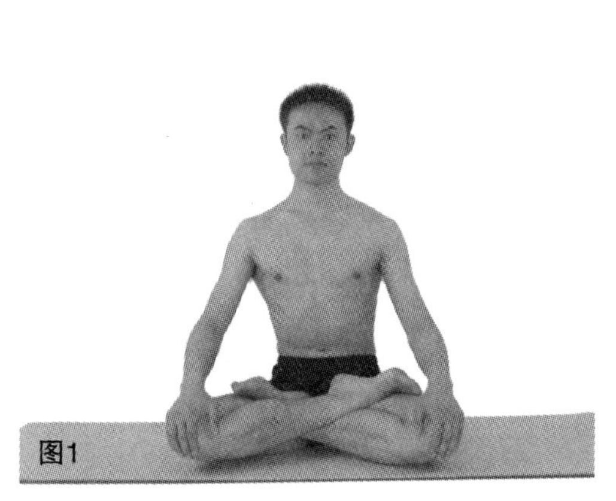
图1

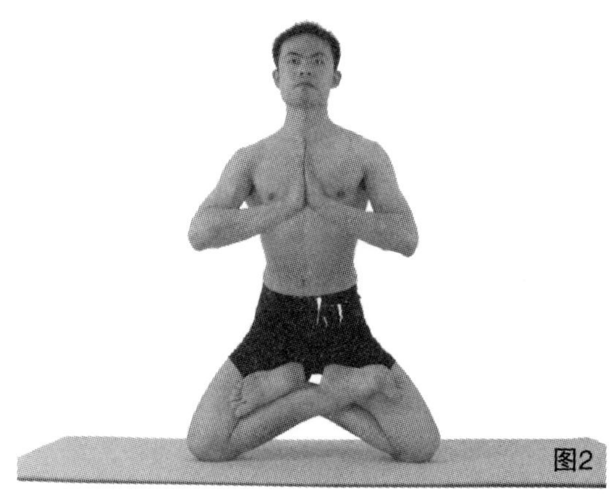
图2

（3）一旦感觉这个姿势可以稳定地保持，就将双手沿身体中线向上举至头顶，解开合十的双手，上臂置于耳旁，分开手指，向上伸展（图3）。

（4）深长地呼吸，尽量在这个姿势上停留10秒左右。

（5）呼气时，双手在头顶合十，沿身体中线落回胸前，解开双手置于体前，慢慢推送身体回到全莲花坐，调整呼吸。

（6）解开双腿，双腿并拢伸直，挺直腰背地坐着，稍作调整，交换体位，先将左腿盘放在左腿根部，再盘放右腿，重复这个练习。

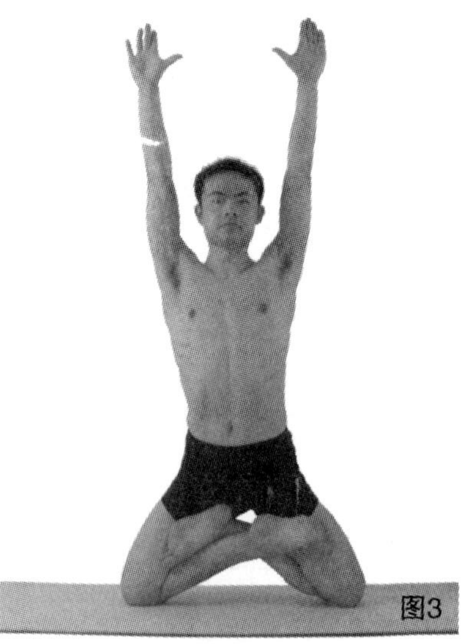
图3

【练习收益】

这一姿势除具有全莲花练习的收益外，还可以加强腿部力量，使大腿和躯干肌肉得到伸展，尾骶骨弹性增强，平衡、协调、集中与注意的能力增强。传说这个体式可以预防风湿病的发生。

 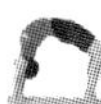

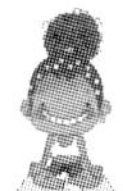

60. 手掌脚趾地上平衡第二式（Front Support Ⅱ）

（1）以基本猫的姿势跪在垫子上，立起双脚，稍屈脚趾，至脚尖刚刚可以触碰到地面即可。呼气，脚跟向后蹬，身体稍前移，眼睛平视前方，肩、髋、膝、踝呈一条同地面相交的斜直线，现在是手掌脚趾地上平衡第一式（图1）。

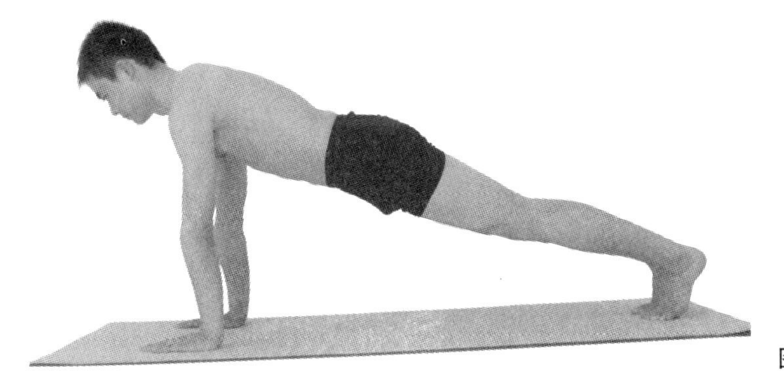

图1

（2）在这个姿势上稍停留，一旦感觉身体可以平稳，就将双脚分开，双膝间约放一个横拳。再次呼气时，同时向上抬起右臂和左腿，肩、髋、膝同地面呈几乎相交的斜直线。右脚跟向下压有助于保持身体的稳定（图2）。

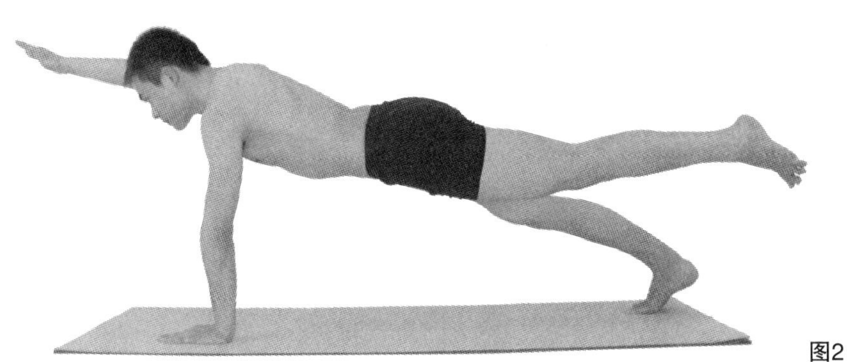

图2

（3）在这个姿势上保持正常的呼吸，停留6秒左右，回到手掌脚趾地上平衡第一式。

（4）再次呼气的同时，抬起左臂和右腿，仍然保持正常的呼吸，停留6秒左右，回到手掌脚趾地上平衡第一式。

（5）屈双膝，回到基本猫的姿势，臀向后推，坐回脚跟，掌心向上，十指相对，放于双大腿上，调整呼吸。

【练习收益】

这个练习除具有手掌脚趾地上平衡第一式的练习收益外，对身体的协调稳定性有更进一步的强化。可参照手掌脚趾地上平衡第一式的练习收益来体会这个体式的练习效果。

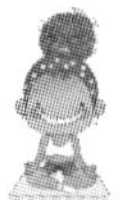

61. 鱼式（Matsyasana）

请在脊柱反拱时体会胸椎、腰椎2个折弯点全部都运动起来。

（1）以全莲花的坐姿挺直腰背地坐着，双手放于臀两侧，呼气，向后仰下去，先屈肘支撑地面，然后将身体平躺在地面上。注意：双膝和双腿不要离开地面（图1）。

（2）再一次用双肘支撑身体，呼气，向上拱起腰背，将头顶放在地面上（图2）。

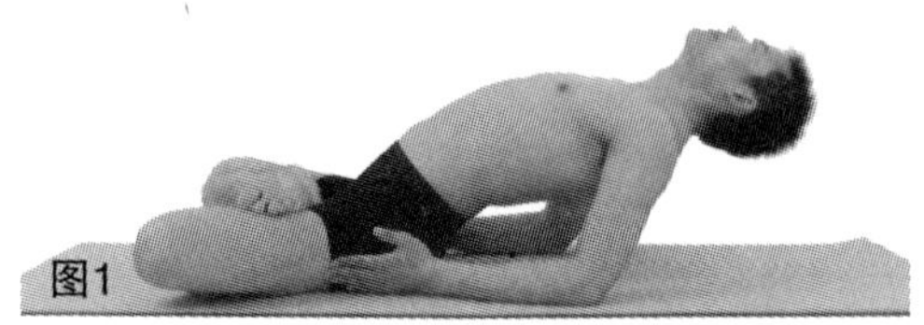
图1

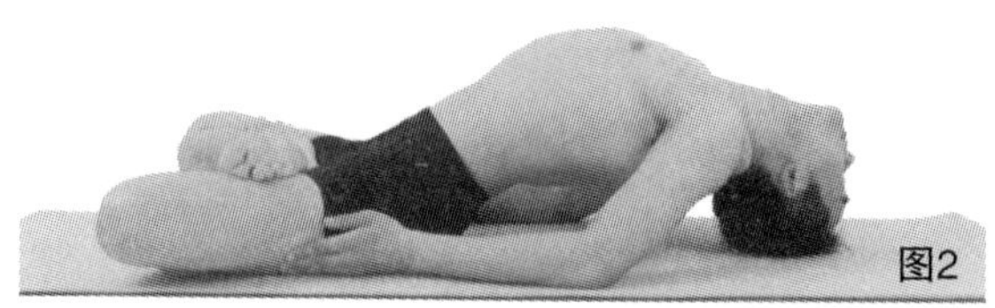
图2

（3）调整呼吸，双手抬起放于双脚上，抓住双脚大脚趾的一侧，借助双手抓住脚掌的力量，再次呼气，将身体拱起至极限，稍停留（图3）。

（4）再次吸气时，将双手自身体两侧沿矢状面向上高举过头，尽量贴放在地面上，屈双肘，双手抓对侧的手肘，尽量使两前臂贴放在地面上，在这个姿势上停留30秒左右（图4）。

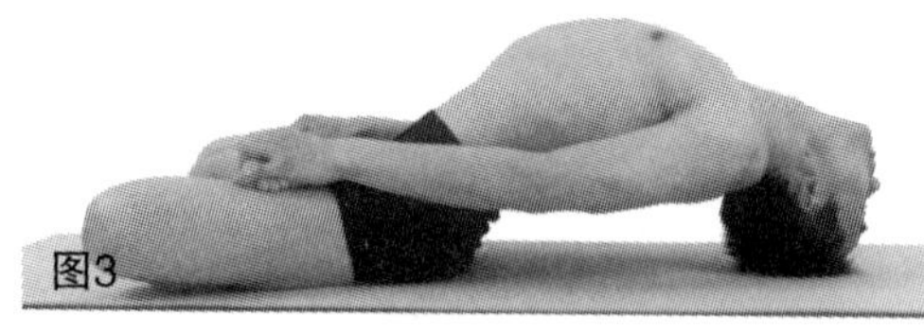
图3

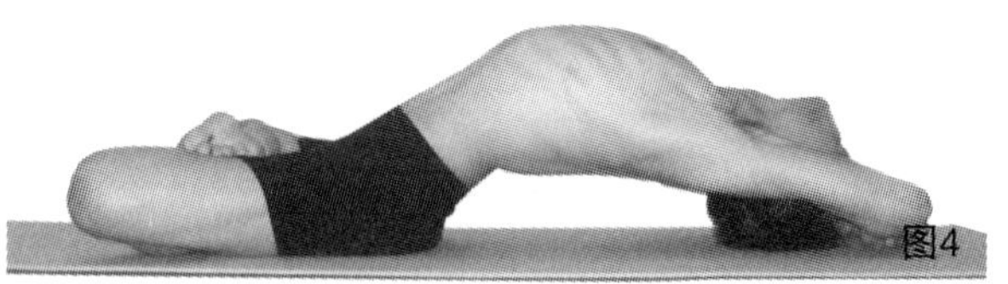
图4

（5）呼气时伸直双肘，慢慢滑放到头部，枕骨放落在垫子上。吸气，伸展身体，双膝、大腿不要离开地面，后背和地面尽量保持2～3个手指的高度，这需要打开肩，并且沿正常弧度伸展脊柱。

（6）呼气时双臂沿矢状面放在身体两侧，支撑地面，抬起身体，回到全莲花坐，调整呼吸。

（7）打开双腿，双腿并拢，伸直，挺直腰背地坐着，稍休息。

（8）交换盘坐双腿的姿势，重复鱼功的练习。

【练习收益】

在这个练习中，身体得到完全伸展，腹部器官的伸展使消化旺盛、便秘消除、内分泌良好。胸部的扩展可以消除呼吸系统造成的哮喘、呼吸道感染等疾病。甲状腺及甲状旁腺、松果体、脑下垂体都得以补养。反拱的背使脊柱更具弹性，可滋养脊神经，使圆肩、驼背等不良体态得以矫正。骨盆伸展使骨盆关节弹性增加，月经不调以及发炎的痔疮都可以在这个体位上得到改善。

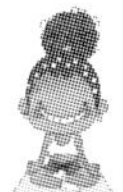

62. 鸣蝉式（Viparita Salabhasana）

这是反转蝗虫式的预备功，在这个姿势中，腰椎和胸椎都得到强烈的伸展。很多的学员会感到胸闷气促。这需要腹肌和背肌有很好的肌力、肌耐力，同样，这些肌肉的柔韧度一定要好才可以完成这个姿势。脊柱有问题的学员不要尝试这个练习，只有轮式、鸽王式已经练习得很熟练的学员，才可以练习这个姿势。刚刚开始练习这个体式时，可能需要墙壁或者需要朋友的帮助来完成。

（1）俯卧，伸展颈部，将下巴牢牢地放在垫子上，屈双肘，双手指尖向前放在胸的两侧。

（2）慢慢抬头翘升身体，直到胸离开垫子，屈双肘，双前臂放在胸前，双手抓对侧的手肘。固定住膝盖的位置，吸气翘臀，呼气向后推送臀部，直到胸可以放在垫子上。保持下巴和颈部的伸展，下巴放在垫子上，将体前的双手打开，再次回到胸两侧。肘关节屈曲呈90°，前臂与地面垂直。配合呼吸，稍停留（图1）。

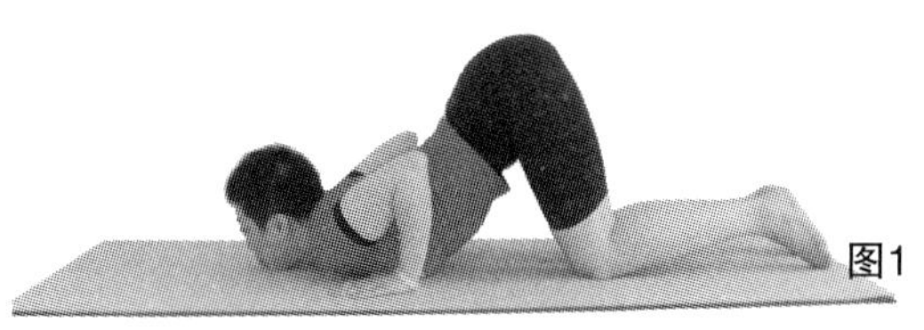
图1

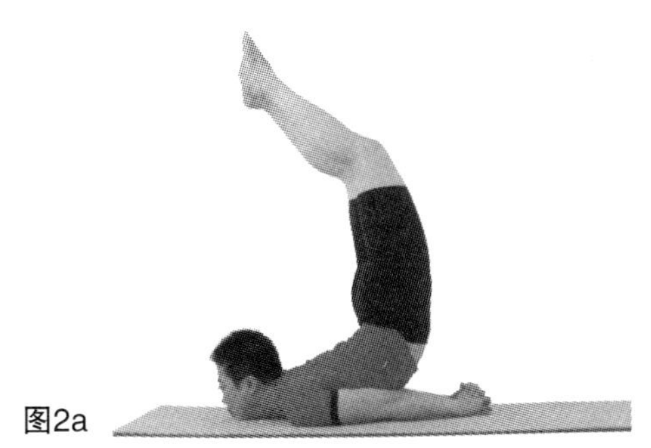
图2a

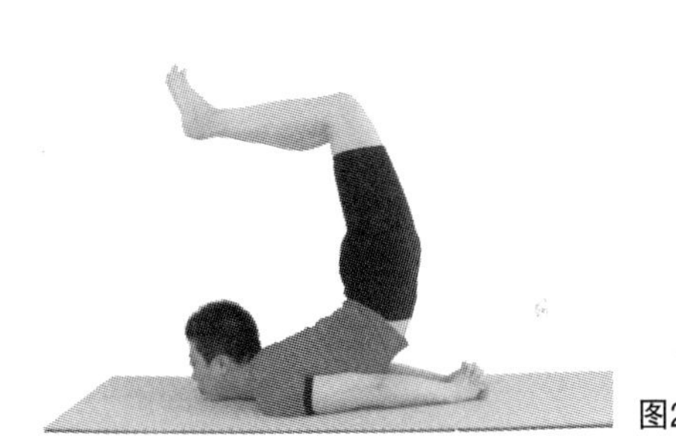
图2b

（3）呼气，利用腹、腰、下背的力量提起双腿，借助惯性向空中上踢，胸部向上提拉，身体向上伸展，试着保持平衡，把身体的重心放在上胸部、肩、脖子和下巴上。支撑的手臂和手腕要尽力地协调身体，再次呼气时，向前稍屈膝，感觉重心向头移动，顺势将胸前的双手向后滑放，掌心向下，指尖向后按着地面伸展。如果可以，就握拳，在双手间找到身体的平衡点。试着在极限的边缘保持这个体式（图2a、b）。

（4）自然地呼吸，再次打开向后并拢的手臂，屈双肘，双手回到胸两侧，慢慢地屈膝，尽量控制身体的下落，慢慢将双腿放回地面，俯卧，侧过脸来，稍休息。

在练习过这个体式后，最好换一个身体前屈的放松姿势，以使脊柱复原休息。

【练习收益】

在这个体式中，生命的能量向上提升，心轮受压，喉轮伸展，胸腺、甲状腺及甲状旁腺受压，功能得到调整。呼吸系统强化，脊柱弹性增加，刺激旺盛的神经系统，背部肌群被强化，同时缓解背部的紧张和轻微的坐骨神经痛。全身血液循环增强，改善血流供应。骨盆区域被强化，倒置的腹部使腹内脏器得到放松。

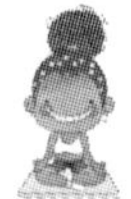

63. 浮莲式（Tolasana）

（1）以全莲花的坐姿，挺直腰背地坐着，尽量将双腿盘紧（图1）。

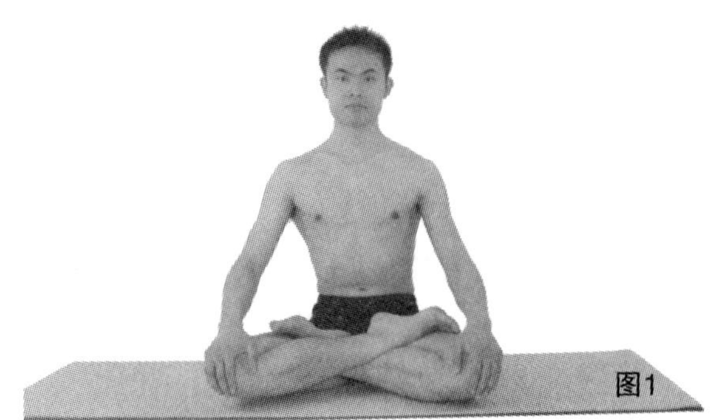
图1

（2）刚刚开始练习的学员可以竖起手掌或者垫着瑜伽砖练习。双手放在臀两侧稍前半个手掌的位置，身体是最容易被撑起来的。呼气，双手掌用力，伸展双臂，肚脐内收上提，使臀部和双腿平行地离开地面，尽可能长久地保持这个姿势，正常地呼吸（图2a、b）。

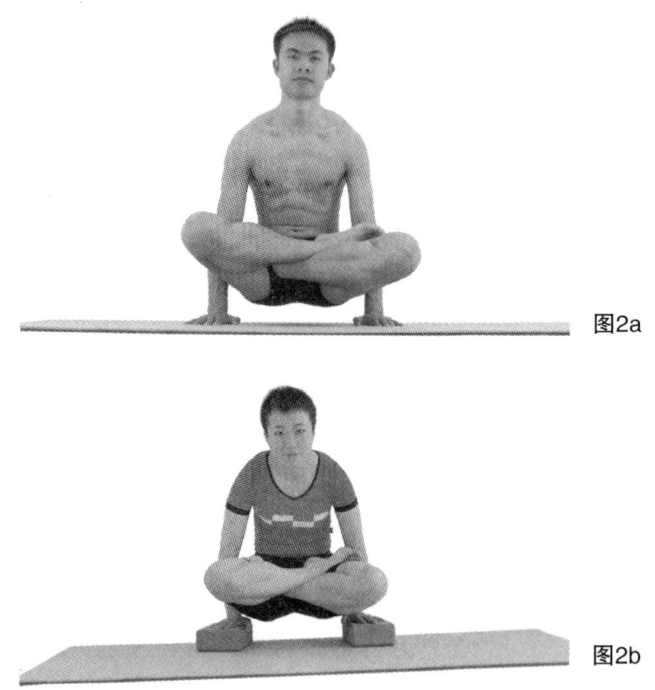
图2a

图2b

（3）再次呼气时，有控制地放落身体回到地面，打开双腿，稍休息。

（4）调换双腿盘坐的位置，重复练习。

【练习收益】

这个体式有助于横膈回缩，让下垂的内脏复位，同时躯干的稳定性得到提高，同时腹肌、背肌的肌力增强，肩部更趋于稳定，肘关节和腕关节得到强壮，双臂的力量也得到强化。

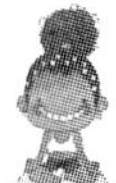

64. 公鸡式（Kukkutasana）

这是浮莲式中强度更大的变体，在本书中，很多看似高难，并且按原练习起势，达成动作会比较困难的姿势，我们会提供一些小技巧，帮助大家达成。比如说在这个体式中，并不要求大家先盘好莲花，再将双手插入，而是将双手放在膝关节处，再盘莲花。在本书中，对于很多高强度支撑体位，我们都会用到这些力学上的小技巧，使得本书的很多体位介绍和一些经典瑜伽典籍的体式练习步骤略有不同。但是通过这些小技巧，学员们可以更轻松地完成看上去强度很高、难度系数很大的动作，会更喜欢瑜伽，更有成就感。当然，当达成了这些体位之后，还是希望大家能够按部就班地从身体的基础练习出发，来完成这些高难体位。

（1）挺直腰背，双腿并拢，向前伸直。

（2）屈双膝，将左臂放落在左大腿内侧；屈左膝，尽量让膝关节放置在左大臂三角肌粗隆附近（肱骨上1/3处），左脚心向上，放落在右大腿根部。将右臂放在右大腿内侧，抬起右小腿，屈右膝，尽量将右脚心向上，在右手的帮助下，脚跟绕过左大臂，放置在左大腿根部。尽量将右上臂三角肌粗隆放在右膝窝后侧（图1a、b）。

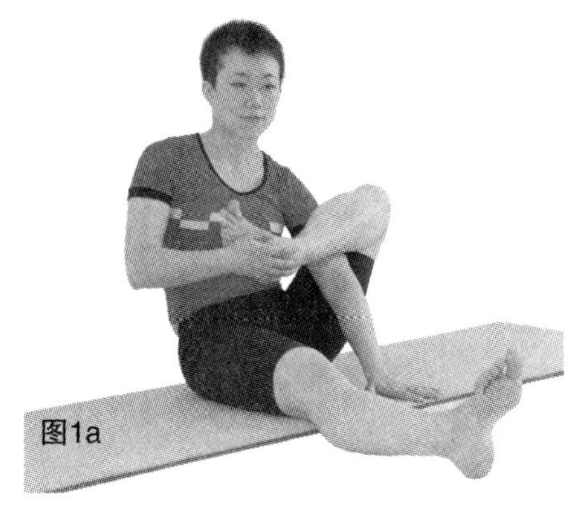
图1a

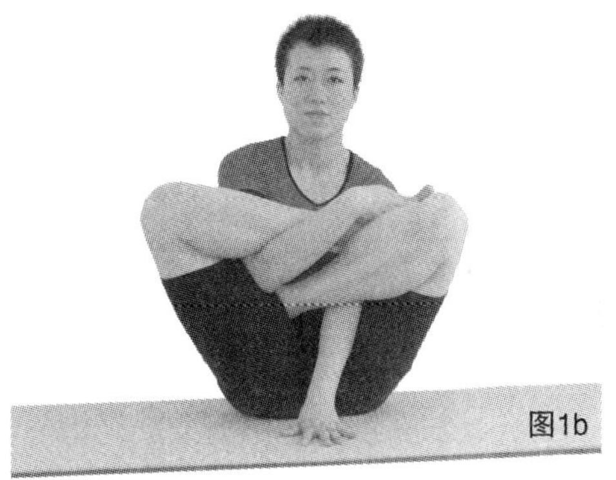
图1b

（3）一旦双腿夹紧双臂，就放下双腿。双手掌着地，手指向前，尽量将双手拇指靠在一起。深深地吸气，呼气时，肚脐内收上提，骨盆略向前移，让整个身体离开地面。肩比髋稍向前，有助于保持姿势的稳定，但是随着练习的进步，应该尽量让身体垂直于地面（图2）。

（4）保持正常的呼吸，尽自己的能力，在极限的边缘保持这个姿势。

（5）再次呼气时，将身体有控制地放回地面，解开莲花坐，拿出双手。调换刚才双腿先后盘曲的姿势，重复练习。

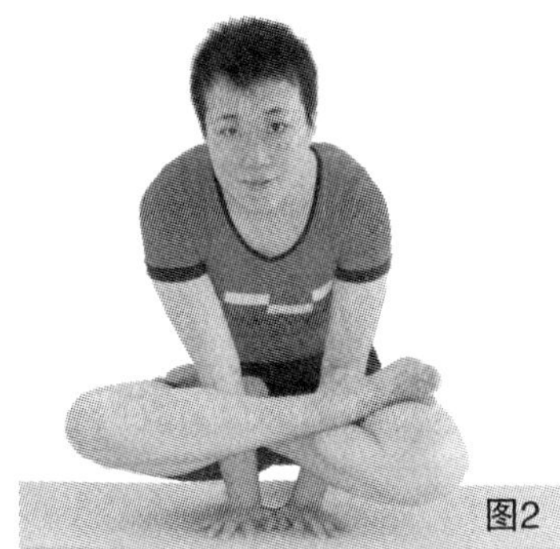
图2

【练习收益】

这个姿势具有浮莲式所有的功效。只是强度更大。

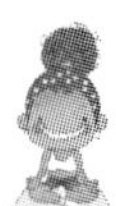

65. 蜘蛛式（Spider Pose）

（1）以全莲花的坐姿，挺直腰背地坐着。双手掌根放置在距离坐骨垂直约一个手掌的位置。用力下压，借势抬起臀，让膝关节支撑身体，将双手移向前，继续呼气向前推送身体，直至双腿、骨盆、肩都触碰到垫子上，呈莲花俯卧位（图1）。

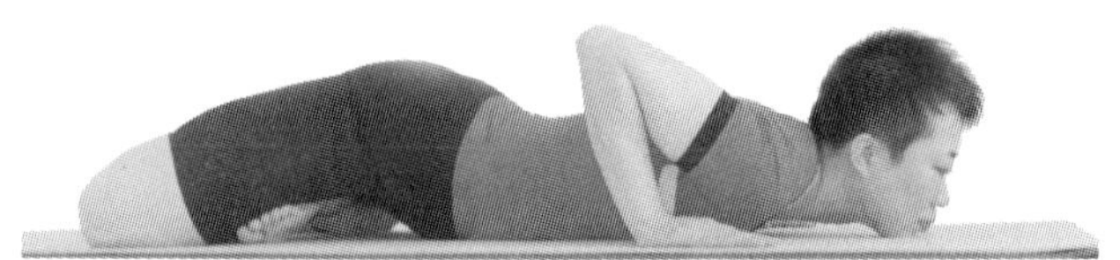

图1

（2）下巴放落到垫子上，打开双手，双手在体后腰骶处掌心相对，翻转手腕，将合十的双手指尖上升至肩胛间（图2）。

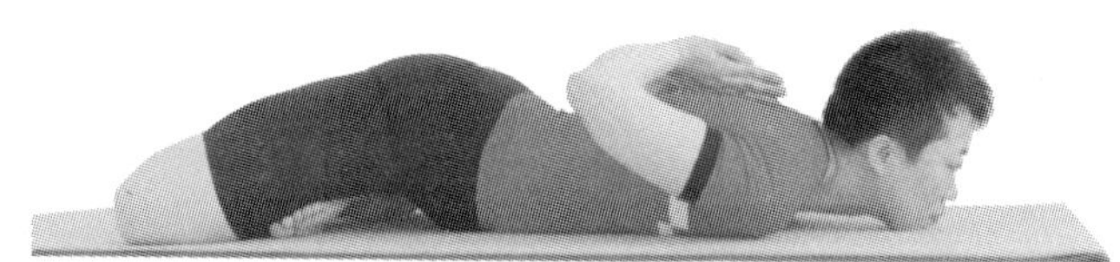

图2

（3）吸气，肚脐下压，打开髋，下压骨盆，挺胸抬头，上背部向上翘，膝、大腿和耻骨沉放在地面上，肚脐也尽量向地面沉落（图3）。

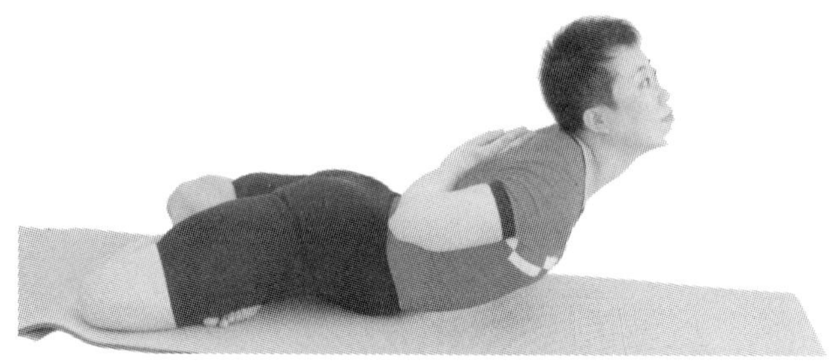

图3

（4）保持正常的呼吸，在自己的极限内保持这个姿势。

（5）再次呼气时，慢慢地放落胸和下巴，打开背后合十的双手，放落到胸的两侧，吸气，支撑身体，慢慢向后推送双手，回到全莲花坐。

（6）解开盘坐，伸直双腿，稍调整，交换刚才盘曲双腿的先后位置，重复练习。

【练习收益】

这个姿势伸展了骨盆，改善了骨盆区域的血液循环，使腹内脏器功能旺盛，生殖腺体、胰腺、肾上腺等无管腺体的功能得到了强化，消除便秘，增强脊柱弹性，改善圆肩、驼背等不良体态，滋养和强化了神经系统。大腿内收和外展肌群同时得到了伸展，手腕和肩的灵活性也有增强。生命能量在这个体式里呈上升趋势，在课程排列中，下一个体式最好接鸣蝉式、反转蝗虫等将能量继续提升的练习。

 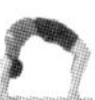

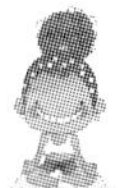

66. 狮王第二式（Simhasana Ⅱ ）

（1）以莲花坐挺直腰背地坐着，双手放置在坐骨前一个手掌的位置，指尖向前，双手按压地面，借势抬起臀，以膝盖支撑身体。这时，将双手向前推，尽量向前压放身体，让身体俯卧在地面上（图1）。

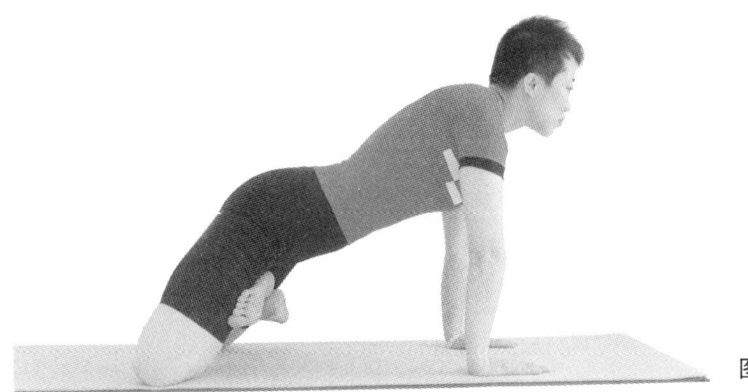

图1

（2）将双手放到前胸的两侧，再次吸气时，伸直腰背，抬起身体。尽量向地面推送骨盆，从肚脐处向上翘升身体，收缩臀肌以强化后背的伸展。

（3）抬头，两眼眼球向内转。以鼻尖为中点，五官向外分散，同时将舌头尽量向外、向下伸出口外，用口呼吸，发出气流振动喉头、声带的响亮的“啊”声（图2）。

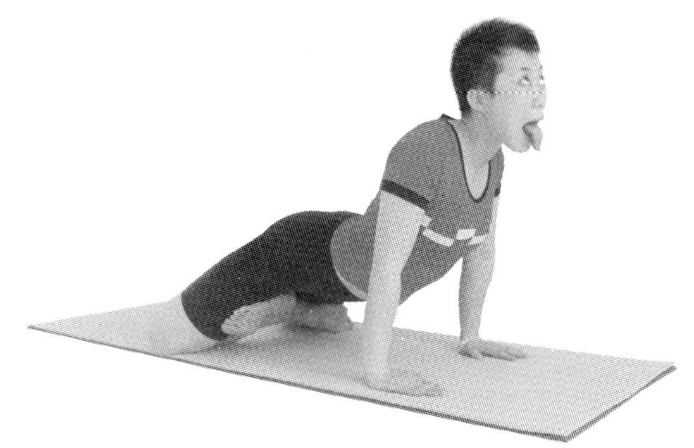

图2

（4）保持这个体位，进行5次呼吸。

（5）再次呼气时翘升臀部，重心后移，双手后撤，回到莲花坐，打开双腿，稍调整呼吸。交换双腿盘曲的位置，重复1次。

【练习收益】

这个姿势具有狮王一式所有的功效，只是程度更为强烈，在这个姿势里，肝、胆、脾脏都得到了很好的保健，可改善口吃、口臭，使口腔更为洁净，可改善音质，减少面部细小皱纹，复原错位的尾骨。

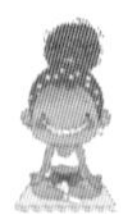

67. 闭莲式（Baddha Padmasana）

这个姿势的达成要点是：莲花要盘紧，它的基础练习是拱背功和鱼功。

（1）屈双膝，将脚腕放在大腿根部，脚趾放在腿外，尽量紧地盘曲双腿呈莲花坐（图1）。

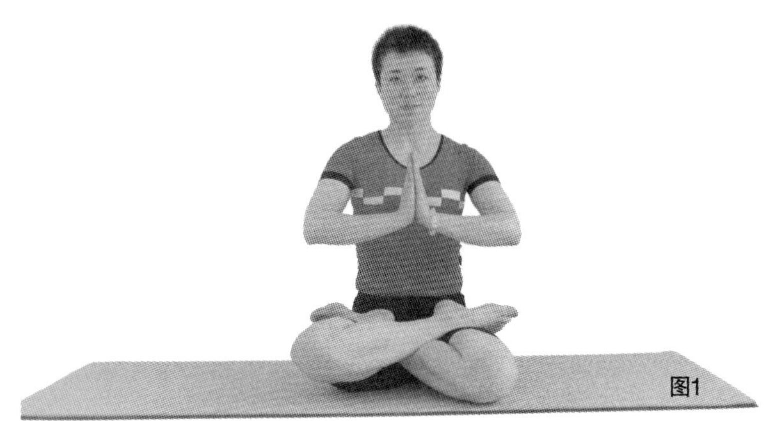
图1

（2）深深地吸气，同时将左手自体后旋绕到体前，抓住左脚的脚掌，稍调整呼吸。再次呼气时拱背，尽量使两肩胛骨靠近，将右臂自体后旋绕至体前，尽量伸展右肩，右手抓住右脚的脚掌（图2a、b）。

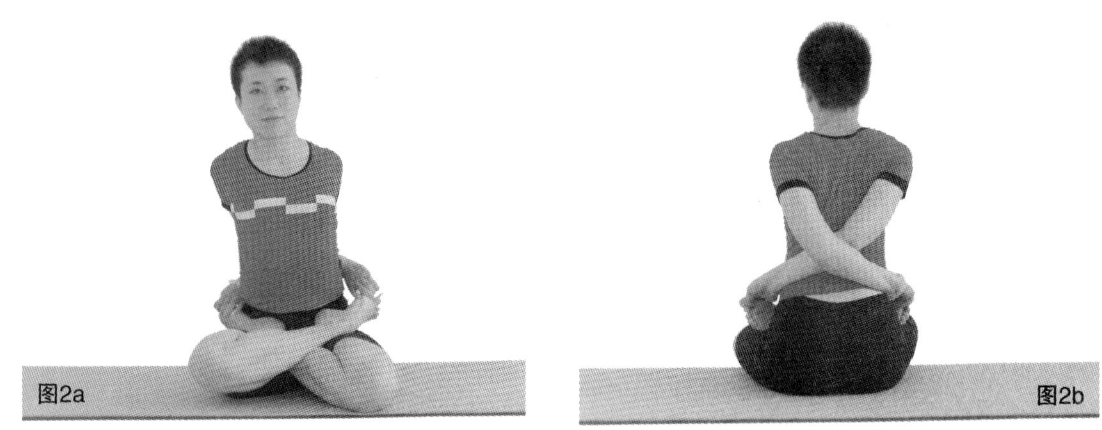
图2a　图2b

（3）打开肩，挺胸抬头向上看，保持正常的呼吸，停留15秒左右。

（4）呼气时头回正中，打开双手，解开莲花坐，稍调整呼吸，交换盘曲双腿的位置，重复练习。

【练习收益】

在这个体位中，胸部扩展，肩、肘、腕关节灵活，腹部器官得以温和地伸展，有利于呼吸系统及消化系统，可减轻便秘。对圆肩、驼背等不良体态有很好的纠正作用。

 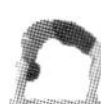

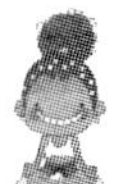

68. 胎儿式（Garbha Pindasana）

（1）像公鸡式那样，将左上臂放置在左腿内侧，左脚掌尽量贴放到右大腿根部，脚心向上。将右上臂贴放到右大腿内侧。屈左膝，左脚掌掌心向上绕过左上臂，贴放在左大腿根部，尽量向前伸展双臂，直到肘关节可以自由地弯曲。

（2）呼气，屈双肘，抬高两大腿，紧贴胸部，身体靠尾骶骨保持平衡，双手放在脸颊的两侧或扣放在双耳上（图1a、b）。

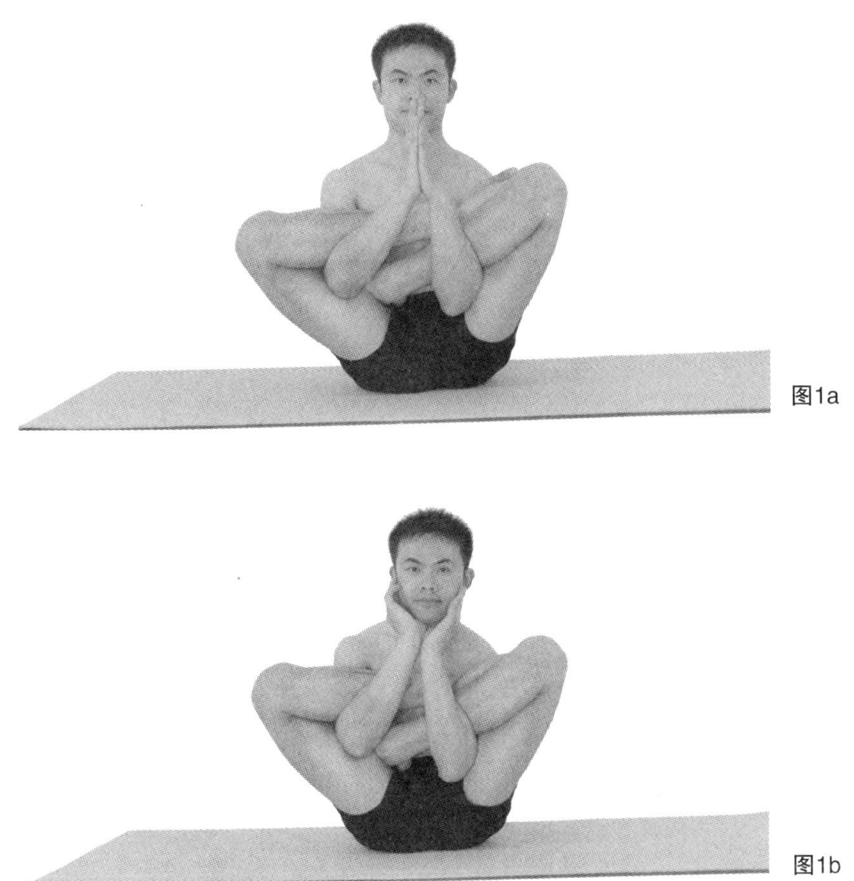

图1a

图1b

（3）保持正常的呼吸，在这个姿势上停留15秒左右。

（4）伸直双肘，放在地面上，将两大腿放回地面，松开盘坐，伸直双腿，稍作调整。

调换交叉双腿的位置，重复练习。

【练习收益】

在这个姿势里，胸腹脏器受到强烈的挤压，腹部横膈区域及整个骨盆的循环旺盛，从而使这些区域的器官保持健康，大腿肌群得到了伸展，强化背肌肌力，髋关节、膝关节及肘关节得到灵活，上背部肌群得到伸展。

瑜伽身印系列（Yoga Mudrasana）

身印，又称作象征式，是由坐法、调息、收束以及在感官和知觉上达到充分的控制等瑜伽练习方法组成的、集中注意力的特殊方法，这些练习有助于唤醒生命中的能量。

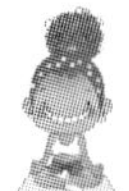

69. 闭莲身印（Baddha Padmasana Mudra）

（1）首先完成闭莲式，吸气，头尽量后仰，保持几个呼吸（图1）。

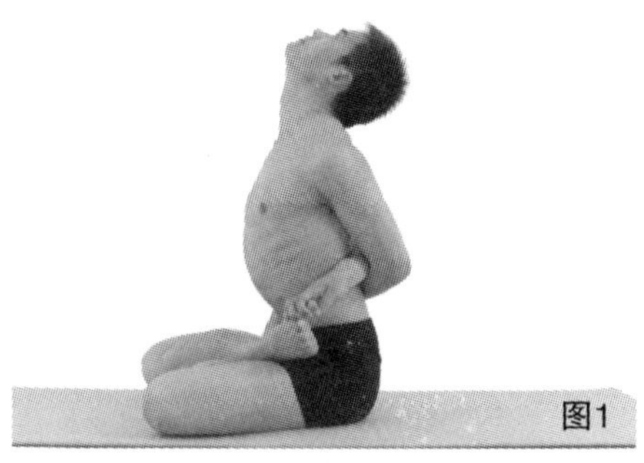
图1

（2）深深地呼气，躯干以髋关节为基点向前折叠，抓握双脚的双手不要分开，保持背部平直，尽量把额头、鼻尖和下巴依次地放在地面上，在这个姿势上保持正常的呼吸，停留15秒左右（图2）。

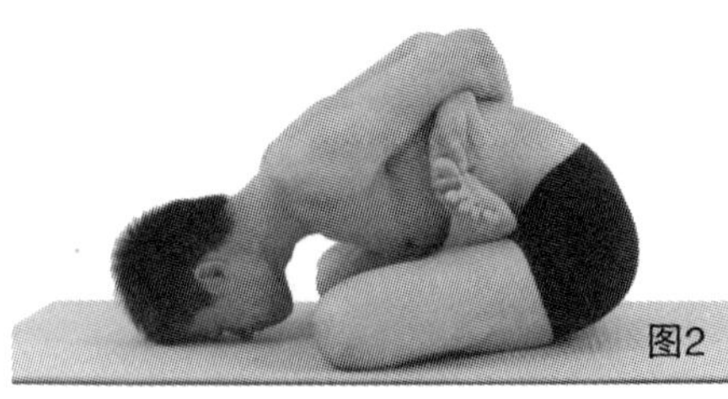
图2

（3）再次吸气时稍抬头，双手握双脚。呼气，上身躯干稍向左移动，下巴碰触左膝，保持正常的呼吸，停留6秒左右（图3）。

（4）吸气，身体转回正中位。呼气，躯干朝右侧稍移送，尽量让下巴接触右膝，保留这个姿势6秒左右（图4）。

（5）吸气，回正中位，再次伸展背部，下巴放在地面上，稍停留。

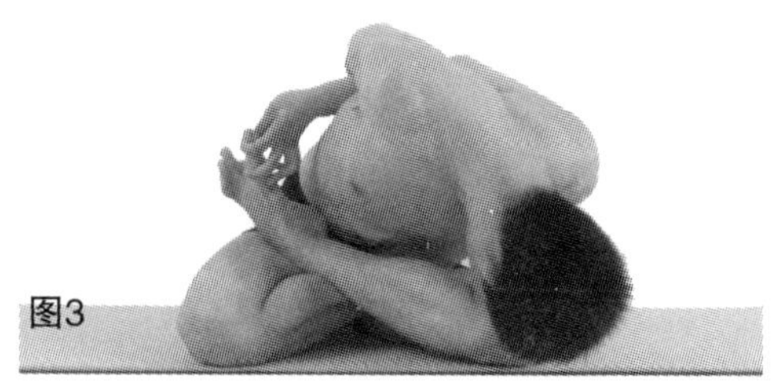
图3

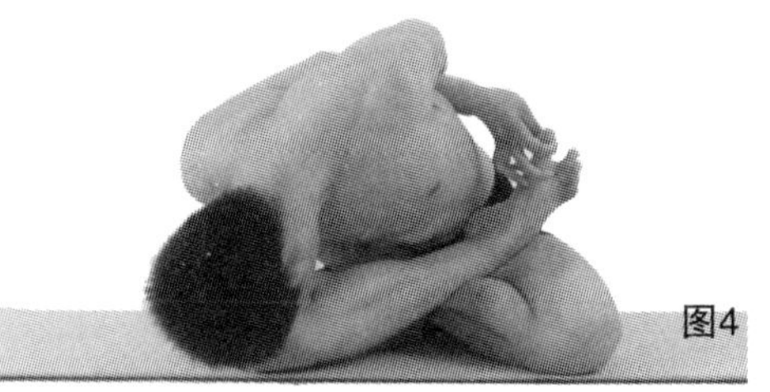
图4

（6）再次吸气时，抬头，有控制地一节节地伸直背，回到闭莲式，解开体后交叉的双手，解开莲花盘坐，稍调整呼吸。

调换体后盘绕双臂的顺序和莲花坐盘绕双腿的顺序，重复练习。

【练习收益】

在这个姿势里，胸部得到了扩展，肩关节更趋稳定，髋关节的灵活度得到了增强，身体对腹内脏器的按压使肠胃蠕动加快，有助于缓解便秘，旺盛消化功能，心轮的打开有助于呼吸系统的强化和免疫力的提高。

 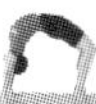

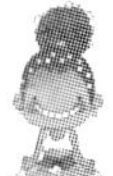

70. 基础身印（Yoga Mudrasana）

对于无法完成背后合十动作的学员，可以用双手抓住对侧的手腕代替双手合十，开始这个姿势的练习。

（1）全莲花盘坐，挺直腰背地坐好。

（2）双手在体后掌心相对，翻转手腕，手指向上，合十的双手提升至两肩胛之间（图1）。

（3）呼气，慢慢地向下放落身体，保持背部的平直，将额头、鼻尖和下巴依次放落到地面上。在这个姿势上停留15秒左右，正常地呼吸（图2）。

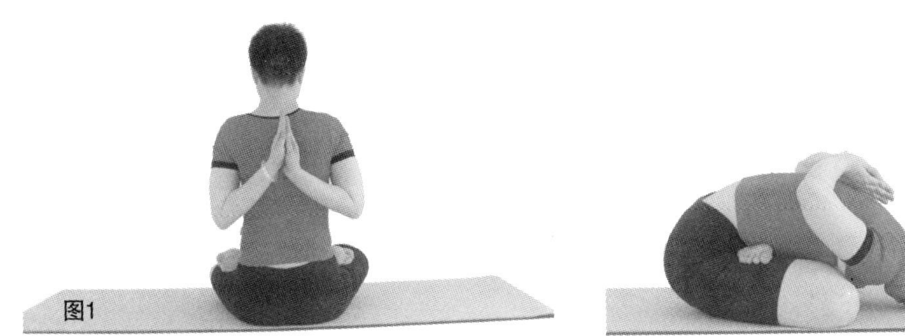
图1

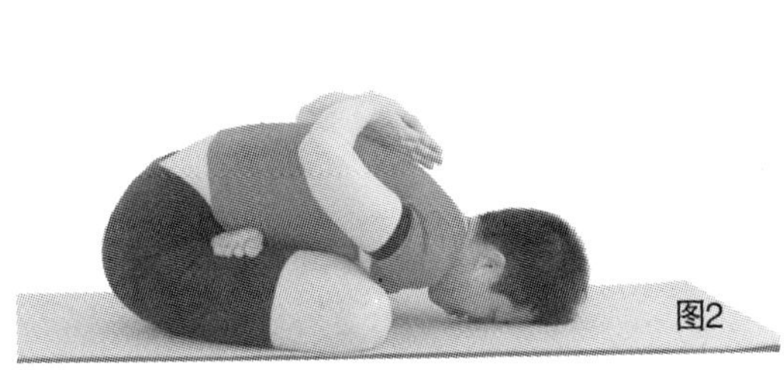
图2

（4）吸气，解开翻转的手腕，双手掌心相对，十指交叉，握拳，伸直手臂，尽量向上伸展，放松肩关节，双肩向前和头顶上方沉落。如果双臂不能向前沉落，就尽量同地面保持垂直，注意掌心不要分开，在这个姿势上停留15秒左右，正常地呼吸（图3a、b）。

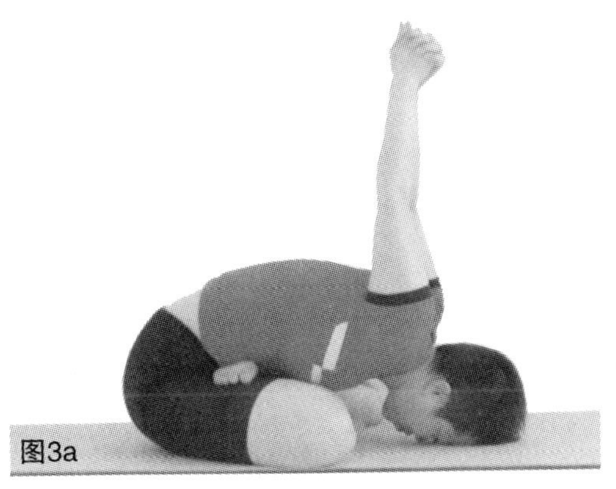
图3a

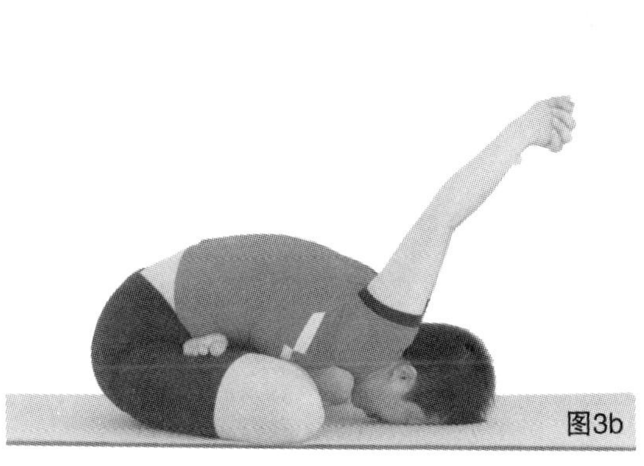
图3b

（5）呼气时，慢慢地放落双手，吸气，有控制地抬头，一节节地抬起腰背，回到全莲花的坐姿。

打开双腿，稍作调整，交换双腿盘坐的顺序，重复练习。

【练习收益】

这一练习可以增强腹肌，保持腹内器官的正常位置，调整神经系统，治疗便秘，调整肾功能。肩关节、肘关节和腕关节也会在这一练习中灵活起来。

71. 蛇形身印（Bhujangasana Mudrasana）

（1）跪坐在双脚的脚跟上，双手沿两大腿向前滑送，直至双臀坐在脚跟上，额头自然地放落在地面上（图1）。

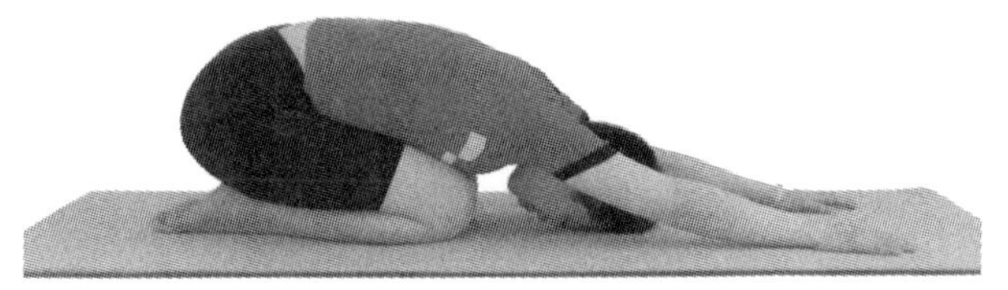
图1

（2）吸气时，慢慢抬头，下巴和胸高于垫子，但几乎擦着垫子向前滑送，双上臂平行地放在垫子上，一直向前，直到双前臂垂直于地面，将胸和下巴放落在地面上，伸展脖子，在这个姿势上稍停留（图2）。

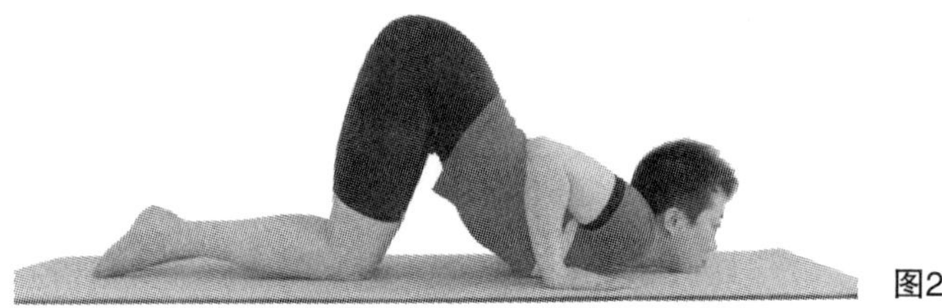
图2

（3）当感到身体适应了这个姿势后，就将胸前的双手拿开，在体后十指交叉握拳，尽量向上推动双臂，使双臂尽量与地面垂直，如果可以，放松双肩，让双臂垂向头的方向（图3）。

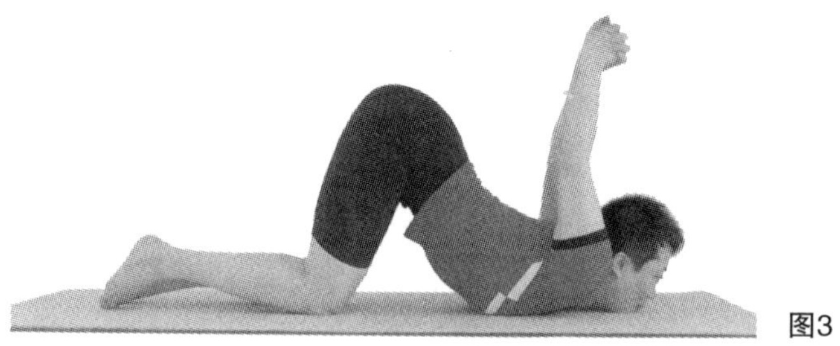
图3

（4）吸气时，放落双臂回到体侧，双手回到胸的两侧，慢慢地向前推身体，俯卧，侧过脸来，稍休息。也可以双手回体侧，再一次双手用力支撑身体，回到跪坐的姿势，调整呼吸。

重复练习。

【练习收益】

这个练习具有蛇击式和基础身印的练习效果，可参照这两组的练习收益。

 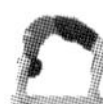

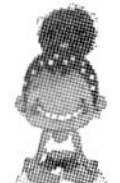

72. 吉祥身印（Baddha Konasana）

（1）挺直腰背，双腿并拢，向前伸直地坐着。

（2）屈双膝，双脚脚掌相对，尽量将脚跟拉向会阴处。双臂置于两大腿的内侧，双手和前臂从小腿的外侧穿出，挺直腰背，向前伸展，双手十指交叉握着双脚（图1）。

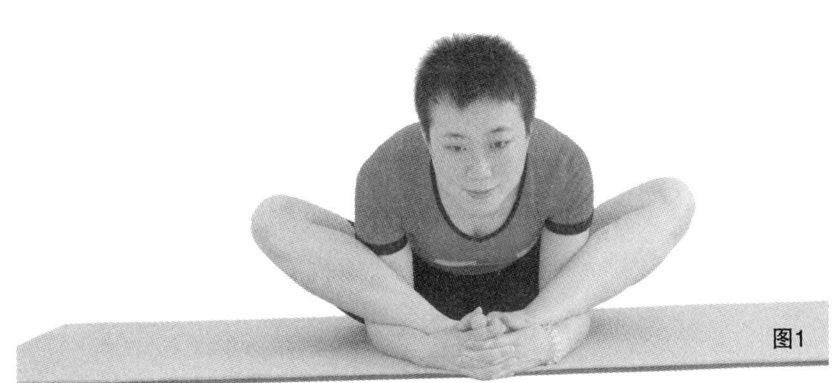
图1

（3）再次呼气时，尽量向两侧撑开双肘，双肘着地，双膝下压，额头放落在双脚的足弓上（图2）。

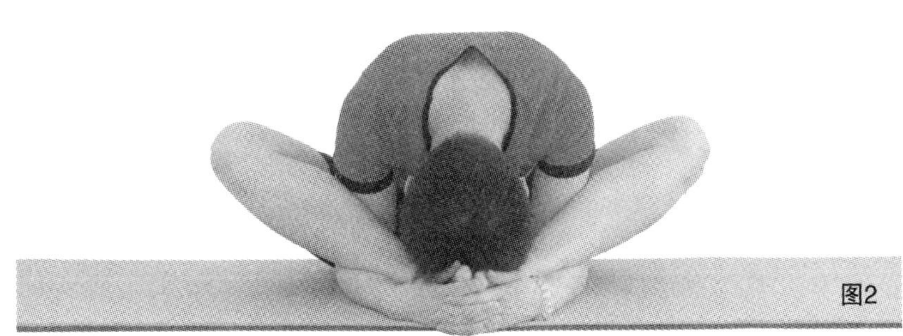
图2

（4）保持这个姿势，正常地呼吸，停留15秒左右。

【练习收益】

这个练习对于女性朋友极为有利，它能调整经期失调，更好地保障卵巢的功能，腹部和后背血液循环旺盛，脊神经也得到了滋养，双肾和膀胱都保持在良好的健康状态上，对于泌尿系统有损害的学员，这个姿势也是非常适合的。

73. 仰卧闭莲式（Supta Baddha Padmasana）

这个体位又称作卧雷电式。这是个比较难达成的姿势，对于刚刚开始练习这一姿势的学员，可以在脑后放置瑜伽砖或瑜伽坐垫以帮助完成动作。

（1）以全莲花盘坐，挺直腰背地坐好，首先完成闭莲式（图1）。

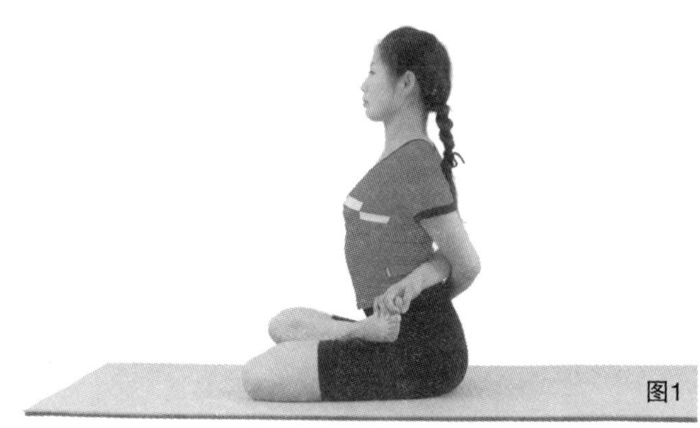
图1

（2）再次呼气时，保持闭莲式，双膝慢慢地离开地面，有控制地将身体后仰，直到双肘先接触地面，调整一下呼吸。

（3）再次呼气时，加强胸和背部向上拱起的幅度，尽量将头顶放在地面上，有控制地试探着向下沉放双膝（图2）。注意：在动作的全过程中双手要牢牢地抓住双脚。尽量让大腿沉落回地面。

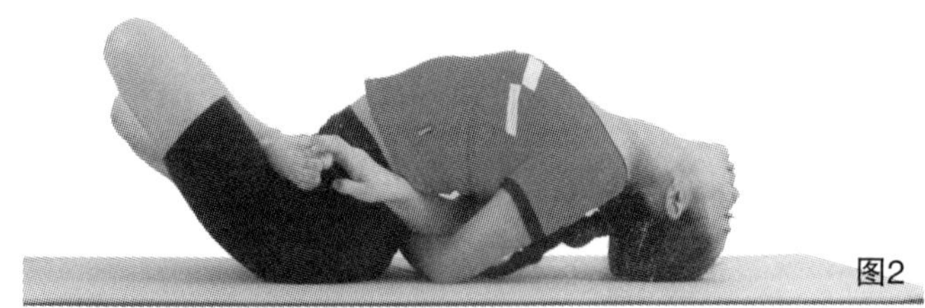
图2

（4）在自己的极限边缘保持这个姿势几秒，正常地呼吸。

（5）再次呼气时，解开背后交叉的双臂，让后脑枕骨滑放回地面，双手回体侧，仰卧在地面上。屈双肘，支撑身体，回到全莲花坐。解开盘坐，放松身体，交换双腿盘曲的位置，重复这个练习。

【练习收益】

在这个体位中，胸椎和腰椎拱起的幅度较鱼式更为强烈，甲状腺和甲状旁腺得到了充分的按摩，骨盆更加灵活、更有弹性。它具有鱼式所有的功效，但是效果更为显著。

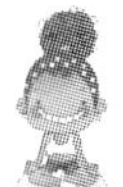

74. 弦式（Pasasana）

弦式又被称作套索扭转式。

（1）蹲在地面上，全脚掌牢牢地踏在地板上，双膝、双脚并拢，臀部稍抬离地面，保持平衡。

（2）双手支撑地面，下压臀，臀肌尽量贴向脚跟，双手贴放在背后，支撑着身体。一旦感觉到稳定，就在呼气时，在肚脐的带动下，向左侧扭转身体，左腋窝贴靠在右膝处，右臂向后旋绕（图1）。

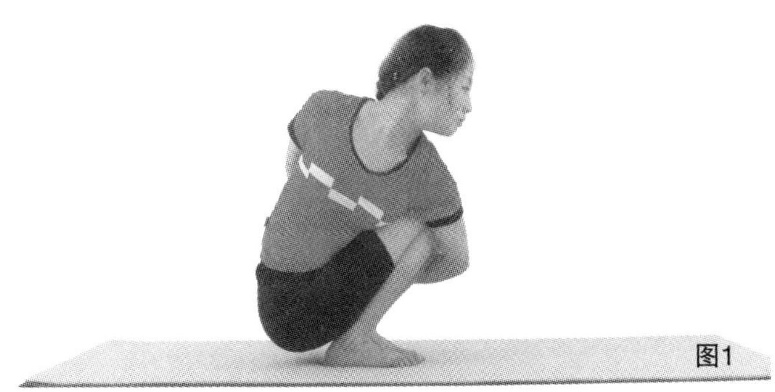
图1

（3）略抬臀，维持身体平衡，抬起右臂，向后绕过腰背，左手抓住右手的手腕，眼睛看向右肩的外侧。绷紧小腿肌，收缩腹肌和背肌，保持身体的平衡（图2）。

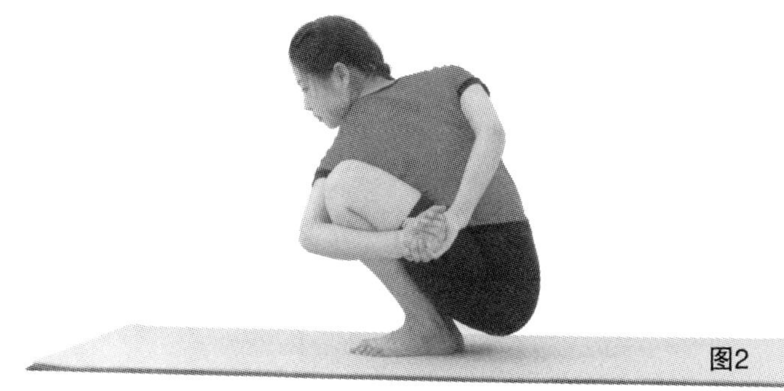
图2

（4）尽自己所能，在每次呼气时增强扭挤的强度，保持正常的呼吸，在这个姿势上保持15～30秒。

（5）松开双手，在另一侧重复练习。

【练习收益】

在这个姿势中，肩关节和髋关节得到了充分的灵活，减少腹部的赘肉，增强脊柱弹性和灵活度，滋养脊神经，使人更为警醒、敏捷。胸部的扩展，强化了呼吸系统，增强了免疫力，肝、脾、胰腺在这个姿势中得到了强烈的按摩，患有糖尿病的学员非常适合这个练习。可旺盛消化系统，增强小腿肌的肌力，身体的稳定、平衡、集中和注意力得到提高。

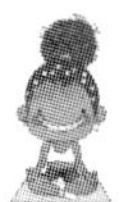

75. 全鱼王式（Paripurna Matsyendrasana）

建议大家在可以舒适地完成前面所述的所有扭拧姿势后再开始这个体式的练习。

（1）双腿并拢，挺直腰背地坐着。

（2）屈右膝，右脚跟抵放在肚脐下，脚掌向上。屈左膝，尽量将左脚脚跟拉向臀部（图1）。

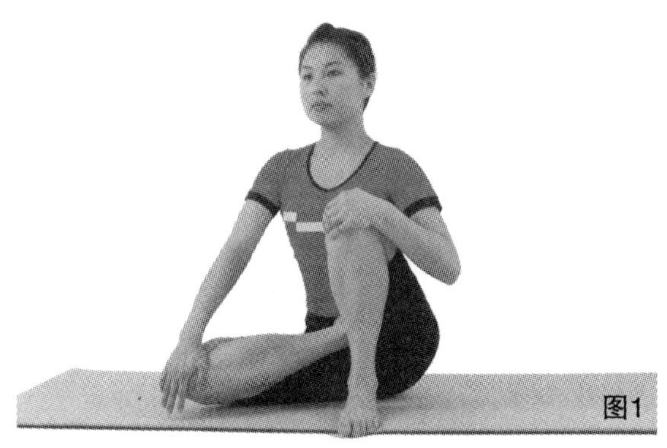
图1

（3）抬左臂，深长地呼气，将肚脐带动身体向左侧扭转到极限，左手抓握住右脚的脚踝。

（4）抬右臂，右肘顶放在左膝的外侧，如果可以，用右手抓握左脚的脚踝，或将右脚掌踩放在左脚的脚掌下，每次呼气时加强扭转的强度，眼睛看向左肩的外侧（图2）。

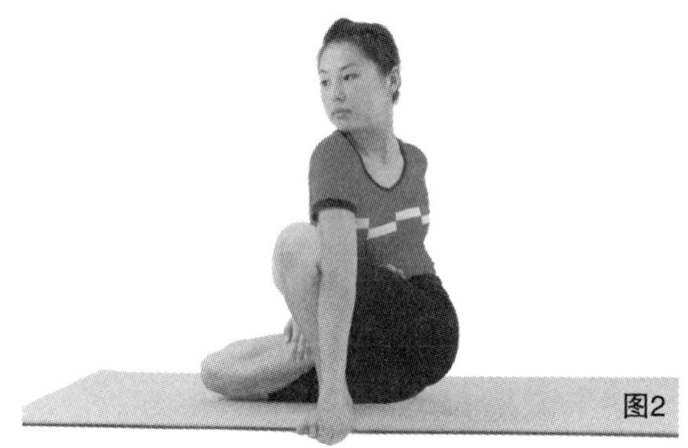
图2

（5）吸气时解开双手，解开盘坐，双腿向前并拢伸直，调整呼吸。屈左膝，左脚掌放在右大腿根上。屈右膝，拉向臀部。

交换体位，重复这个练习。

【练习收益】

鱼王式是个有难度的水平面的扭转体式，在这个体式中，增强了脊柱的弹性和灵活度，脊神经得到了滋养，腹部得到强烈的扭转和挤压，旺盛了消化功能和所有的腹内脏器及腺体，有助于身体充分地利用能量和排除毒素。

在著名的瑜伽典籍《哈他瑜伽导论》中写道：“鱼王式通过激发消化能量，增进食欲。同时它可以摧毁身体内可怕的疾病，唤醒生命能量，使体内的阴性能量更加稳定。”

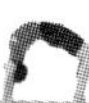

鸽王系列（Rajaka Potasana）

鸽王式，是一个对胸椎、腰椎伸展要求很高的体式，也是一个需要循序渐进练习的动作。在这组练习里，我们将从单腿的鸽王式开始逐步介绍。首先，介绍一下这个系列的练习收益。

【练习收益】

在鸽王式中，脊柱的弹性增强，胸椎、腰椎得到极大地伸展，因之而来的是中背、上背、颈部的肌肉得到了充分地伸展。骨盆区域的血液循环旺盛，胸腹内脏受压，这使得内脏器官功能向好的方向改善。身体的中脉七轮全部得到刺激，按照运动生理学的说法，生殖腺体、肾上腺、胰腺、太阳神经丛、胸腺、甲状腺和甲状旁腺、松果体、脑下垂体等主要腺体都得到了充分的气血供应，增强了身体的活力。在这个姿势里，神经系统和内分泌系统共同得到了强化和补养，从而使身体功能得到全面性的提高。生殖系统和泌尿系统功能紊乱的学员可以根据自己的能力经常地练习鸽王系列。在单腿鸽王系列中，腿的位置不同使腿部不同肌群得到伸展和锻炼，同时强化了髋关节的灵活性，并且膝关节、踝关节、肩关节也在这个体式中受益。

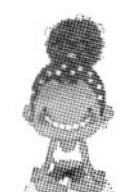

76. 单腿鸽王

（1）双腿并拢，向前伸直，挺直腰背地坐着。屈左膝，左脚掌贴放在右大腿的内侧，左脚跟抵着两腿分叉处，外展右髋，右臂放在左脚的前面，支撑身体，身体稍旋转，使整个右腿的前侧完全地贴放在垫子上，脚跟始终放在两腿分叉处。

（2）首先热身，作为强烈的躯干超伸动作，热身是必不可少的，双手放于身体两侧，深深地吸气。呼气时向后折弯身体，在这个姿势上正常的呼吸，保持16秒左右。呼气，慢慢地直立身体（图1）。

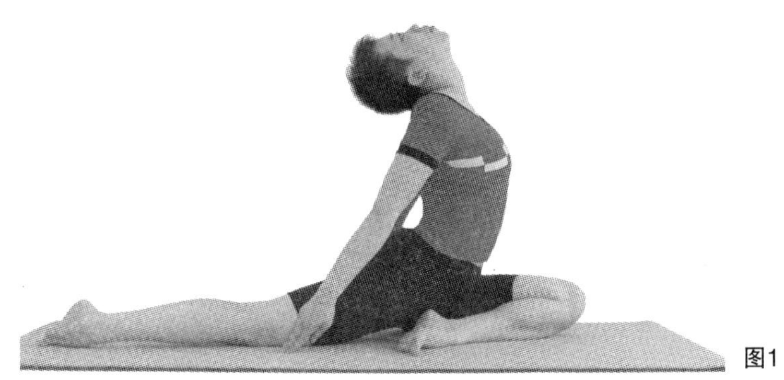

图1

（3）双手支撑身体，向上屈右膝，左臂支撑身体，身体稍向右转，右手大拇指放于脚底抓住右脚掌小脚趾的一侧，调整呼吸，适应这个动作。然后翻转身体，肚脐指向前，左臂沿矢状面向上伸展直到与地面垂直，上臂放在耳旁，大拇指和食指指尖轻触，掌心向前。挺胸仰头，尽量将头顶放在右脚的脚掌心上，在这个姿势上停留10秒左右，正常地呼吸（图2）。

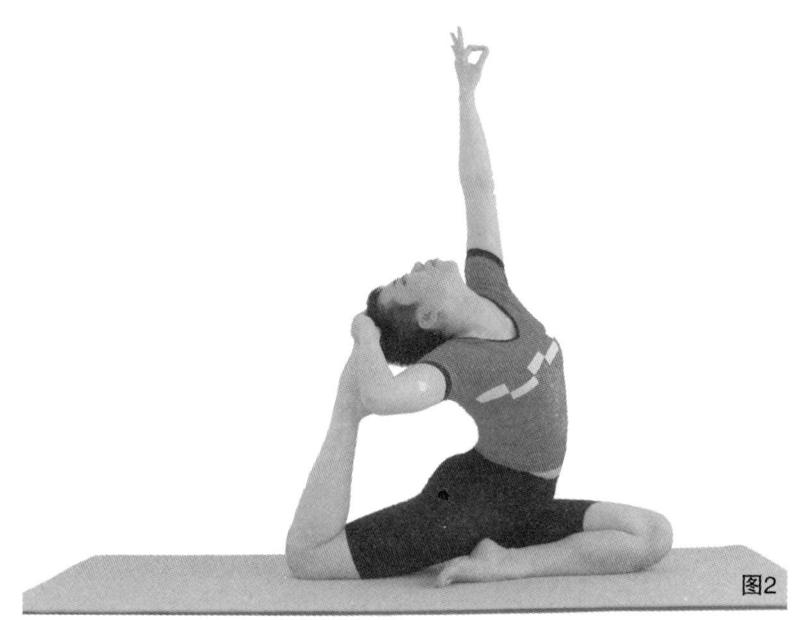
图2

（4）再次呼气时，打开左肩，弯曲左手肘，左手顺着右臂向下抓住右脚大脚趾的一侧，身体指向前，打开双肩，在这个姿势上尽量保持深长地呼吸，停留15秒左右（图3）。

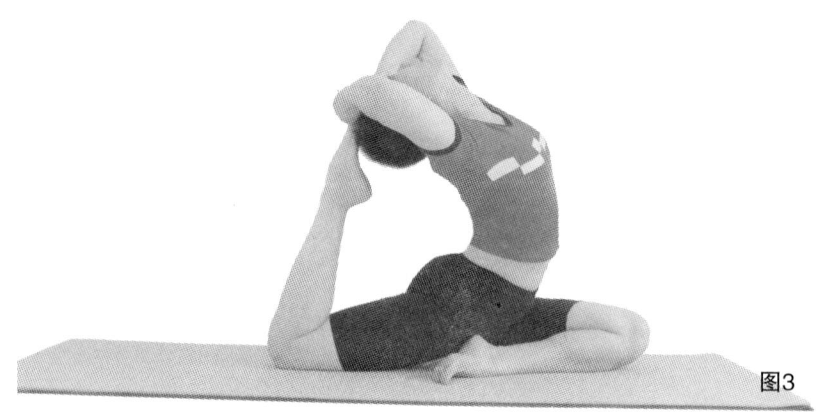
图3

（5）打开左臂，沿矢状面向前，放落回体侧。抬头，打开右臂，放落右腿，回到双腿并拢前伸，挺直腰背坐着的姿势，稍休息。

交换体位练习。

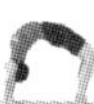

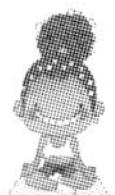

77. 新月鸽王

（1）以雷电坐挺直腰背地坐着。

（2）跪立，直起身体，抬左腿，屈左膝，左脚向前迈一步，左膝关节屈曲呈90°角，也就是左大腿平行于地面，左小腿垂直于地面。双手放落到左脚的两侧，向后伸展右腿。

（3）吸气时，立起身体，坐骨下压，双手稍向后移至体侧。呼气，仰头挺胸，向后伸展腰背，适应这个姿势，热身（图1）。

（4）呼气时，直立身体。屈右膝，稍向右转身体，右手大拇指放于脚底抓住右脚的小脚趾一侧。转动身体，肚脐再次指向身前。挺胸，仰头，直到头顶放落在右脚的脚心上，同时沿身体矢状面抬起左臂，左手大拇指和食指指尖轻触，掌心向前，左臂垂直于地面，在这个姿势上停留10秒左右（图2）。

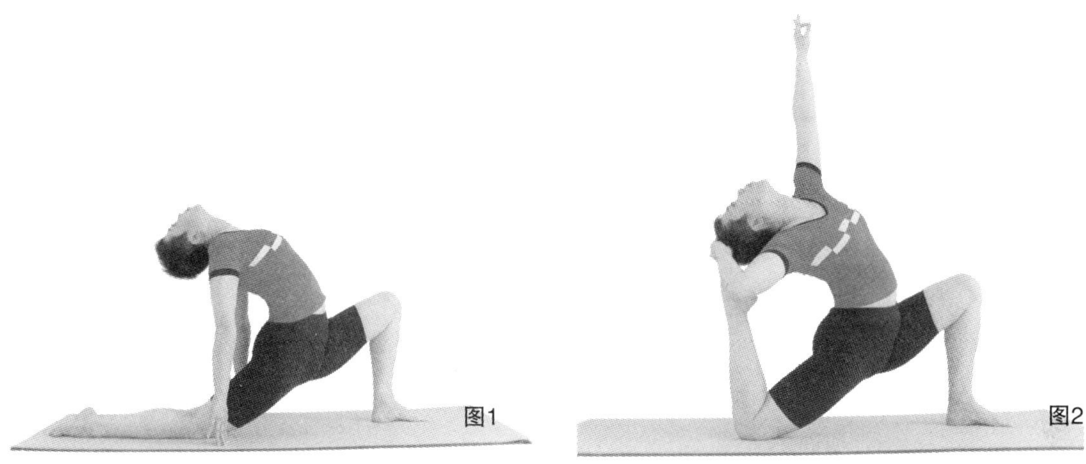
图1　图2

（5）一旦感觉到了身体的稳定，就打开左肩，屈左肘，左手沿着右脚大脚趾一侧抓握脚掌，打开双肩，在这个姿势上停留15秒左右（图3）。

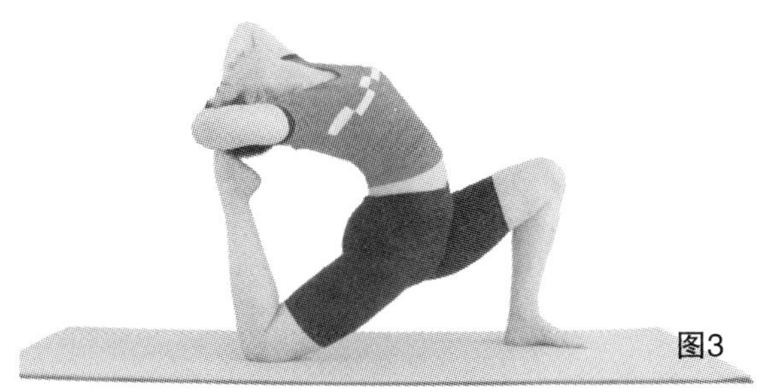
图3

（6）再次吸气时，放落左臂，支撑身体，打开右臂，放落右腿，慢慢直立身体，收回左腿，回到雷电坐姿，稍休息。

交换体位练习。

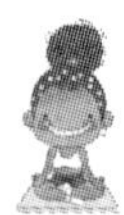

78. 英雄鸽王

（1）以英雄坐挺直腰背地坐着。保持左脚脚尖向后，大脚趾一侧贴靠左臀。右髋和右膝向后伸展，直到右腿的前面全部放落在地面上。双手支撑地面，抬头挺胸，向后伸展腰背，正常地呼吸，保持这个姿势16秒，热身（图1）。

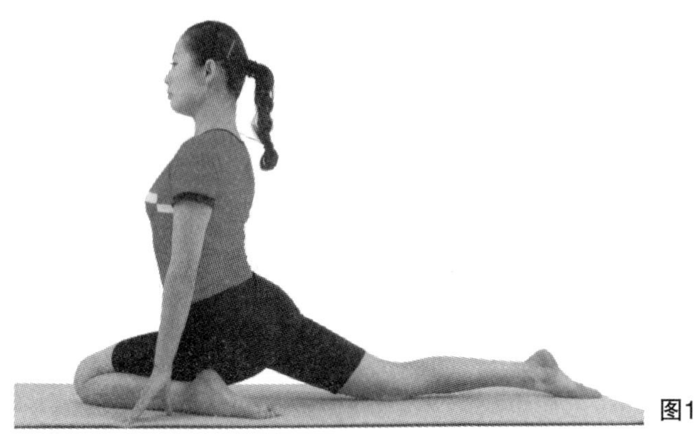

图1

（2）呼气时，挺直腰背。屈右膝，稍向右转身，右手大拇指放于脚底，右手抓握右脚小脚趾一侧。转动身体，对着正前方。吸气，仰头，挺胸，向前推送胸和腰，尽量将头顶抵放在右脚掌掌心上。同时沿身体矢状面向上抬高左臂，大拇指和食指指尖轻触，掌心向前，左臂与地面垂直。在这个姿势上停留10秒左右，正常地呼吸（图2）。

（3）一旦感到身体稳定，再次呼气，打开左肩，展开胸膛。屈左肘，左手抓住右脚大脚趾的一侧，在这个姿势上停留15秒左右，深长地呼吸（图3）。

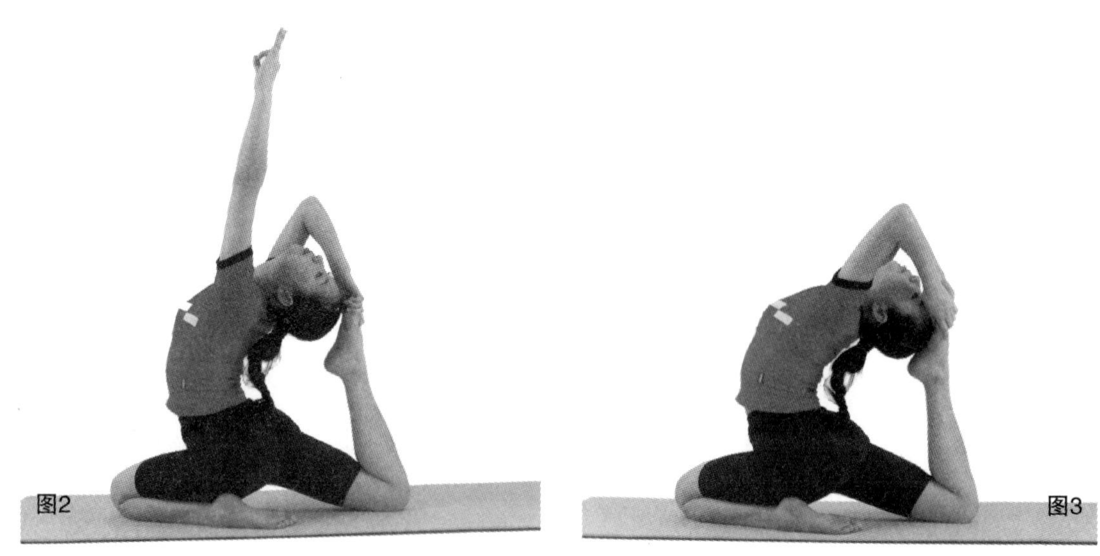

图2　图3

（4）吸气时，打开左臂支撑身体，打开右臂，屈右膝，回到英雄坐，稍作调整。

交换体位练习。

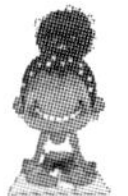

79. 神猴鸽王

（1）跪立在垫子上，抬左脚向前，左大腿平行于地面，双手置于身体两侧，呼气时向后滑送右腿至极限。双手后移，臂也向后推，同时向前推送左腿，直到左腿背面与右腿前面完全放落在地面上，骨盆与地面垂直，坐在地面上。现在是神猴式。

（2）双手支撑地面，吸气，呼气时挺胸，仰起头，向后伸展腰背，正常地呼吸，保持16秒左右（图1）。

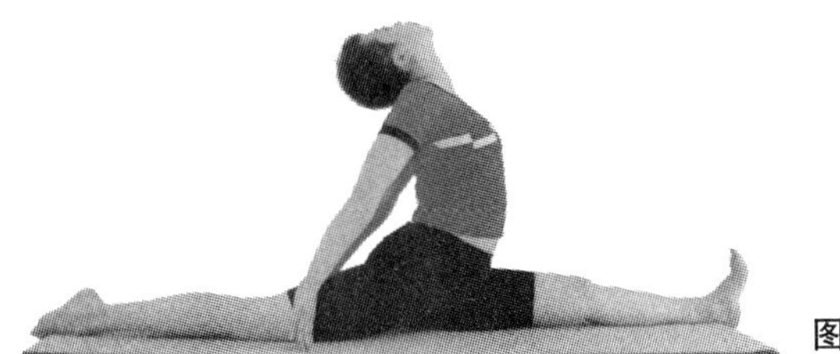

图1

（3）抬起头，屈右膝，稍向右转身，右手大拇指放于脚底，右手抓握右脚小脚趾一侧。挺胸，伸展背，尽量将头顶推送到右脚掌心上。同时，抬左臂，左手大拇指和食指指尖轻触，其他3个手指伸直，沿身体矢状面向上伸展，与地面垂直，在这个姿势上停留10秒，正常地呼吸（图2）。

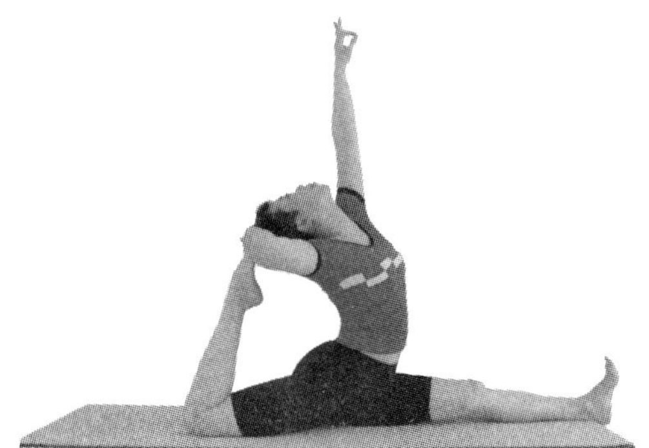

图2

（4）一旦姿势稳定，就屈左肘，展开左肩，左手抓握右脚大脚趾的一侧，在这个姿势上停留15秒左右，深呼吸（图3）。

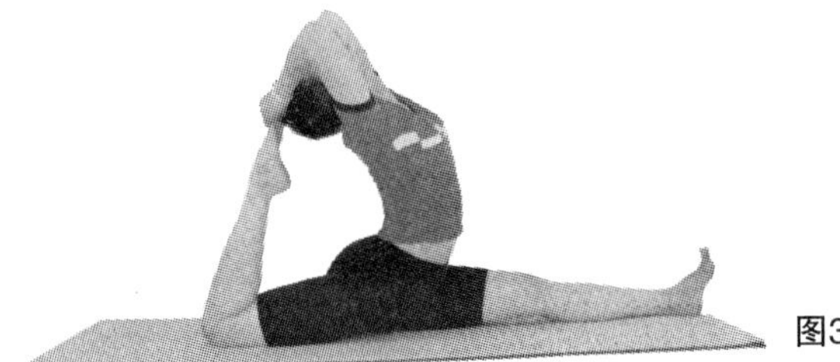

图3

（5）再次吸气时，打开左臂，收回手，支撑地面，保持身体稳定。打开右肩，双手支撑地面，向前向上支撑身体。屈右膝，将右腿推送到左腿旁，回到双腿并拢伸直，挺直腰背坐着的姿势，稍作调整。

（6）再次跪立于地面上，这次将右腿向前推送，左腿向后滑动，交换体位练习。

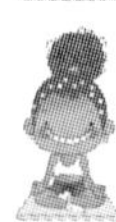

80. 鸽王式

在这个练习中，一定不要为了达成姿势而将两腿分开过大，请尊重身体的感觉，不要过分勉强。

（1）俯卧，双膝间分开一个横拳的距离，脚趾向后。屈双肘，双手置于胸的两侧，吸气，双手按压地面，翘起躯干，挺胸，打开肩，向后仰头，收缩臀肌，增强下背的伸展（图1）。

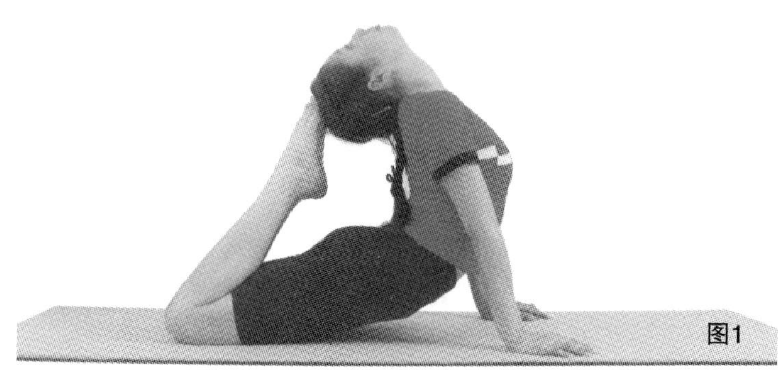
图1

（2）再次呼气时，屈双膝，绷直双脚，体会胸椎折弯点和腰椎折弯点的感觉。有控制地试探着由脊柱伸展带动头部向后推送，直到头顶放落在双脚的脚心上。此时会感觉到耻骨区域及以下的大腿所承受的身体重量。

（3）在这个姿势上停留15秒左右，尽量保持正常的呼吸。

（4）呼气，放落双膝，抬头，有控制地将身体放回到地面，侧过脸来，稍休息。

 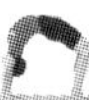

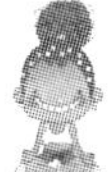

81. 格拉达式（Gherandasana）

甲状腺功能亢进及严重腹内脏器溃疡或结核患者，椎间盘突出的患者需征得医生的同意后才能开始这个姿势的练习。

《格拉达本集》是一部著名的瑜伽著作。格拉达是这本书的作者，这个体式就是纪念圣哲格拉达的。在这个体式中，一侧身体在做俯蛙式，另一侧身体则在做弓式。格拉达式有很多的变体，在这里，我们只展示了基础的格拉达式。

（1）俯卧，双膝间保持一个横拳的距离。向上屈双膝，左手抓握左脚掌，翻转手腕，掌根按压左脚掌，左手指和左脚趾指向同一方向，左脚掌贴近左臀。抬右臂，右手抓握右脚大脚趾的一侧（图1）。

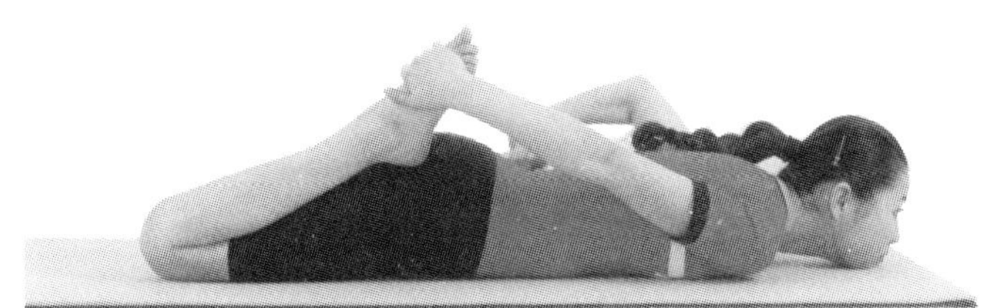
图1

（2）深深地吸气，呼气时抬头，胸部抬离地面，向上翘起躯干。左臂向下按压左脚掌，右臂向上提拉右脚掌。尽量将左脚掌与髋同高，与地面平行，右大腿尽量高地离开地面。但注意不要使髋关节外翻（图2）。

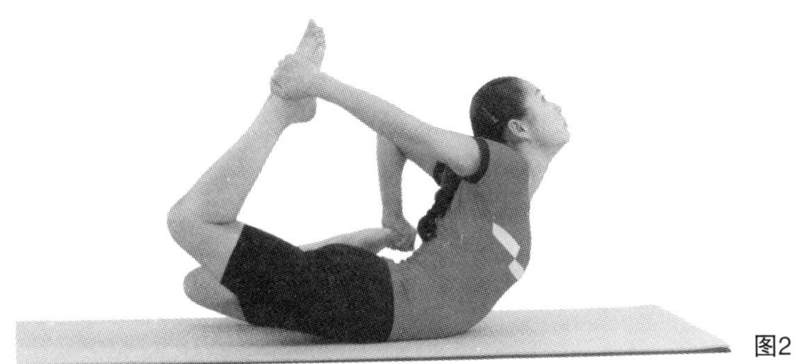
图2

（3）在这个姿势上保持正常地呼吸，停留15秒左右。

（4）呼气时，放落右腿，打开左臂，伸直双腿，俯卧，侧过脸来，稍休息。

交换体位练习。

【练习收益】

这个体式兼具了弓式和蛙式的收益。在这个姿势中，脊柱更有弹性，腹内脏器受到挤压，可改善腹部器官功能，消化功能得以旺盛，肾上腺、胰腺及生殖腺体受到良好的刺激。髋关节处血液循环旺盛，膝关节、踝关节也得到了灵活，形成正常的足弓，并且减轻了关节疼痛。一些风湿、痛风的病痛也会在这个姿势上得到缓解。也适合糖尿病患者经常练习。

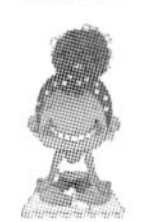

82. 射手式（Akaran Dhanurasana）

这个姿势像一位弓箭手正在开弓放箭，正确的体式是向上拉起腿，脚掌几乎碰触到耳朵，在这个姿势的第二阶段，向上伸直的腿尽量与地面垂直，射手式现在也有许多的变体，在这里，我们展示基础射手式。

（1）双腿并拢，向前伸直，挺直腰背地坐着，屈左膝，用双手的前3个手指抓握双脚的大脚趾，左脚尽量拉近身体。在这个姿势上调整一下呼吸（图1）。

（2）呼气，屈左肘，加大左膝屈曲的幅度，展开左肩，向上用力提拉，抬左脚，拉起左腿，直到左脚的脚掌贴近左耳，挺拔腰背。在完成这个动作的时候，右手始终抓握着右脚的大脚趾，右脚指向上，右腿的背面平稳地贴放在地面上，不要弯右膝（图2）。

（3）保持这个姿势15秒左右，眼睛看向右脚的脚趾。

（4）当身体一旦适应了这个姿势后，就在再次呼气时有控制地持续向上、向后伸展左腿，直到极限，伸直的左腿尽量与地面垂直，腰背挺拔，双手牢牢地抓握住双脚的脚趾，放落在地面上的腿的膝盖不要弯曲（图3a）。如果身体许可也可以用手来抓握对侧伸直脚的脚趾（图3b）。

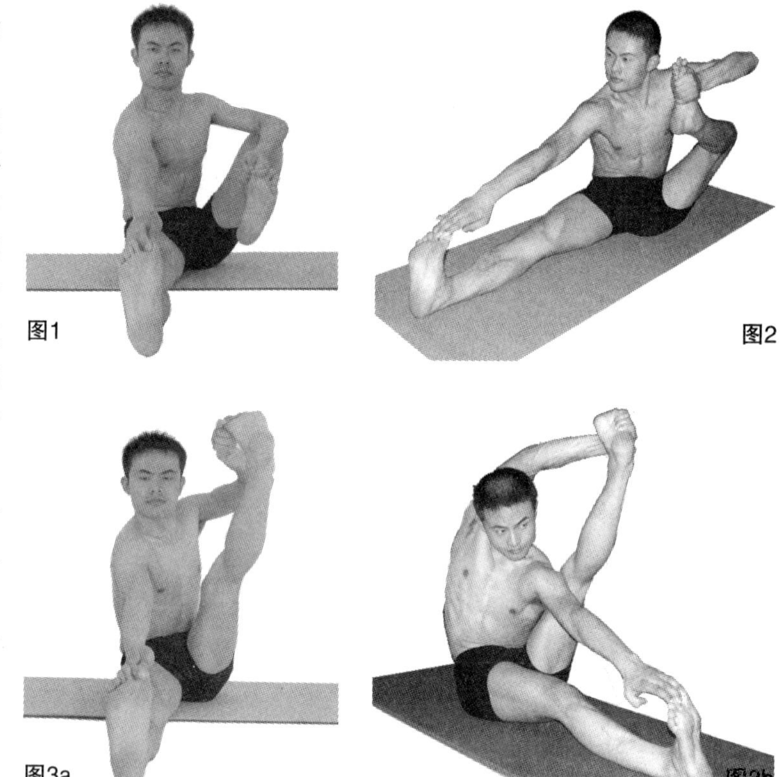
图1 图2 图3a 图3b

（5）在这个姿势上停留10秒左右，正常地呼吸。

（6）再次呼气时屈左膝，把左脚掌拉回左耳旁。然后有控制地将左脚放回地面，打开双手，双腿伸直，并拢，挺直腰背地坐着，稍调整休息。

交换体位练习。

【练习收益】

这个姿势很好地伸展了腿部的肌肉，髋关节和肩关节也得到了灵活，由于腹肌的协助用力，使腹内脏器得到按摩，有助于促进肠的蠕动，消除便秘，改善消化和吸收功能。下背部也可以得到很好的锻炼，肘关节和腕关节的灵活度也有增强，双臂的灵活度也得到了锻炼。

 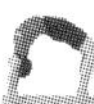

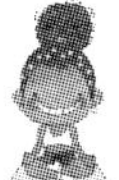

83. 守护者式（Virasana Ⅳ）

守护者式又称作英雄第四式。

（1）双腿并拢，向前伸直，挺直腰背地坐着。屈左膝，尽量地将左脚的脚跟拉向身体，双手支撑地面，抬臀提肛，将左脚的脚跟抵在肛门上坐好。收右腿，屈右膝，右脚脚心向上，脚跟抵脐下，放落在左大腿根部。

（2）在胸前掌心相对合十，在这个姿势上调整呼吸，停留4秒左右（图1）。

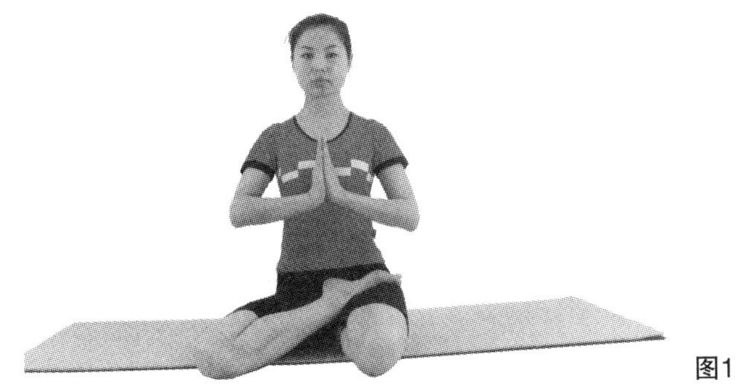

图1

（3）保持腰背挺直，吸气，合十的双手沿身体的中线向上推，双手的掌根放在头顶的百会处，同时向两侧打开肩，使双肘放在一条直线上，肘和肩处于同一平面，眼睛直视前方，深长地呼吸，在这个姿势上停留10秒左右（图2）。

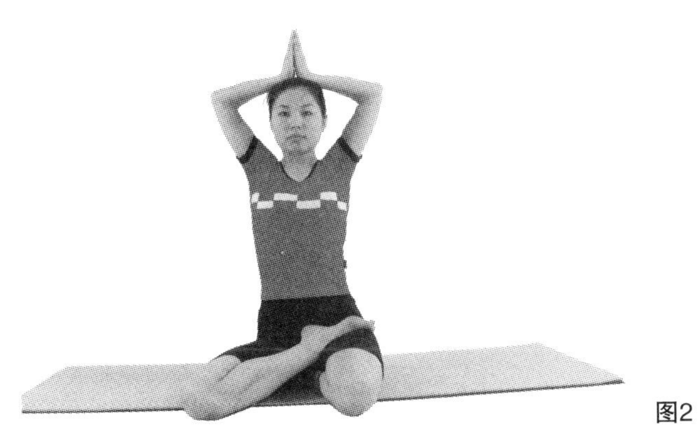

图2

（4）吸气时，打开双腿，并拢伸直，挺直腰背地坐着，稍作休息。

交换体位练习。

【练习收益】

这个姿势有助于生命能量向上运行，同时灵活了踝关节、膝关节、髋关节、腕关节和肘关节，打开肩关节，增强了上背肌肉的肌力，胸部的扩展使呼吸系统也因之受益。有传说这个体式可以增强人的勇气，但是不宜每日过于频繁地练习。

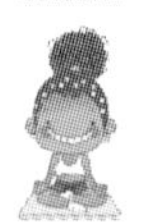

84. 巴拉瓦伽式（Bharadvajasana）

巴拉瓦伽是《博伽梵歌》中所涉及的王室军事老师，这个体式是纪念他的。

（1）双腿并拢，向前伸直，挺直腰背地坐着，屈左膝，左脚掌心向上，脚趾指向后，脚掌贴放在左臀处，现在，左腿是半英雄坐。屈右膝，右脚跟抵脐下，右脚掌心向上，放落在左大腿根上，右腿现在是半莲花式（图1）。

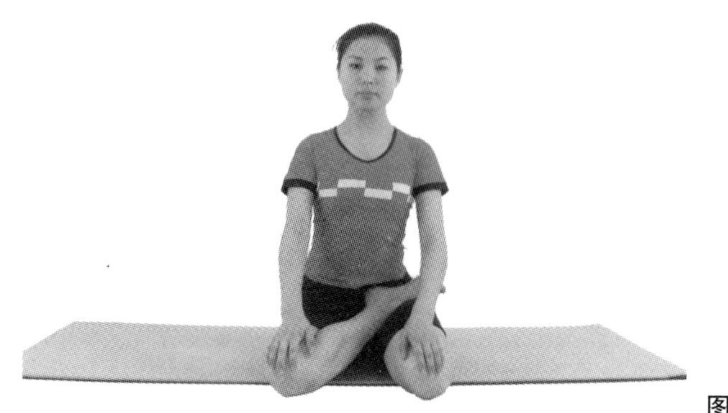

图1

（2）吸气，抬右臂，在肚脐的带动下向右扭转身体，右臂绕过体后，抓住右脚掌。左手顺着右膝向下，尽量抓住右大腿股骨末端，手掌插入右膝下，手指向左。

（3）双臀稳稳地坐在地面上，在这个姿势上稍调整一下呼吸。再次呼气时，向后向左扭转颈部，眼睛看向左肩的后方（图2）。

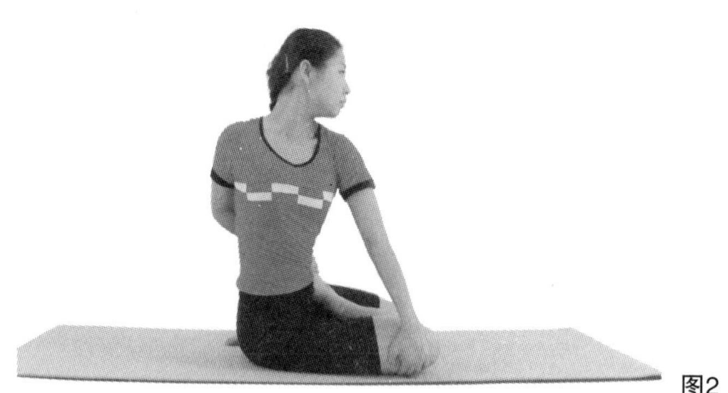

图2

（4）正常地呼吸，在这个姿势上停留30秒左右。

（5）吸气时打开身体，稍作调整。

交换体位练习。

【练习收益】

这个练习温和地扭转了脊柱，使脊神经受益。也使髋关节、膝关节、肩关节更加灵活，背部胀痛得以缓解。这个姿势具有简易扭拧式的练习收益，可参照简易扭拧式来体会动作。

 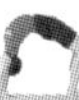

精灵系列（Valakhilyasana）

在古老的印度神话中，有一种神圣的精灵，它们飞翔在太阳神的战车前。这个体式就是模仿它们的。作为单腿鸽王式的延续，这个体式是单腿鸽王向鸽王式过渡的预备姿势。作为独立的练习，云雀式和美人鱼式是精灵式的预备式。这个系列体位的练习收益同鸽王式近似，但较单腿鸽王更为强烈。大家可参照鸽王式的练习收益来体会动作。云雀式和美人鱼式作为精灵式的预备式，功效要较精灵式稍逊。姿势中腿的不同位置起到了强化和弱化动作强度的效果，同时也使不同的腿部肌群得到了伸展和强化。

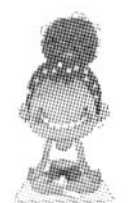

85. 云雀式

（1）以基本猫的姿势，跪在垫子上。

（2）吸气时向前推左膝至两手之间，臀略向后推，脚跟置于耻骨区域（图1）。

（3）吸气时，慢慢立起身体，坐骨下沉，双臂侧平举，掌心向下，在这个姿势上稍停留。调整呼吸，再次吸气时，挺胸，身体自腰椎折弯点向后伸展，打开肩，头微微向上看（图2）。

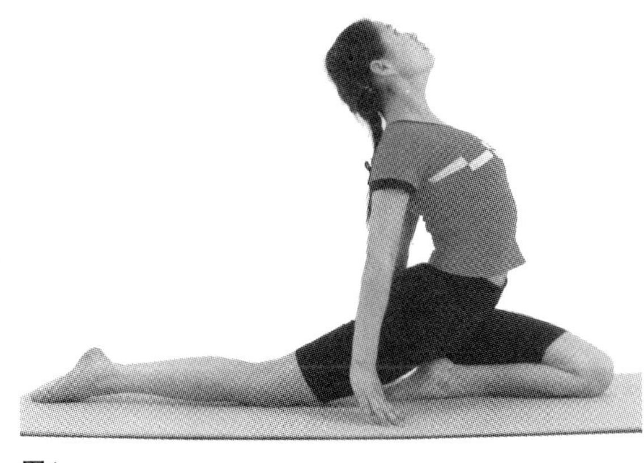

图1

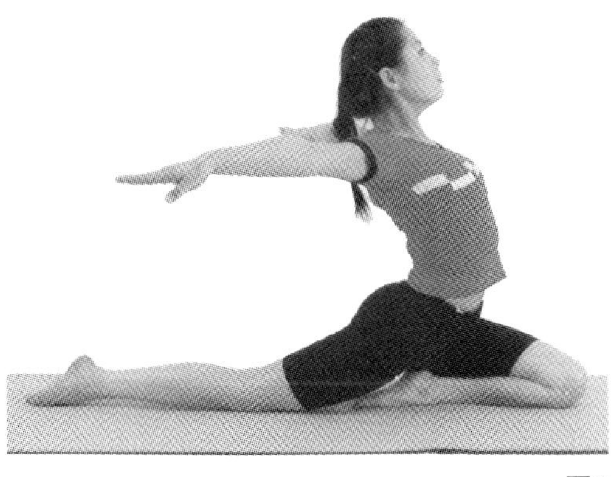

图2

（4）保持这个姿势15秒左右，正常地呼吸。

（5）呼气，双手回到左膝两侧，抬起身体，撤左腿，回到基本猫式的练习。调整呼吸，向前推送右膝，重复练习。

【练习收益】

除了具有如上所述精灵式的练习收益外，据说这个姿势还可以改善微循环。

86. 美人鱼式

（1）由基本猫式开始，保持基本猫式，吸气时向前推左膝直至两手之间，向后滑送右腿，稍侧臀，坐在垫子上，将左腿外侧完全放在垫子上，将左小腿向前推送，直至其与垫子的前端平行（图1）。

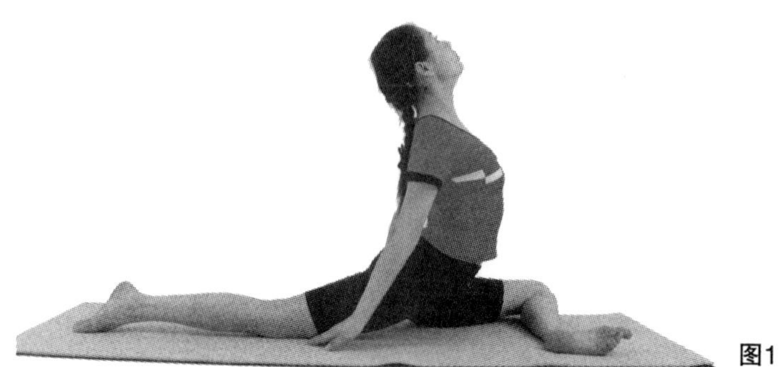
图1

（2）双手支撑地面，向后推送右腿至右腿前侧完全地放落在垫子上，双手在胸前合十，稍停留，深长地呼吸。

（3）当身体适应了这个伸展，就在再次吸气时，让合十的双手沿身体的中线向上推送过头，上臂放在双耳后，深长地呼吸。如果身体允许，就打开胸椎、腰椎，向后伸展。保持15秒左右（图2）。

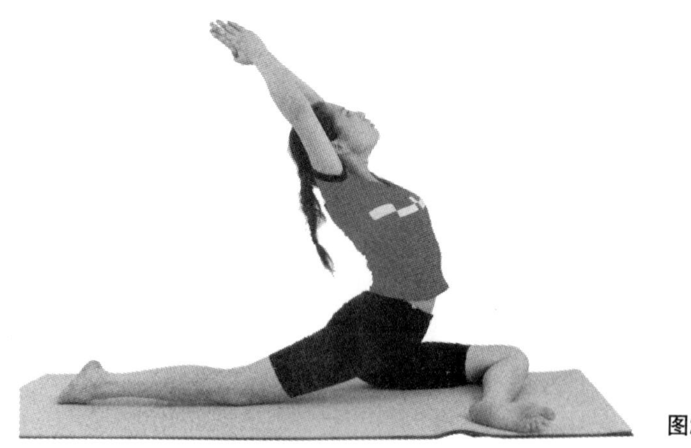
图2

（4）呼气时，将合十的双手放落回胸前，打开，支撑身体，向前伸直双腿，稍调整呼吸，回到基本猫式的姿势。

交换体位练习。

【练习收益】

除了具有精灵式的基本收益外，在这个体式中，大腿外侧肌群得到了完全地伸展。

 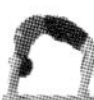

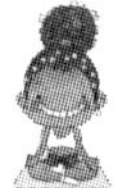

87. 新月精灵

（1）跪立在垫子上，吸气，抬左腿，左脚向前推送1步至与左膝关节呈90°，左小腿垂直于地面，大腿与地面平行。

（2）呼气时，双手放在左脚旁，向后推送右腿至极限，有控制地抬起身体，骨盆垂直于地面，坐骨下沉。双手在胸前合十，深深地吸气（图1）。

（3）呼气时，翻转掌心向上，小手指相触，向体前伸直平举（图2）。

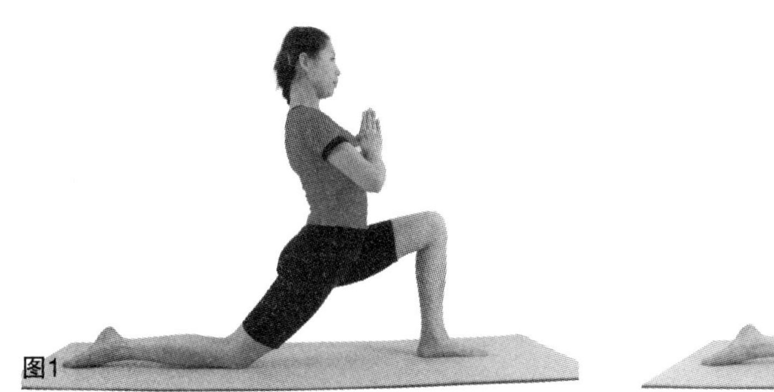
图1

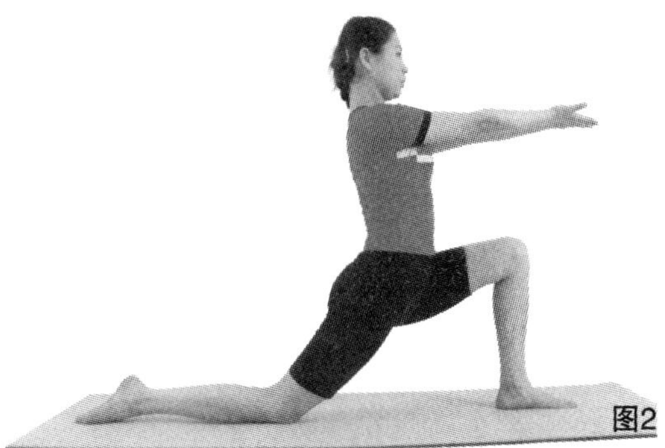
图2

（4）双手大拇指和食指指尖轻触，调整呼吸，再次呼气时，将双臂自体侧向后水平推送，脊柱向后伸展，头后仰，直到双臂推送到极限时翻转掌心向下，双手叠放在右脚上。调整一下呼吸，稍停留（图3a、b）。

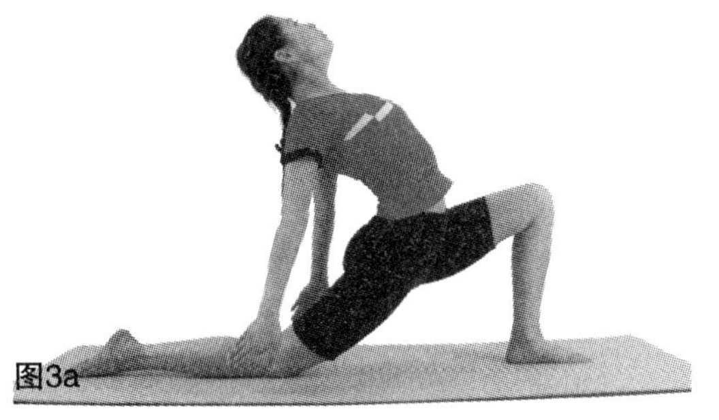
图3a

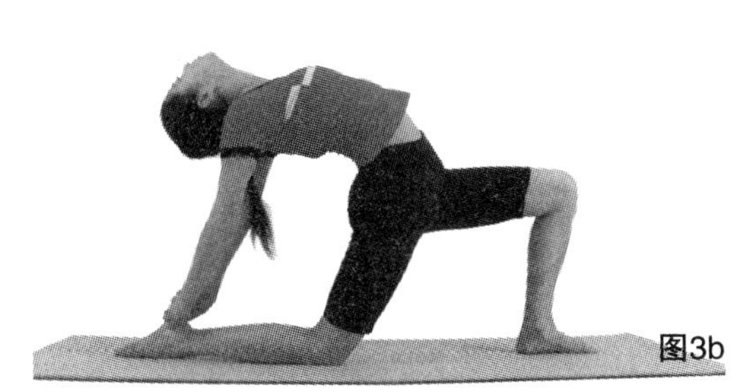
图3b

（5）一旦身体稳定，稍向前顶髋，收紧臀肌，伸展下背，打开肩，挺胸，头向后自然垂落，调整姿势，深呼吸。

（6）吸气时，打开左臂，自左侧水平回到体前，慢慢抬起身体，同时抬起右臂，自右侧水平推回到胸前，身体垂直于地面，双手在胸前合十。

（7）打开合十的双手放落到左脚两侧，收左腿，撤左膝，跪坐在双脚的脚跟上，掌心向上，深呼吸。

交换体位重复练习。

【练习收益】

这个姿势除具有精灵式的基础收益外，还具有提高平衡、协调、集中注意的能力。胸肌和三角肌的前侧伸展也更为强烈，为达成精灵式做好准备。

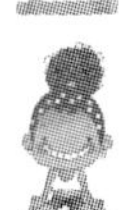

88. 精灵式

这是精灵式系列中难度系数最大的体位，需要循序渐进地练习。

（1）首先完成左小腿向上的单腿鸽王式。

（2）将抓握脚掌的双手顺着脚掌向下推送，直到双手可以抓住翘升的左脚脚踝。收缩臂肌，上提下背和尾骨，保持这个姿势，稳定身体（图1）。

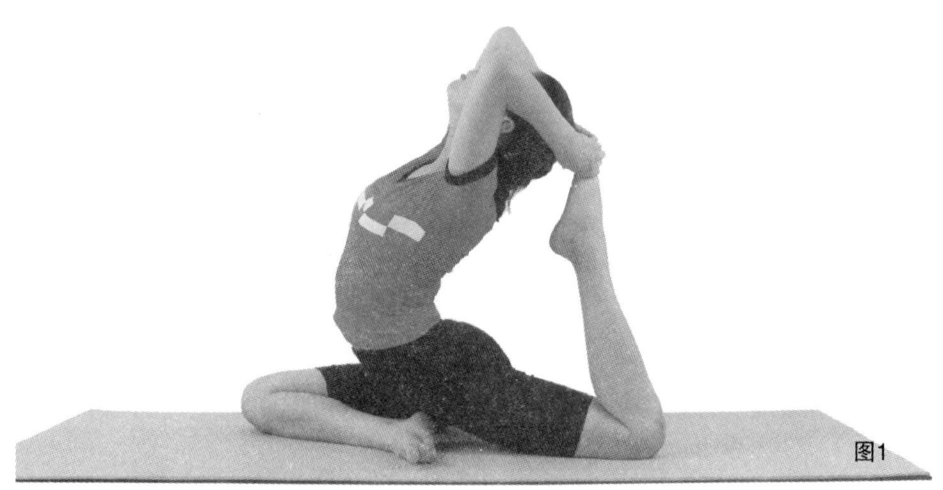
图1

（3）再次呼气时，有控制地试探着将左小腿下压，平放到地面上，这时整个左腿的前侧都贴放在地上。尽力地挺胸，收腹，提拔尾骶骨，会有利于姿势的完成，在身体的极限处停留，正常地呼吸（图2）。

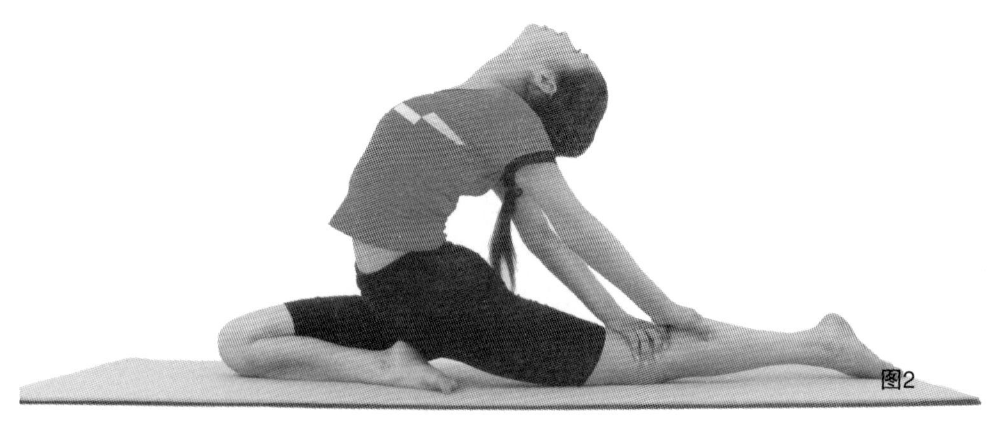
图2

（4）松开脚踝，双手支撑地板，慢慢地伸直腰背，稍休息。

交换体位练习。

海狗系列（Sea-lion Pose）

这个系列的体式主要伸展了体侧的肌群及肱三头肌、股四头肌，脐轮和心轮是这个体式的主刺激脉轮，呼吸、消化、平衡都会受益。身体的主要关节也得到灵活。

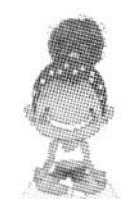

89. 单腿海狗

（1）双腿并拢，向前伸直，挺直腰背地坐着。屈左膝，左脚掌贴放在右大腿根部，脚跟贴放在两腿分叉处，外展右髋，右臂放在左脚前，支撑身体，身体稍转动，让整个右腿的前侧完全地贴放在地面上，臀仍然坐在地面上。

（2）呼气，屈右膝，右手抓握右脚掌，左手放在左膝上，扭动身体，将肚脐扭向身体的右侧，视线回顾脚掌，稍停留（图1）。

（3）用左手抓握右脚跟，将右脚钩挂在屈起的右肘上，打开左手，掌心向上，双手十指相扣于胸前，右脚向外用力，与右膝关节呈90°（图2）。

（4）吸气时，向上抬左肘，外展左肩，将左肘自体前推送到头后，肘尖指向头顶。交叉的手指向右侧撑开，保证右肘关节与右膝关节呈90°，眼睛向左前方看过去（图3）。

（5）在这个姿势上停留15秒，正常地呼吸。

（6）呼气时，左肘绕过头部自体前放于胸前。右手抓握右脚掌，将脚心贴向侧腰，眼睛看向右膝，在这个姿势上停留15秒（图4）。

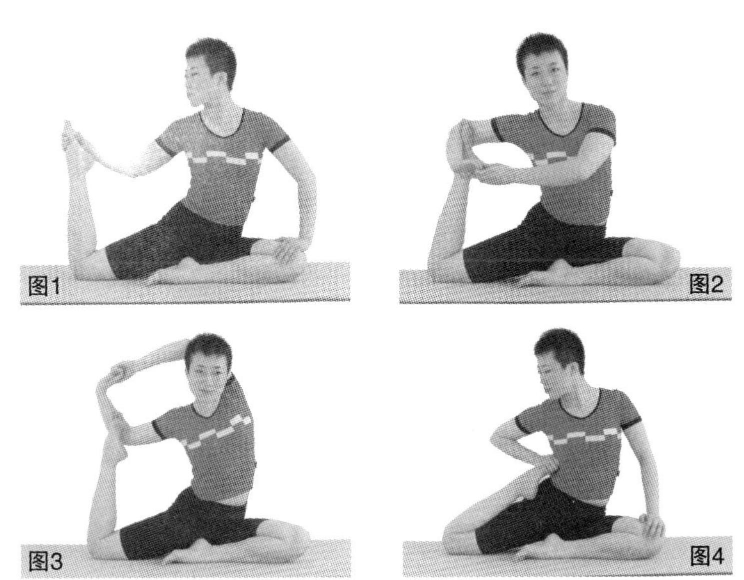

（7）吸气时，打开右腿放落，扭转身体伸直双腿，挺直腰背，调整呼吸。

交换体位练习。

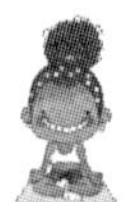

90. 新月海狗

（1）跪立在垫子上，抬左腿，向前跨出一步，左大腿与地面平行，小腿垂直于地面，双手放落在左脚两侧，深吸气，呼气时，右腿向后滑送，坐骨慢慢地下压，立起身体。

（2）一旦姿势稳定，呼气时屈右膝，身体在肚脐的带动下，向右侧转动，左手按左膝，右手握右脚掌，回头看向右脚，稍停留（图1）。

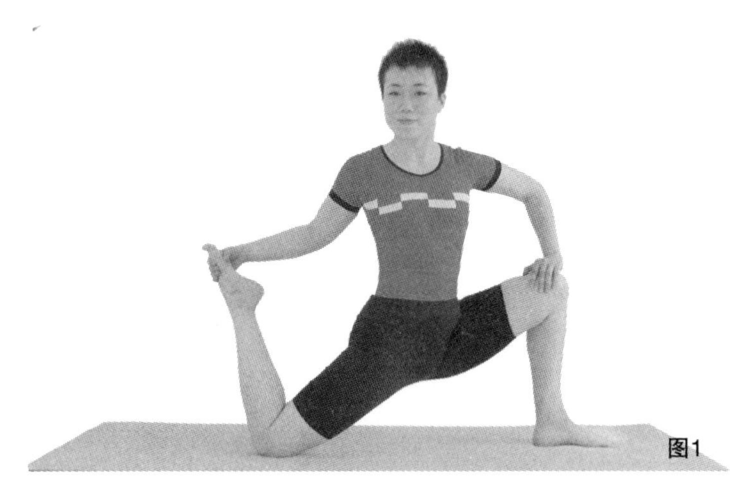
图1

（3）左手抓握右脚掌，将右脚掌钩挂在屈起的右肘上，双手十指交叠，左手掌心向上，眼睛看向前方，抬起右臂，将右前臂由前向后向上地绕向头部，左肘指向头顶处，右膝与右肘关节尽量呈90°，眼睛看向左前方（图2）。

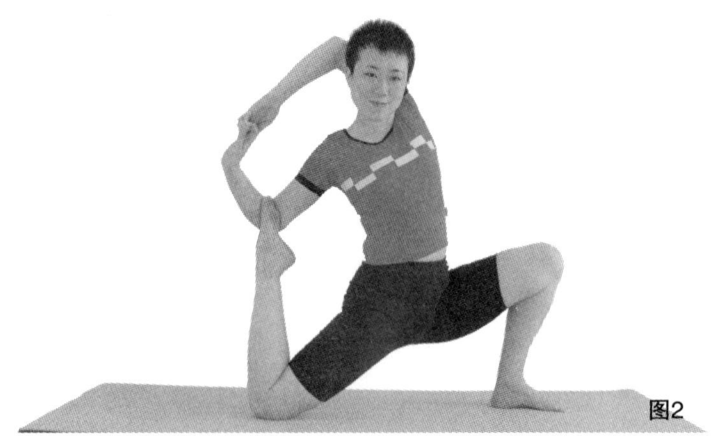
图2

（4）呼气时，左前臂绕过头部放于胸前，打开双手，左手按膝，右手将右脚掌扣向侧腰，稍停留。

（5）打开右手，放落右腿，扭转身体收左腿，跪坐在脚跟上，稍休息。

交换体位练习。

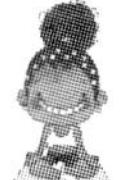

91. 神猴海狗

（1）跪立，左腿向前跨出一步，双手放在身体两侧，支撑地面，向后滑送右腿至极限，臀后推，立起左脚，左腿向前滑动至骨盆垂直地坐在地面上，双腿伸直。现在是神猴式。

（2）屈右膝向上，右手握住右脚掌，左手放在左胫骨上，回头，看向右脚掌，稍停留。

（3）左手握右脚掌，将右脚掌钩挂在屈起的右肘上，左掌心向上，双手十指相扣（图1）。

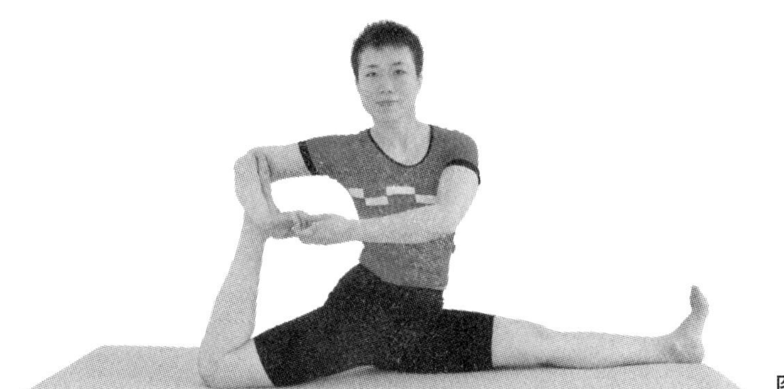

图1

（4）自体前抬左臂，绕过头部，手肘指向上方，眼睛看向左前方，右腿的前侧完全地放在地面上。保证右膝关节和右肘关节呈90°（图2）。

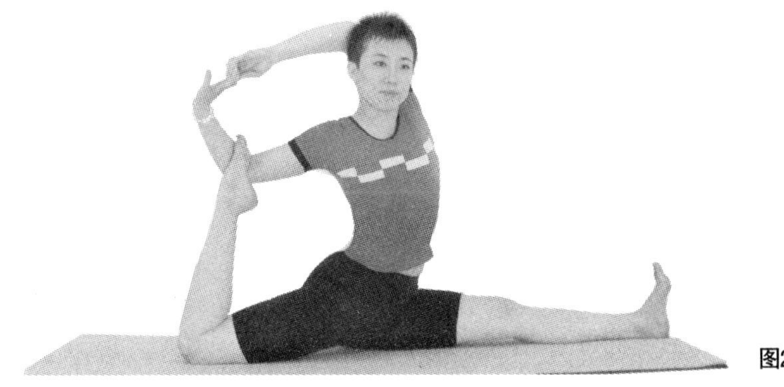

图2

（5）呼气时，左前臂绕过头部放于胸前，打开双手，左手按膝，右手将右脚掌扣向侧腰，稍停留。

（6）收双腿，向前并拢伸直，挺直腰背地坐好，稍休息。

交换体位练习。

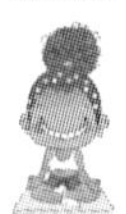

92. 喉按摩功（Larynx Massage）

（1）按任意一种瑜伽坐姿坐好或保持山立功站立。始终保持背部的挺拔和肩部的稳定。

（2）呼气时下巴与地面平行，颈椎向前伸展，感觉下巴向前送出，颈部区域的肌肉韧带在极限边缘伸展，喉咙也在延伸着。在这个姿势上保持8秒左右（图1）。

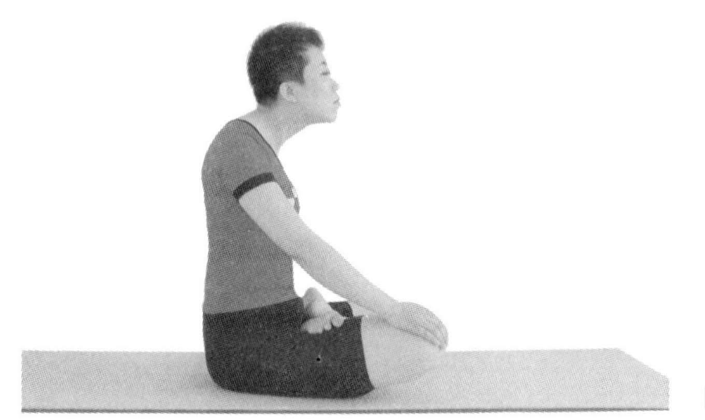

图1

（3）吸气，下巴收回来，紧紧地抵压住颈部，这时再瘦削的面庞也会出现双下巴（图2）。

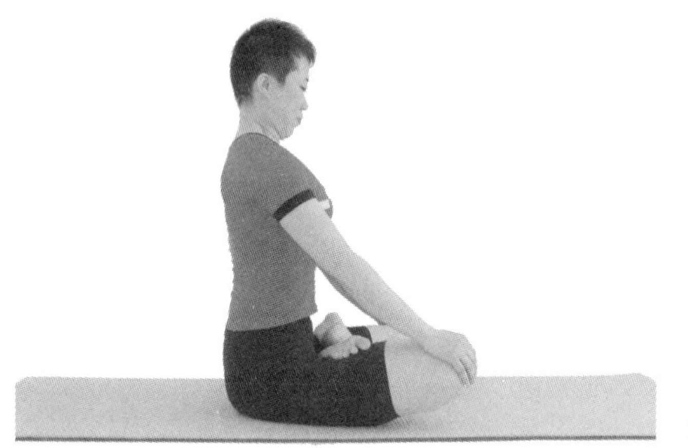

图2

（4）重复练习8～12次。

（5）再次吸气时，挺拔脖子，提拔颈椎，向上伸展整个背部。

【练习收益】

这个简单的练习可刺激喉轮，按摩甲状腺及甲状旁腺，有利于减压、控制体重。直观的效果是颈部及面部线条变得清晰秀朗，消除双下巴，对于咽喉区域的保健是个极好的姿势。

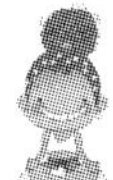

93. 胸扩展功（Chestpiivi Open Pose）

（1）以山立功站立，在整个练习的过程中保持身体的稳定、骨盆中立位和腰背的挺拔。注意：要保持腰椎的正常曲度，不要在动作中前推腰椎。

（2）吸气，双臂掌心向下、向前平举，同时向上竖起双掌，掌心向前，手指向上。感觉双手用力向前推出（图1）。

（3）屏气，双臂自水平面分向左右打开，扩展胸膛。双臂平行于地面，双掌垂直于地面，感觉双手用力向外推（图2）。

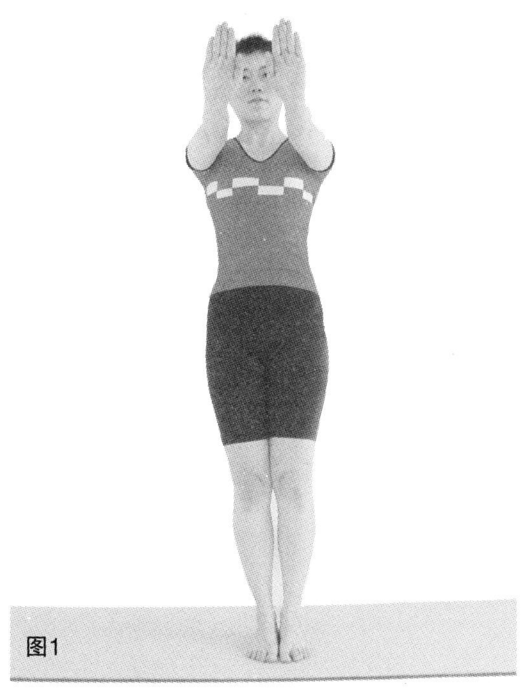
图1

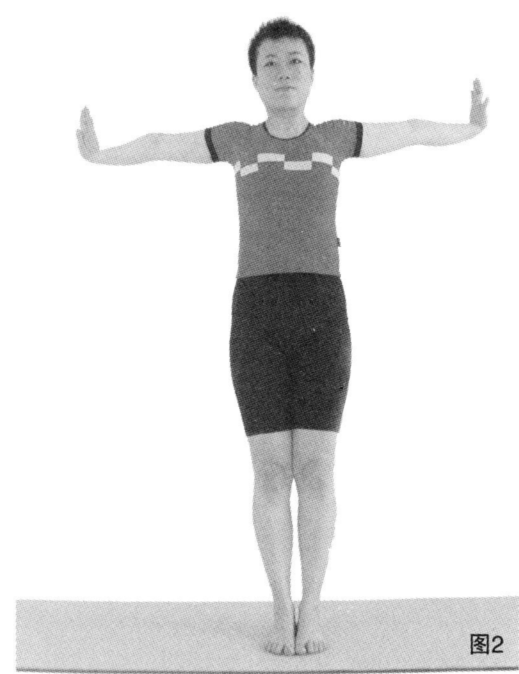
图2

（4）呼气，双臂自水平面平举回体前，见图1所示姿势。

（5）吸气，图1所示体位保持不动。

（6）屏气，双臂自水平面分向左右打开，扩展胸膛。双臂平行于地面，双掌垂直于地面，感觉双手用力向外推。

（7）呼气，双臂自水平面平举回体前。

（8）重复练习10次左右。

（9）最后一次呼气时双臂自体侧自然放落。回到山立功，稍休息。

【练习收益】

这组练习有效地扩展了胸部，伸展胸肌，强化呼吸系统，心脏也得到温和地按摩。双臂肌力、肌耐力也加强了。

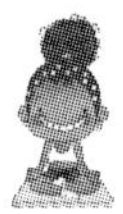

94. 莲花侧弯（Meru-danda Parsvasana）

（1）全莲花盘坐，双臂置于体后，双手在腰骶后十指交叉握拳（图1）。

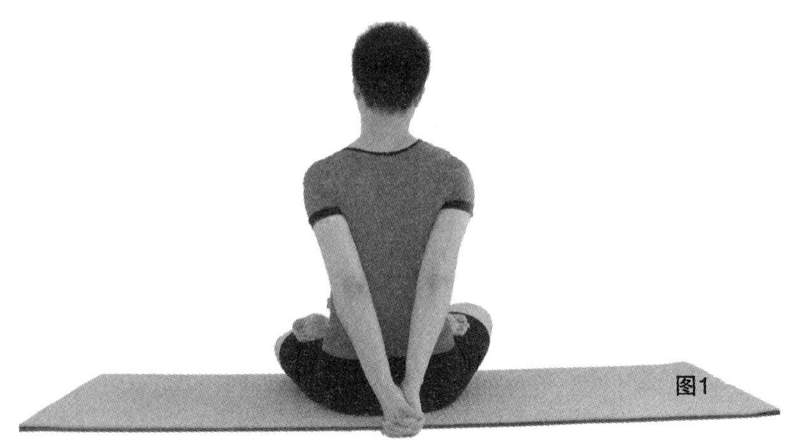
图1

（2）打开肩，呼气时后背呈冠状平面，身体以髋关节为基点向右侧弯曲。保证双臀稳稳地坐在垫子上，至头顶触碰着垫子，在这个姿势上保持正常地呼吸，停留15秒左右（图2）。

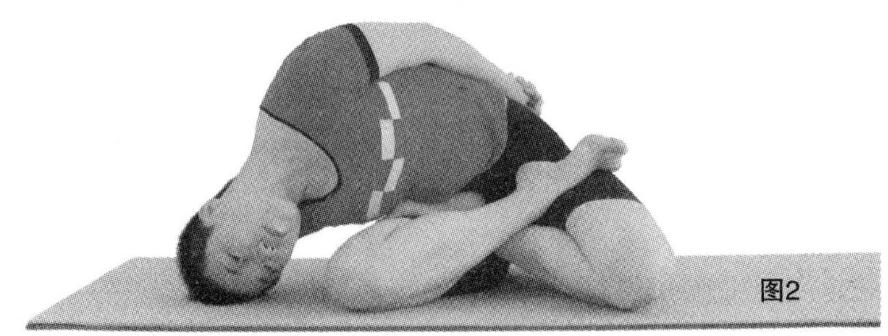
图2

（3）吸气，有控制地沿着冠状面向上抬起躯干，直立身体，调整呼吸。

（4）再次呼气时，躯干沿冠状面向左侧弯曲，直至头顶放落在左侧的垫子上，停留15秒，正常地呼吸。

吸气时慢慢伸直腰背，挺直身体，解开体后的双手，放回膝上，调整呼吸。

【练习收益】

这个体式除具有瑜伽身印的一些益处外，还有效地增强了脊柱弹性，如果说三角式的左右折弯点处于腰部的话，那这个动作的折弯点上移至下胸椎，使脊柱左右外侧屈的锻炼更为完整。身体的左右气脉也在练习中得到平衡。

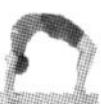

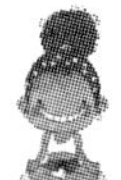

95. 控腿式（Utthita Hasta Padangusthasana）

（1）山立功站立，双手后叉腰，吸气，抬左腿，屈左膝。左腿尽量靠近胸前，伸直左臂，用左手前3个手指抓握左脚的大脚趾。

（2）一旦感觉到身体稳定后，在吸气时向前伸直左膝（图1）。

（3）呼气时坐骨下沉，伸直腰背，有控制地坐下去，直到坐在脚后跟处，用前脚掌支撑身体。双膝尽量保持在一个平面上，腰背挺直（图2）。这个体式也可以将支撑脚全脚掌放落在地面上（图3）。

（4）在这个姿势上停留10秒左右，正常地呼吸。

（5）呼气时支撑腿发力，伸直左膝，回到山立功，调整呼吸。

交换体位练习。

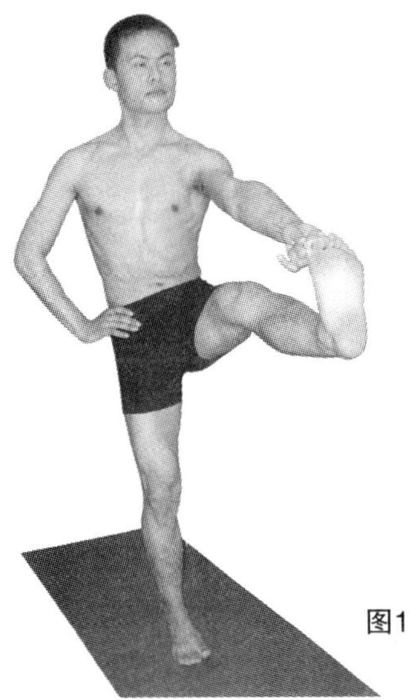

图1

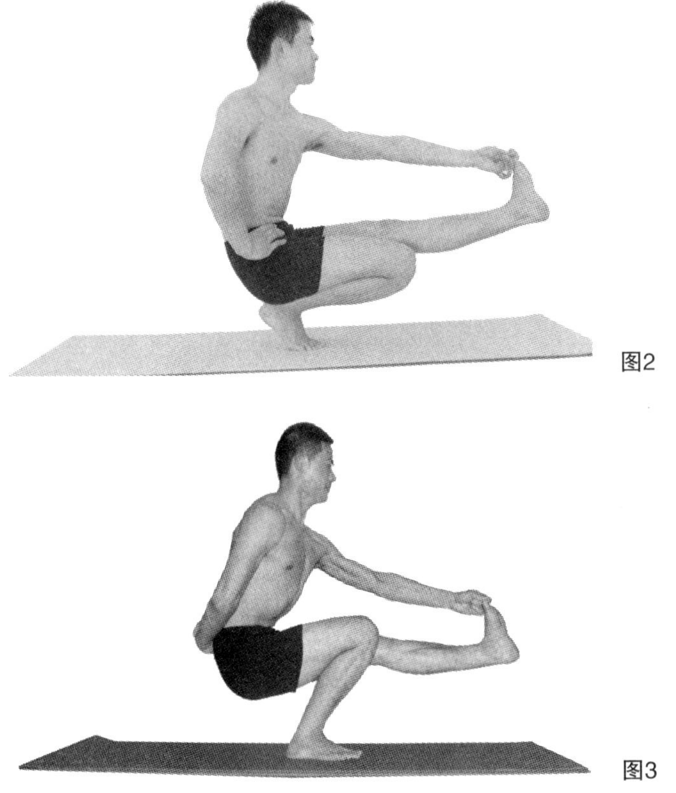

图2

图3

【练习收益】

这个练习增强了腿部的肌力及肌耐力，具有提高平衡、协调、集中注意力的能力，膝关节与踝关节也得到了强化。

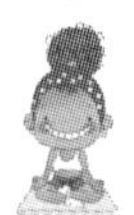

96. 单腿脚尖站立式（Eka-pada Salambasana）

（1）以山立功站好。吸气，抬左腿，屈左膝，借助右手的帮助将左脚心向上贴放在右大腿根部，双手于胸前合十（图1）。

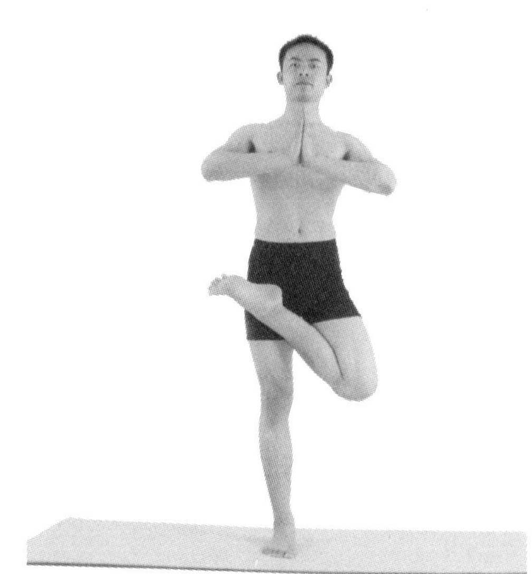

图1

（2）呼气时，坐骨下沉，有控制地向下坐下去，直到坐在脚后跟处，以前脚掌平衡身体。上身垂直于地面，正常地呼吸，保持这个姿势10秒左右（图2）。

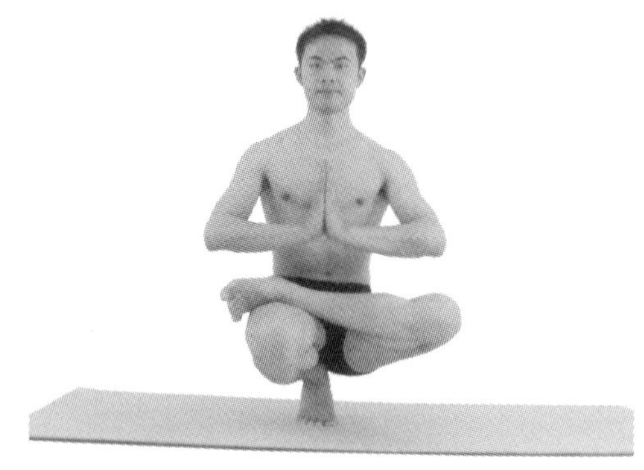

图2

（3）吸气时支撑腿发力有控制地立起身体，打开合十的双手，山立功稍休息。

交换体位练习。

对于刚开始练习的学员，可以在身体将至极限、不好保持稳定时，打开胸前合十的双手，用双手支撑在体侧的地面上以循序渐进地练习。

【练习收益】

这个姿势的练习收益可参见控腿式，只是因为这个姿势强度加大，收益也更显著。

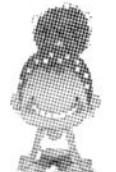

97. 孔雀式（Mayurasana）

（1）以基本猫的姿势跪在垫子上，旋转双手手腕，让双手手指指向脚趾的方向，小手指一侧尽量靠拢在一起。收双肩、双肘，尽量使两前臂也并拢在一起（图1）。

（2）屈双肘，双肘支撑在腹部横膈区域，胸腔则贴放在上臂上（图2）。

（3）双腿有控制地向后伸展，保持双膝并拢伸直。绷起双脚，脚背上端和脚趾放在地面上，肘关节屈曲呈90°（图3）。

（4）当身体适应了这个姿势后，就在呼气时从地面上抬起双腿（对于刚刚开始练习的学员可以先抬单腿），同时躯干头部向前伸展，双腿挺直，双脚并拢。保持整个身体与地面形成一条平行的直线（图4）。

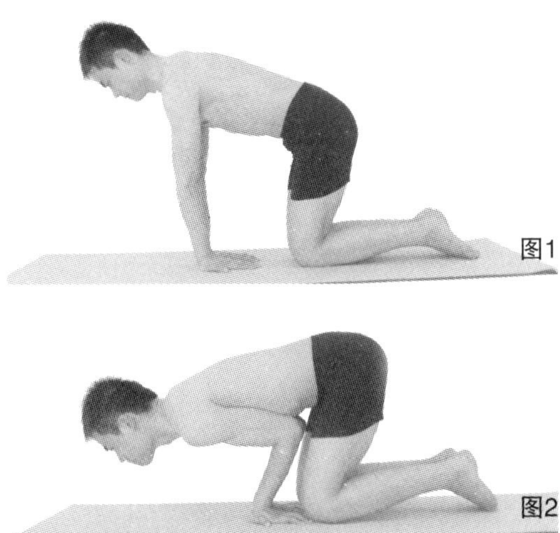

图1

图2

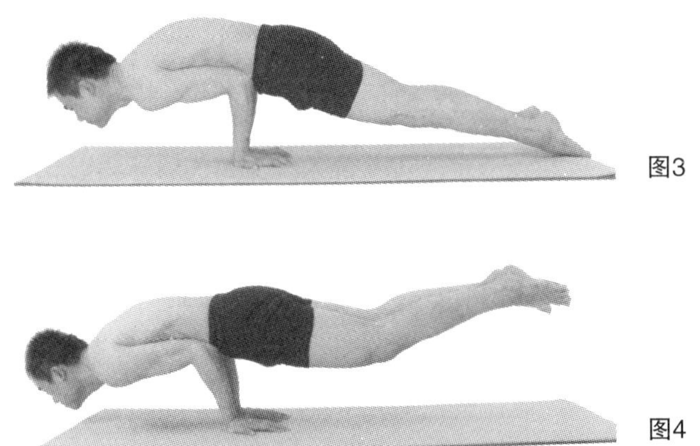

图3

图4

在这个姿势中，身体就像是一个杠杆，一定要注意双肘和前臂是整个身体杠杆的支撑点，身体保持一条直线有助于动作的达成。注意：胸、上背是向前伸展的，不要把重心完全施加在肋骨上。

（5）尽自己所能，在极限的边缘保持这个姿势。正常地呼吸。

（6）再次呼气时，将头部放低回到地面上，然后放落双腿，打开身体，俯卧，侧过脸来，稍休息。

【练习收益】

据说在练习这个姿势时，就像孔雀消灭毒蛇一样，可以消除体内累积的毒素。腹主动脉和太阳神经丛在这个姿势里受压，致使腹部区域的循环旺盛，改善消化功能，提高胃、肝、脾、胰腺、肾上腺等腹内脏器及腺体的功能。糖尿病患者在这个姿势中可以很好地缓解症状。有说法认为，这个体式可以调整不良的饮食习惯。

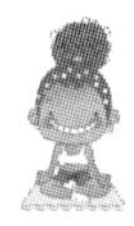

98. 莲花孔雀（Padma Mayurasana）

达成标准莲花孔雀的姿势是在完成孔雀式之后，双腿盘曲成全莲花。但是达成这个姿势的更为简单的办法是：

（1）首先全莲花盘坐，然后翻转身体，双手放在胸两侧，由双臂和大腿前侧末端来支撑身体。旋转双手手腕，将双手手指指向脚趾的方向，将小手指一侧尽量靠拢在一起。收双肩、双肘，尽量使两前臂也并拢在一起（图1）。

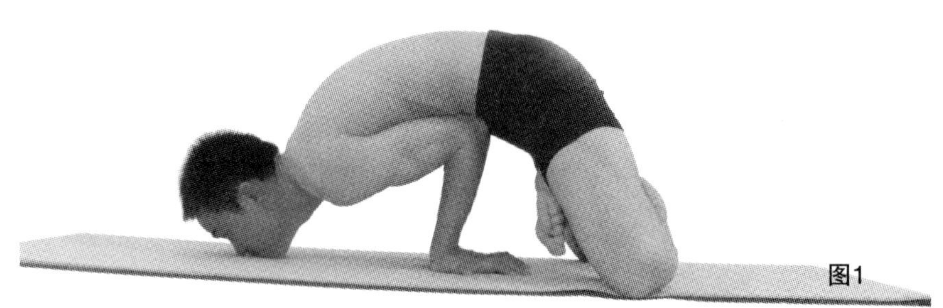
图1

（2）屈双肘，将横膈区域支撑在双肘上，上臂支撑胸腔（图2），然后慢慢地向前伸展头和上背，有控制地抬起盘曲的双腿，直到双膝和双肩形成一个平面上的直线（图3）。在孔雀式上盘曲莲花的强度加大。而当盘曲莲花再形成孔雀式时，较达成基础孔雀式要简单些。

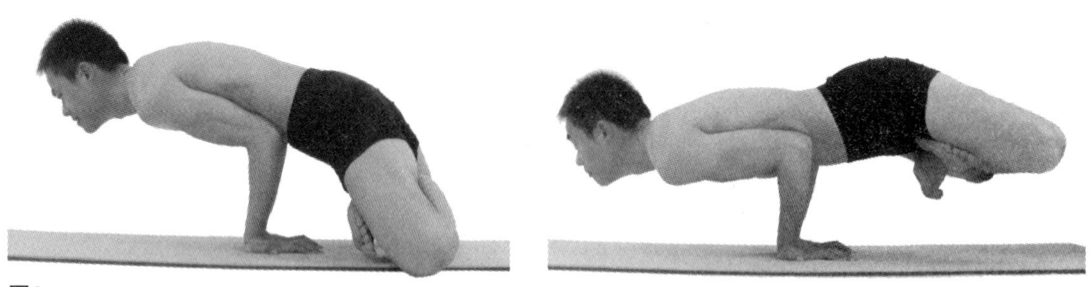
图2　　图3

（3）尽自己的所能保持这个体式，正常地呼吸，再次呼气时逐步放落头、双膝，打开双腿，俯卧，稍休息。

可以交换全莲花双腿的位置，重复练习。

【练习收益】

这个练习的功效与孔雀式相同，只是髋关节在这个姿势里的伸展更为强烈些。

 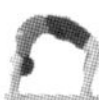

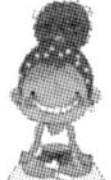

99. 天秤式（Balance Pose）

（1）完成顶峰式（图1）。

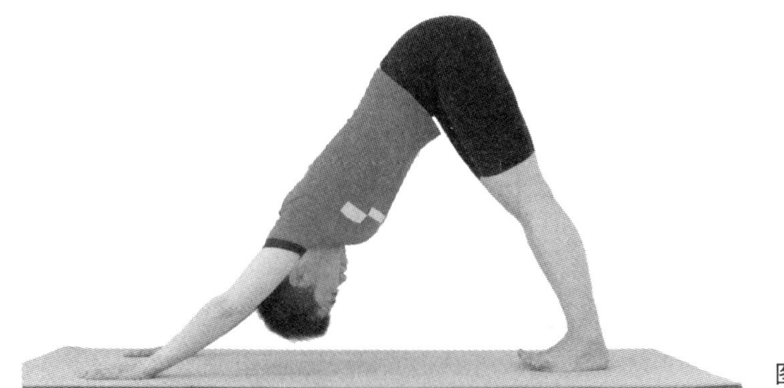
图1

（2）屈双肘呈90°。左脚有控制地向前迈出，将左大腿背面放置在左上臂三角肌粗隆处（图2）。

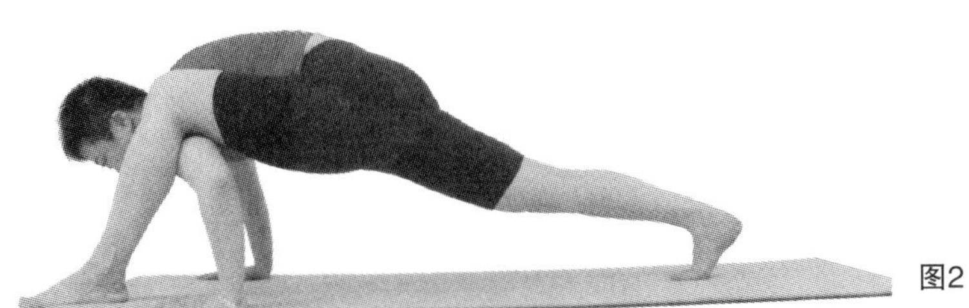
图2

（3）抬起左腿，有控制地将体后的右腿也慢慢抬起，直到身体呈一条直线（图3）。

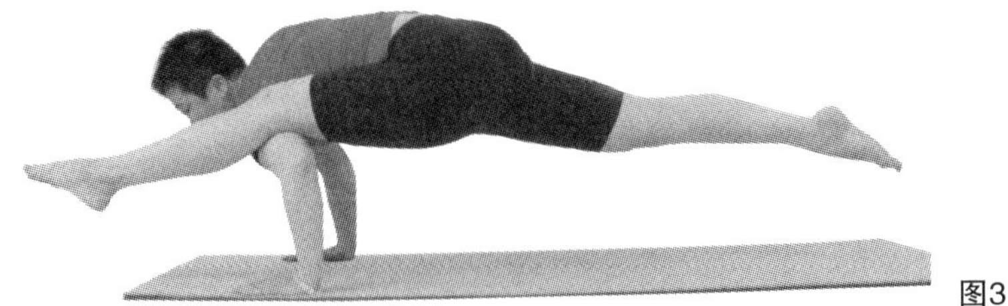
图3

（4）在这个姿势上停留10秒左右。正常地呼吸。

（5）再次呼气时有控制地放落双腿，跪坐在脚跟上，稍休息。

交换体位练习。

【练习收益】

这个练习在伸展腿部肌肉的同时增强了腿部及下腹部的肌力和肌耐力。肩部和双肘的稳定性得到提高，使手腕和双臂强壮。具有提高平衡、协调、集中与注意力的能力。

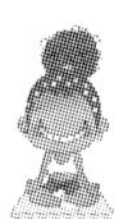

100. 加强髋外展（Hip Joint Abduction）

（1）仰卧，屈双膝，直到大腿贴近胸。

（2）抬双臂，双膝分开，双臂置于双膝内侧，双肘紧贴腘窝下大腿后侧，双手自小脚趾一侧抓住双脚，与膝关节呈90°，脚心向上，两小腿平行（图1）。

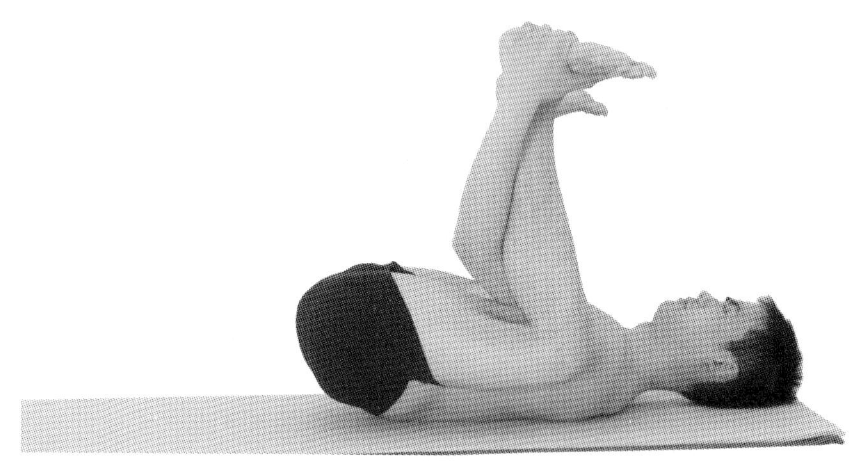

图1

（3）呼气时双肘下压，尽量将双膝压至地面，双小腿始终与地面垂直，在这个姿势上停留15秒左右，正常地呼吸（图2）。

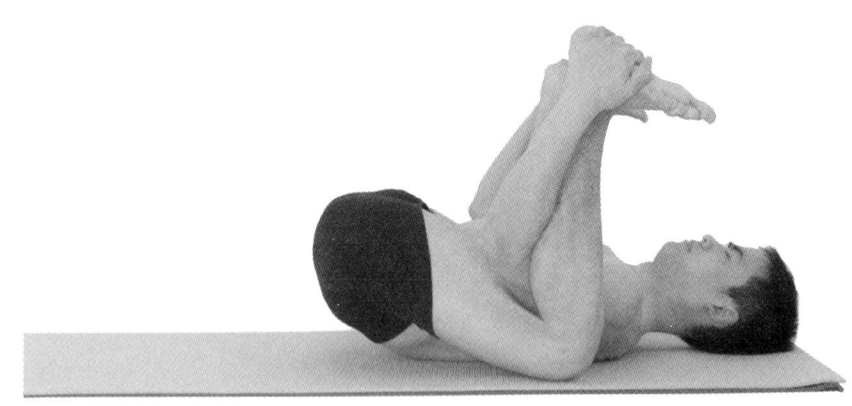

图2

（4）吸气时打开双臂，伸直双腿。呼气，有控制地放落双腿，仰卧休息。

【练习收益】

这个姿势有效地伸展了髋屈曲肌群和髋内收肌群，使髋关节得以灵活、腹股沟区域淋巴液循环旺盛。

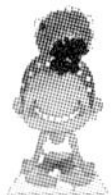

101. 瑜伽睡眠式（Yoganidrasana）

注意：双腿交叉放在颈后之前，先尽量提拔伸展脖子和背部，展开双肩，以调整姿势，这样就不会出现圆肩现象。

（1）仰卧时，屈双膝至大腿贴近胸前。

（2）呼气，双手抓住右脚，将右脚放置于颈后，保持右脚的位置，稍停留（图1）。

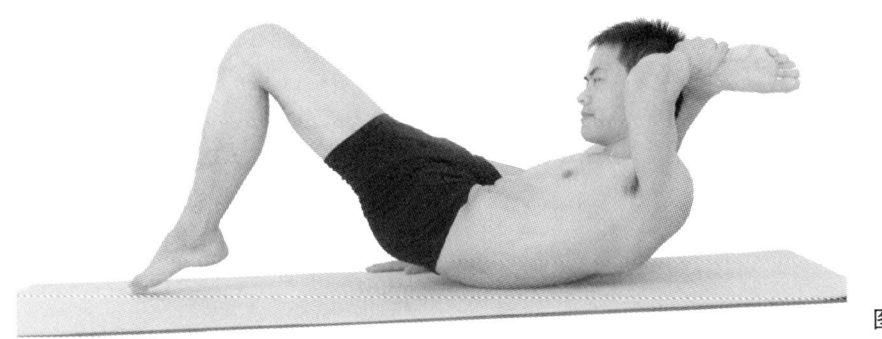

图1

（3）一旦姿势稳定，就在双手的帮助下，将左脚拉至颈后，使双脚脚踝交叉。头枕放在双腿上，稍停留适应这个姿势。将双臂向臀的方向伸展，双手在臀后相握（图2）。

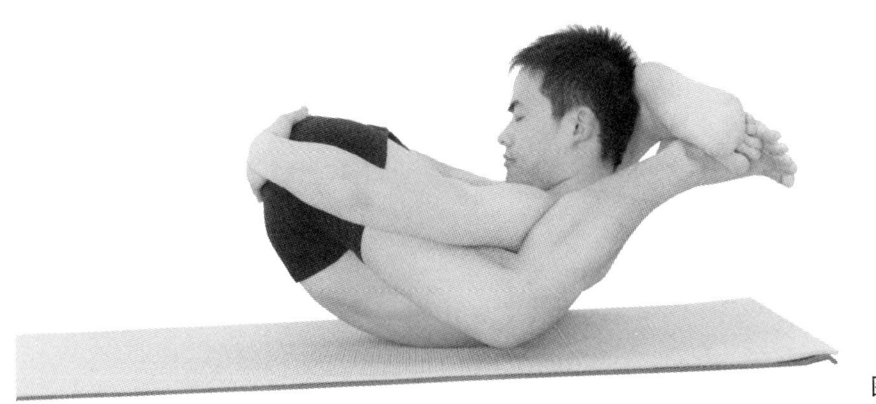

图2

（4）保持这个姿势，正常地呼吸。在这个姿势上停留15秒左右。

（5）呼气时打开身体，仰卧，稍休息。

【练习收益】

在这个体式中，身体得到一种完全放松休息的感觉，背部得到舒缓和伸展，胸、腹收缩，从而挤压胸腹腔内脏，加强了肝、胆、肾、肠，乃至前列腺、膀胱和所有的生殖器官的功能。据说在这个体式中，人体系统地释放能量和活力，使神经系统得到休息，并且便于将能量储存在身体内部，以备应急之需和更好地思考。

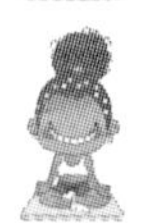

102. 双腿花环式（Dwi Pada Sirsasana）

这个姿势又被称作双腿绕头合十式，这是一个有难度的练习，在动作的定型中，身体仅靠尾骨的小部分区域支撑，练习者易向后倾倒，不要心急，要循序渐进地练习。

（1）腰背挺直，双腿并拢，向前伸直地坐着，屈双膝将双脚拉向身体。

（2）呼气，双手抓握左脚，保持左膝屈曲，左大腿向上、向后伸展，躯干稍向前，将左大腿放在左肩上，左小腿胫骨放于颈后，适应这个姿势，稍停留（图1）。

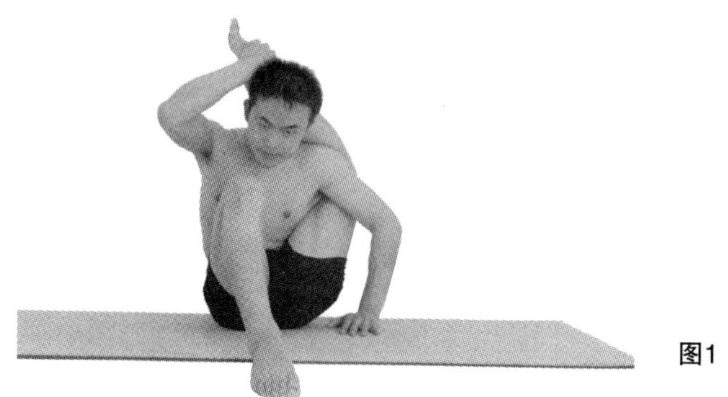

图1

（3）再次呼气时，双手抓住右脚，右大腿向上和向后伸展，躯干稍前倾，把右大腿放于右肩，右小腿置于颈后。双脚踝在脑后交叉，在这个姿势上稍停留，双手支撑地面，适应这个姿势。

（4）一旦感觉身体稳定，就将双手离开地面，在胸前合十，尽自己所能在极限边缘保持这个姿势（图2）。

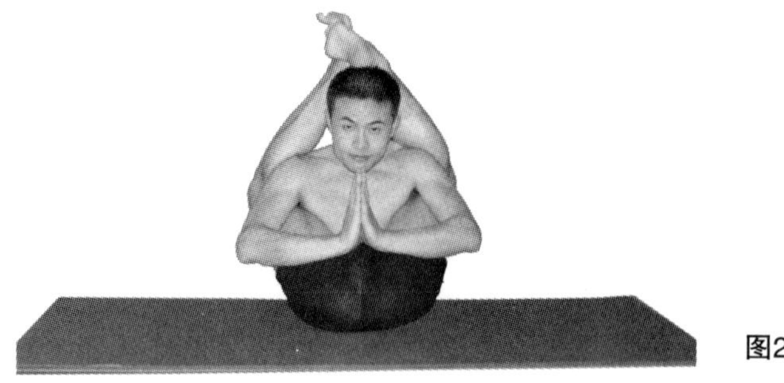

图2

（5）将双手放回地面，伸直双臂支撑身体，分开双脚，放落双腿，双腿并拢前伸，腰背挺直地坐着，稍休息。

【练习收益】

这个体位的练习收益同瑜伽睡眠式相仿，但大腿肌肉的伸展更为强烈，颈、腰骶和腹部所承受的压力更大。在这个姿势中，胸部和腹部肌肉收缩，背肌和脊柱向前伸展，腹部脏器得到有利的按摩，并从中获得益处。

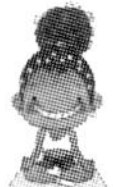

103. 鸟式（Chakorasana）

（1）挺直腰背，双腿并拢，向前伸直，坐在垫子上。

（2）屈左膝，在双手的帮助下，向上和向后伸拉左大腿，将左小腿胫骨放在头后。

（3）双手手掌在臀侧支撑，按压地面，上提横膈，使臀部从地面抬起，收腹肌，将右腿尽量向上抬高来靠近身体（图1）。

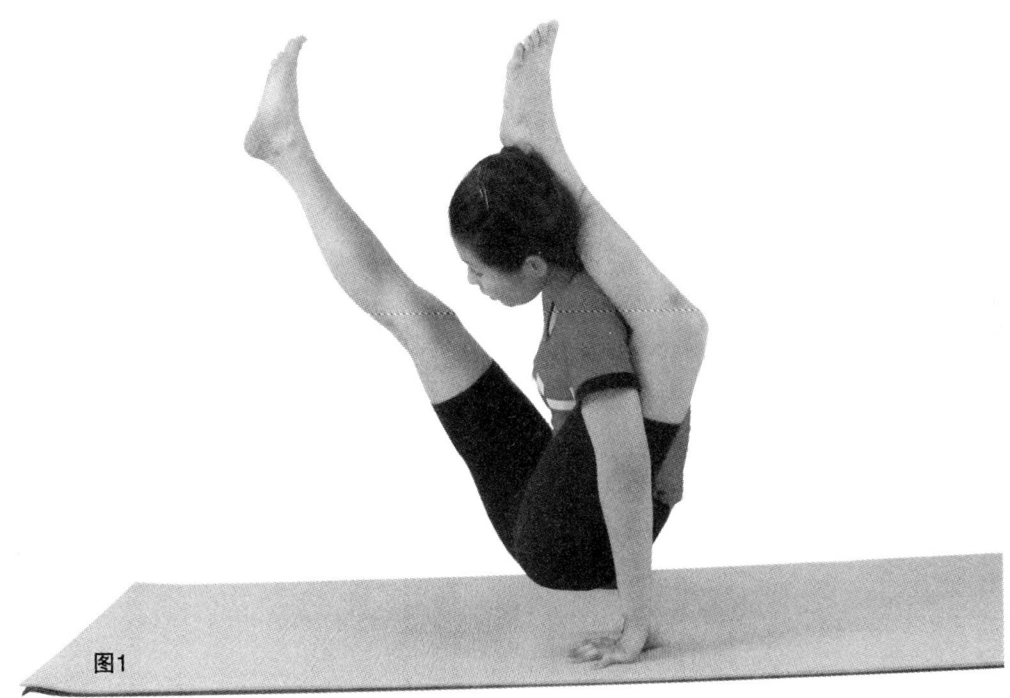
图1

（4）在极限的边缘保持这个姿势，正常地呼吸。

（5）再次呼气时将臀放落地面，放落右腿，打开左腿，双腿伸直，挺拔腰背，稍调整。

交换体位练习。

【练习收益】

这个姿势有助于防止神经性震颤的发生，可净化血液，有助于血液回流，从而更好地排毒，净化身体。在这个练习中，红细胞数量增加，身体供氧量提高，身体和精神都更具有活力，呼吸系统更为强健，脊柱也得到强化。

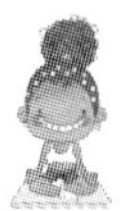

104. 朵瓦萨式（Durvasasana）

（1）挺直腰背，双腿并拢，向前伸直，坐在垫子上。

（2）屈左膝，躯干稍向前倾，左大腿向后和向上伸展，将左小腿胫骨放在头后，双手放在体侧支撑地面。屈右膝，慢慢地有控制地使臀部离开地面，呈蹲立的姿势。

（3）试探着挺直腰背，将双手在胸前合十（图1）。

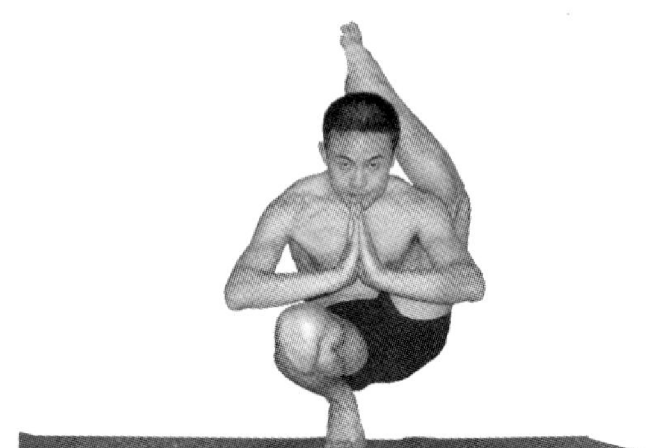
图1

（4）保持正常的呼吸，稍停留，一旦可以适应这个姿势，就慢慢地站起来，直到右腿伸直，尽量挺直腰背，尽自己的所能保持体式（图2）。

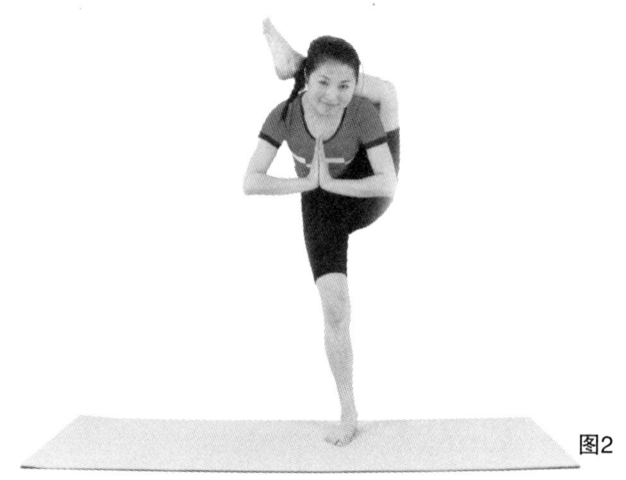
图2

（5）再次呼气时坐回到垫子上，打开双腿，并拢伸直，挺拔腰背，稍休息。

交换体位练习。

这是一个难以保持平衡的体式，对于刚刚练习的学员，可以靠着墙壁或者在朋友的帮助下完成。

【练习收益】

这个姿势除了具有鸟式的功效外，还增强了腿部的肌力和肌耐力，也增强了平衡、协调、集中与注意力的能力。

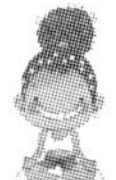

105. 箭式滚动（Open Leg Rocker）

（1）双腿并拢，挺直腰背地坐着。

（2）屈双膝，双手抓住双脚的脚掌外侧，吸气时伸直双腿，双脚向上，收紧腹肌和背肌，稍向后倾斜身体，双腿和背部保持挺直。现在是全箭式（图1）。

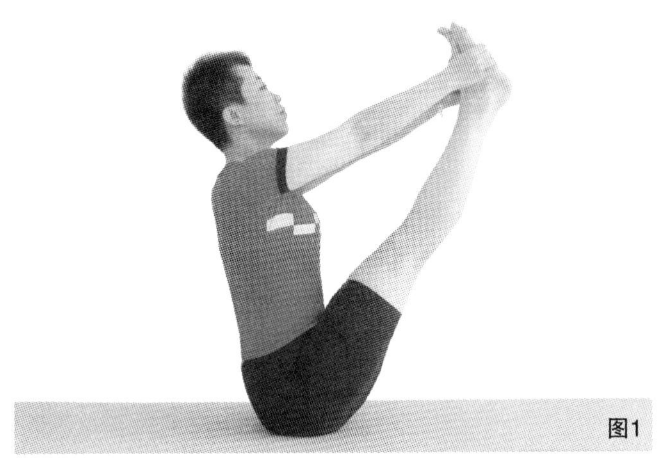

图1

（3）吸气时，身体有控制地向后仰卧，尽量让臀部向上，背部垂直于地面（图2）。

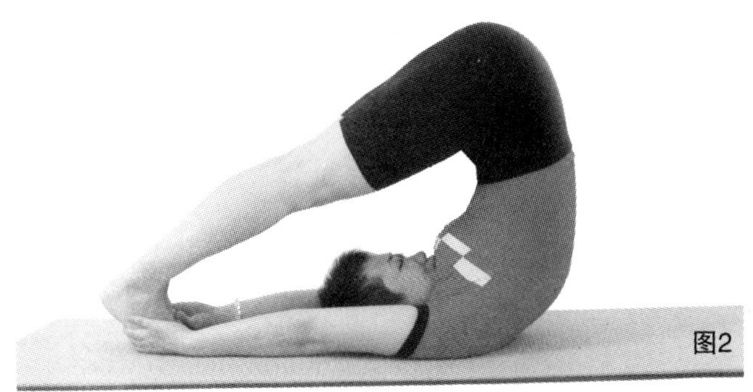

图2

（4）呼气时，腹肌用力，保持箭式，坐回垫子上。注意：挺直背部。重复这一体位5次。

（5）放落双腿，稍休息。

这是一个对腹肌要求比较高的动作，刚刚开始练习的学员，可以将双腿分开，双手握住脚腕练习。注意：脊柱是一节节地滚动。

【练习收益】

在这个练习里背伸展肌、腹肌的肌力增强，身体的稳定性提高，平衡与协调性加强。

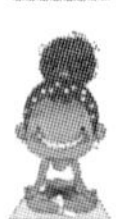

106. 海狮滚动（Seal Puppy）

（1）坐在垫子上，双腿并拢伸直，挺直腰背。

（2）屈双膝，双臂置于双腿内侧，双手自小腿内侧伸出，在双脚小脚趾的一侧抓握脚掌，抬起双腿，保持平衡。在这个姿势上停留3秒，正常地呼吸（图1）。

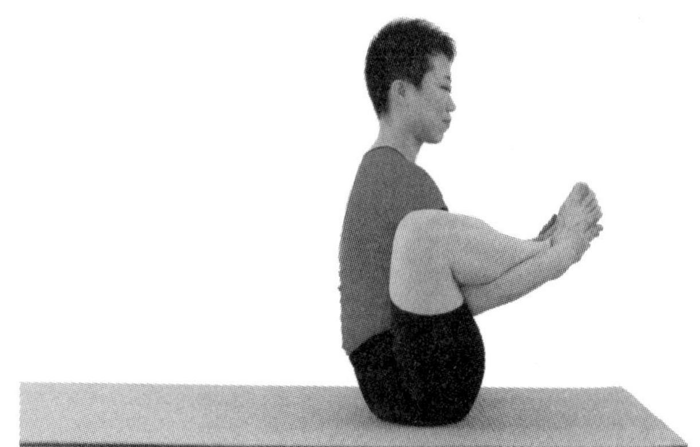

图1

（3）吸气，向后滚动身体，直到双肩支撑地面，背部与地面垂直，在这个姿势上停留3秒（图2）。

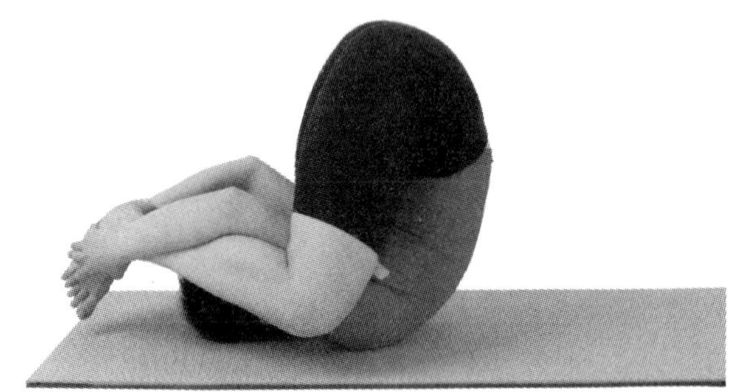

图2

（4）呼气，腹肌发力向前滚动，回到坐在垫子上的姿势。

（5）打开双腿，挺拔腰背，稍休息。

重复这个练习5~8次。注意：整个过程中放松双肩，脊柱一节节地贴地滚动。

【练习收益】

这个练习增强了腹肌和躯干的稳定性，灵活了髋关节，平衡能力也有提高。

 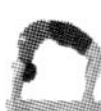

鹤禅系列（Bakasana）

这个姿势又被称作起重机式，变体很多，在这里我们由易到难，选择几个常见的来介绍。首先介绍这个系列的练习收益。

【练习收益】

这个练习有助于舒缓神经系统，调节情绪，身体的平衡与协调得到强化，腹部器官、双臂和手腕都在这个体位的练习中得到锻炼。由于自体负重，骨密度增加，在这个系列的练习中，身体就像一台起重设备。杠杆原理的应用很重要，当双腿以不同方式置于手臂上，身体承受重量的部位也会略有改变，相应的部位也会因之受益，请练习者用心体会。特别提示，血压、血脂较高的学员请在医生的许可下练习。

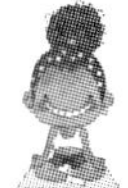

107. 基础鹤禅式

（1）蹲在垫子上，双脚分开，与肩同宽，双手在胸前合十，指尖向上，双肘抵放在双膝的内侧。

（2）用力向两侧撑开双肘，打开双膝，踮起脚尖，竖起脚掌，尽量让身体垂直于地面（图1）。

（3）呼气时，双肘贴向双膝内，将双手掌心向下，指尖向前，放于体前。翘起臀部，直至双膝顶放在肱三头肌粗隆以上，调整呼吸（图2）。

（4）吸气，向前伸展推送头和上背，顺势抬起双腿。在这个姿势上保持10秒左右，正常地呼吸（图3）。

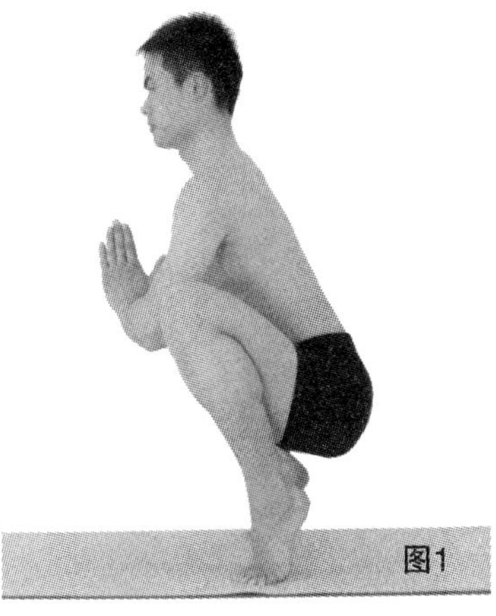

图1

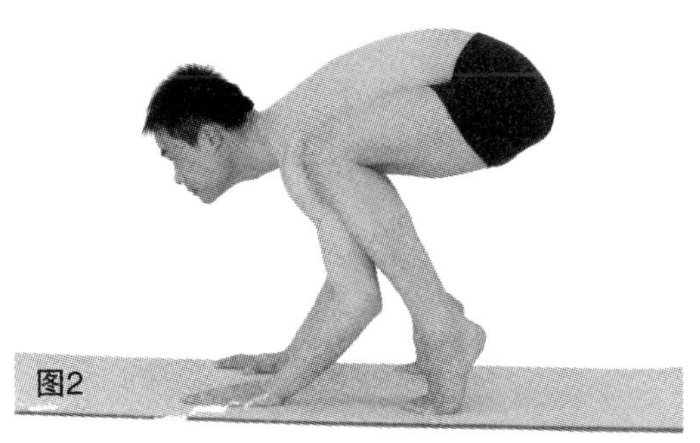

图2

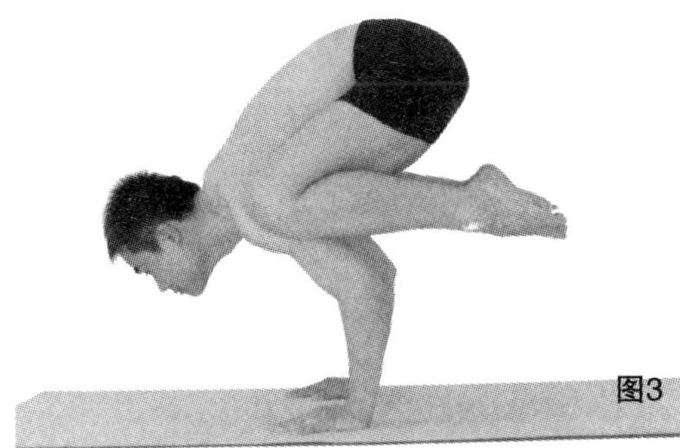

图3

（5）呼气时放落双腿，坐回地面，稍休息。

重复练习。

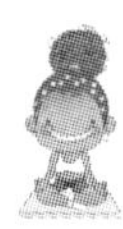

108. 直臂支撑鹤禅

（1）完成鹤禅。

（2）一旦感到姿势稳定就慢慢地伸直双肘，使双臂垂直于地面，但是双小腿始终与地面平行或是向高处抬起，加大同地面的角度（图1）。

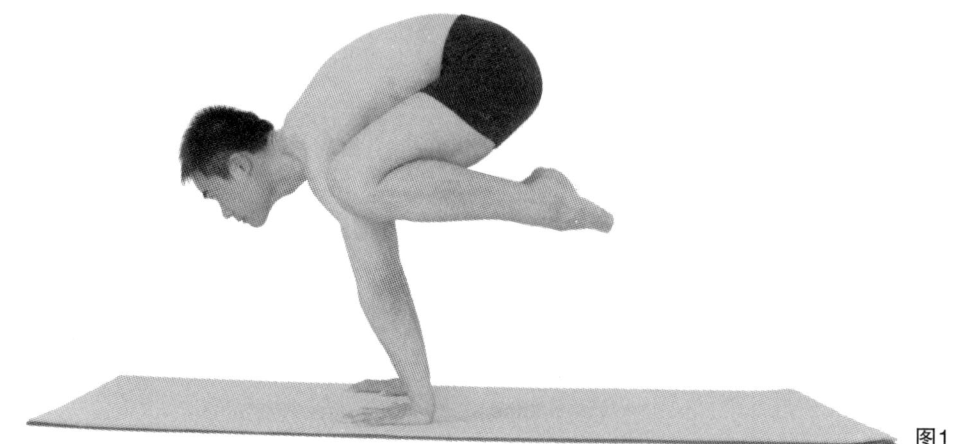

图1

（3）如果身体允许，可以将放在双臂上的膝向胸前并拢，全身的重量均匀地放在双臂及双手上（图2）。

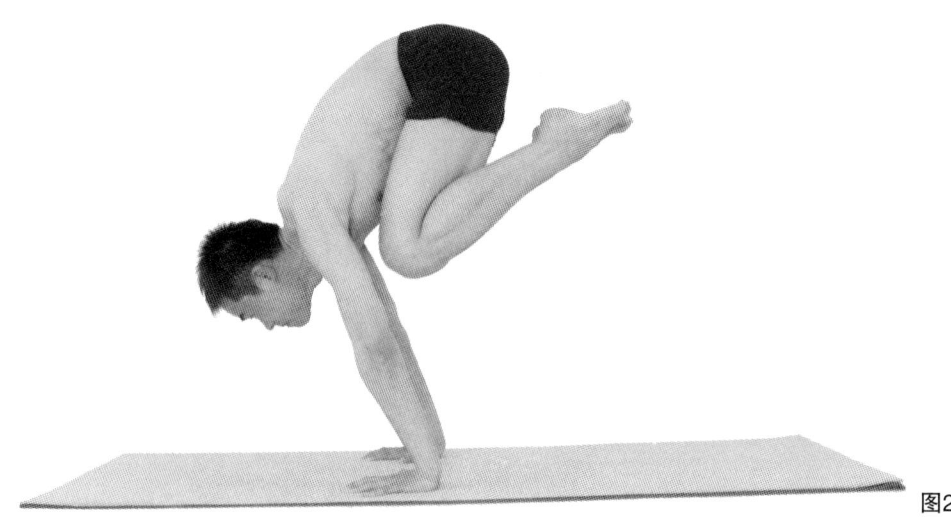

图2

这个练习对腹肌和双臂肌力的要求较高，请循序渐进地练习。

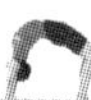

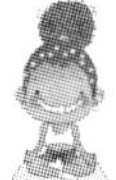

109. 侧鹤禅式

这个姿势的标准体式是以头手倒立来完成的。在这里，我们介绍一个简单的体式，来完成这个动作的定型。

（1）蹲在地面上，双手分开略比肩宽，指尖向前。抬臂，注意髋关节和肩关节构成的直线平行于地面，也就是背部与地面保持平行。

（2）双脚同双手掌根保持平行，向身体左侧移动，双膝向左推送，屈双肘，肘关节呈90°，前臂与地面垂直，上臂尽量与地面平行，双膝放在左上臂上，调整一下呼吸（图1）。

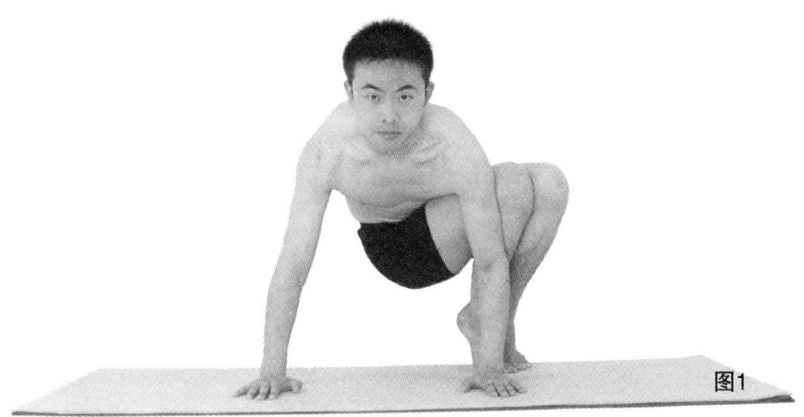
图1

（3）呼气，下腰背用力，身体略向前伸展推送，抬起双小腿，停留10秒左右，正常地呼吸（图2）。

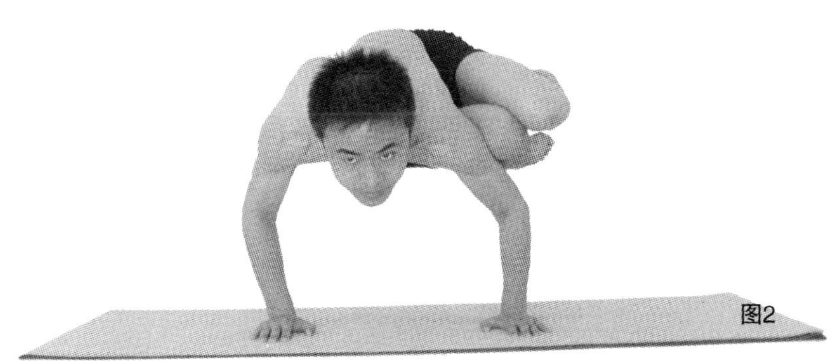
图2

（4）呼气时放落双腿，向右移送，回到蹲在地面上的姿势，稍调整。

交换体位重复练习。

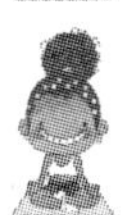

110. 莲花鹤禅

莲花鹤禅又称作上公鸡式。

（1）完成莲花头手倒立（图1）。

（2）一旦姿势稳定后，就以肚脐为折弯点，双膝向双肘的方向放落，直至放落在两上臂的三角肌粗隆处，在这个姿势上保持正常地呼吸，适应动作（图2）。

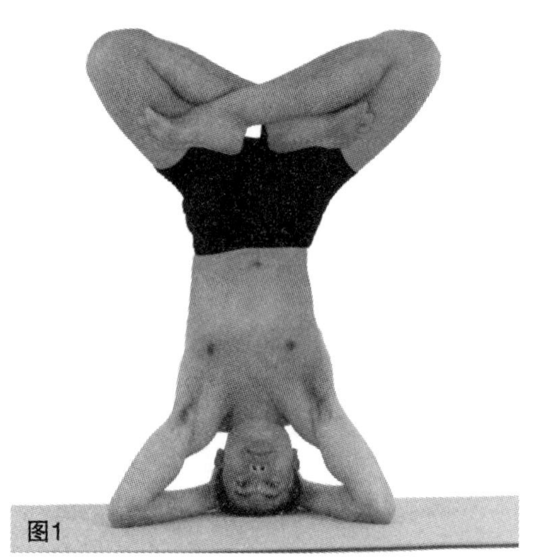

图1

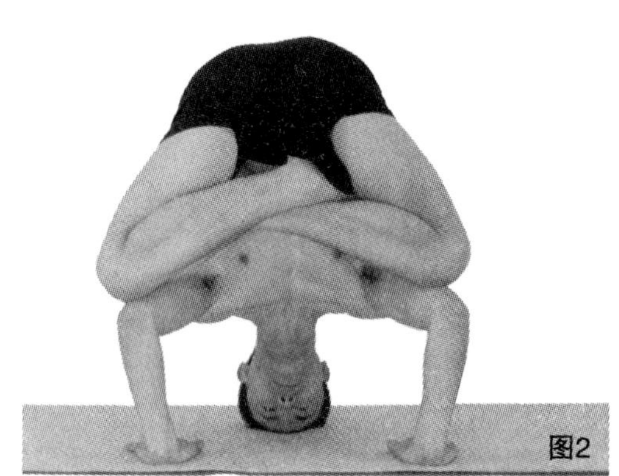

图2

（3）再次呼气时，收紧上腹部肌肉，稍向前伸展背，抬起头，如果可以，应伸直手臂（图3）。

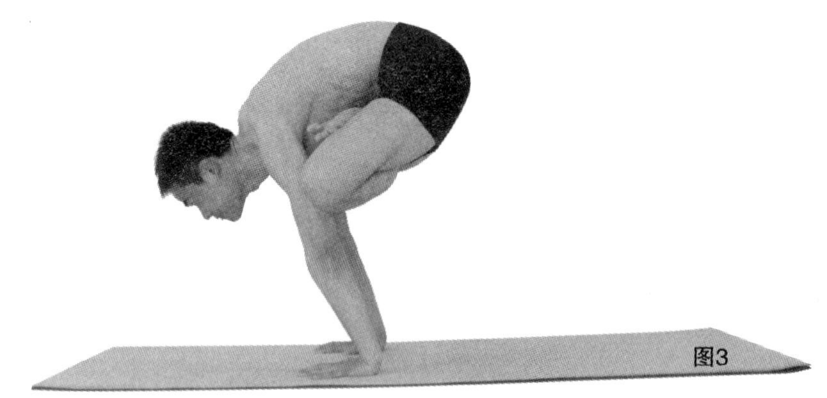

图3

（4）在极限边缘保持这个姿势，正常地呼吸。

（5）呼气时，屈双肘，以莲花坐坐回到地面，打开身体，稍休息。

交换双腿位置完成莲花头手倒立，重复练习。

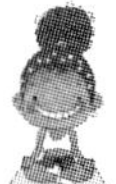

111. 侧莲花鹤禅

（1）完成头手莲花倒立，将身体向一侧扭转到极限。

（2）仍以肚脐为折弯点，有控制地放落，直至一侧的大腿放置在同侧的上臂上。

（3）双手用力按压地面，有控制地伸直双肘，同时颈和上背向前伸展推送，提升臀部，在自己的能力范围内抬头，形成侧莲花鹤禅（图1）。

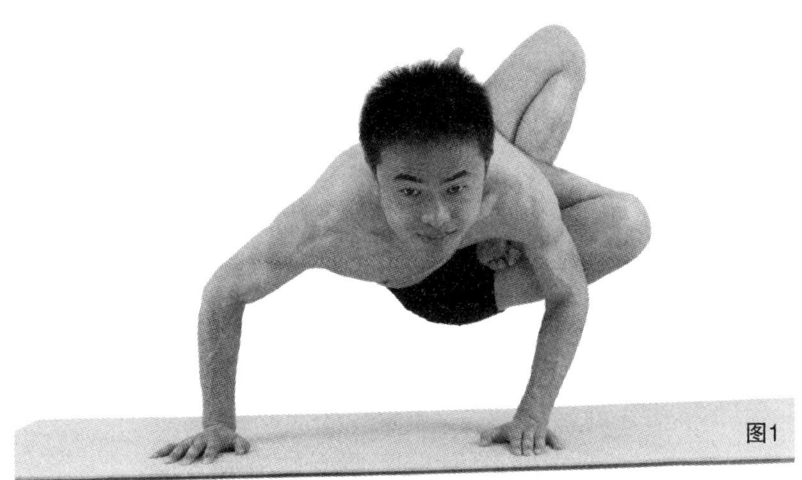

图1

这个体式也可以从莲花鹤禅开始，收缩一侧腹斜肌，伸展另一侧腹斜肌，有控制地将一侧的大腿移至对侧的手臂上，完成侧莲花鹤禅。第二种方式比第一种方式对腹肌的肌力要求更为强烈。

还有一种更为简单的起势是先完成全莲花侧板。屈双肘呈90°角，构成一个支架，支撑在下面的大腿下，然后完成动作定型。

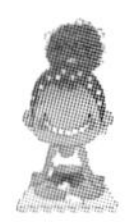

112. 格拉威亚支撑（Eka Pada Galavasana）

格拉威亚支撑又称作半莲花天鹅式、半莲孔雀或半莲鹤禅。

（1）完成莲花头手倒立，呼气，以肚脐为折弯点，向手肘方向推送双膝，直至双膝可以放置在三角肌粗隆附近。

（2）靠向胸部一侧的脚掌钩挂住对侧上臂的外侧，有控制地打开另一条腿，适应姿势（图1）。

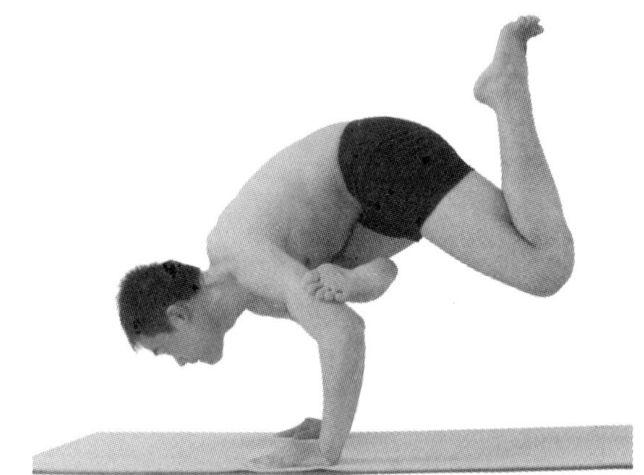
图1

（3）一旦姿势稳定，就将松开的腿向后慢慢地伸直，直到伸展的腿完全伸直后，在这个姿势上稍停留，适应姿势（图2）。

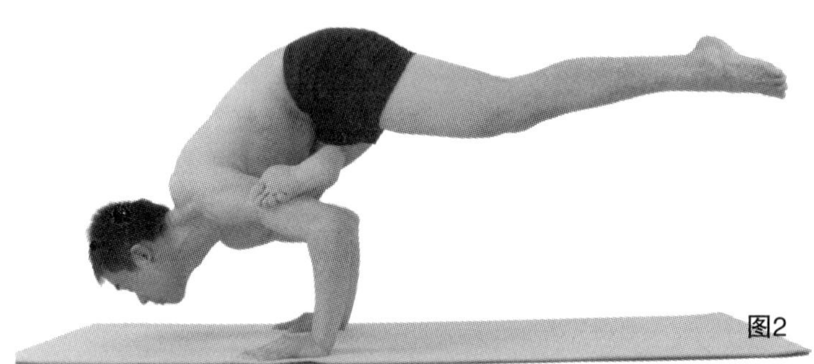
图2

（4）一旦身体感觉到稳定就呼气，收缩上背肌肉，同时身体稍向前推，慢慢地抬起头部，头部和背尽量与地面平行。

（5）在极限的边缘保持这个姿势，尽量正常地呼吸。

（6）呼气时放低后面伸展的腿，屈膝，慢慢地放落臀部，打开身体，坐回地面，稍休息。交换体位练习。

【练习收益】

这个体式具有孔雀式的练习效果，可参照练习。

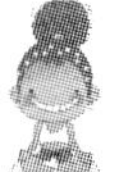

113. 昆虫式（Insect Pose）

（1）双膝分开，略比肩宽，双脚脚趾指向前，蹲在垫子上。

（2）抬臂，臂与地面平行，身体下压，直到与地面平行。展开双肩，双手指尖向后，双臂向后推送，直至膝盖后，大腿肌贴靠在上臂三角肌粗隆附近。向两侧打开手，指尖向前，臂向后推送，身体与地面平行，屈双肘呈90°，形成一个支架，两大腿放落在这个支架上，向前伸展双膝（图1）。

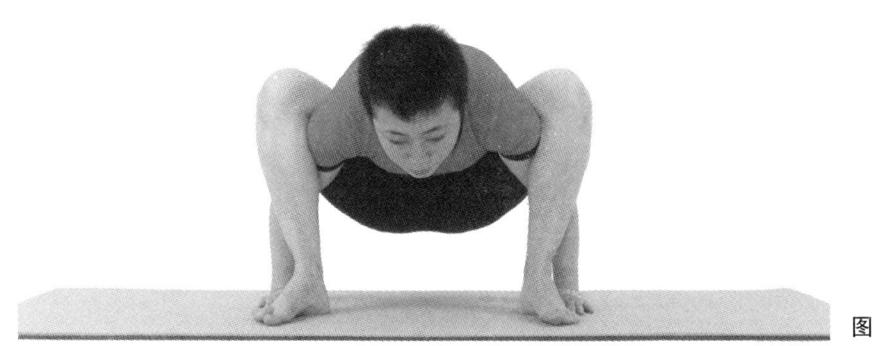
图1

（3）到极限时，吸气，双脚从地面抬起，伸直双膝，抬头，目视前方（图2）。如果身体允许，可以有控制地伸直双臂。

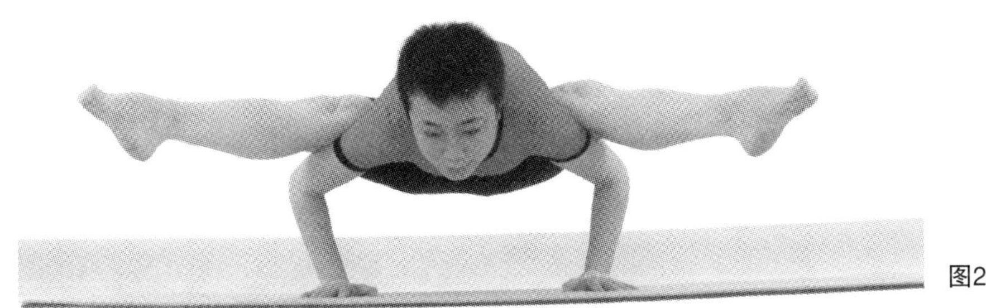
图2

（4）保持这个姿势20秒左右，呼气时放下双脚，落下臀部，双腿并拢，挺直腰背地坐着，稍休息。

调整呼吸，重复练习。

【练习收益】

昆虫式可强化胸腹，双臂和背部也得到锻炼。平衡与协调能力提高，腕关节和肩部的稳定性增强，骨密度增加。

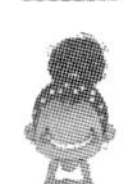

114. 单腿昆虫式（Eka Pada Bakasana）

（1）完成昆虫式。

（2）一旦感觉姿势稳定，就将一侧的腿屈膝，将脚趾指向臀后，大腿仍然放置在同侧上臂构成的支架上，身体仍然与地面平行（图1）。

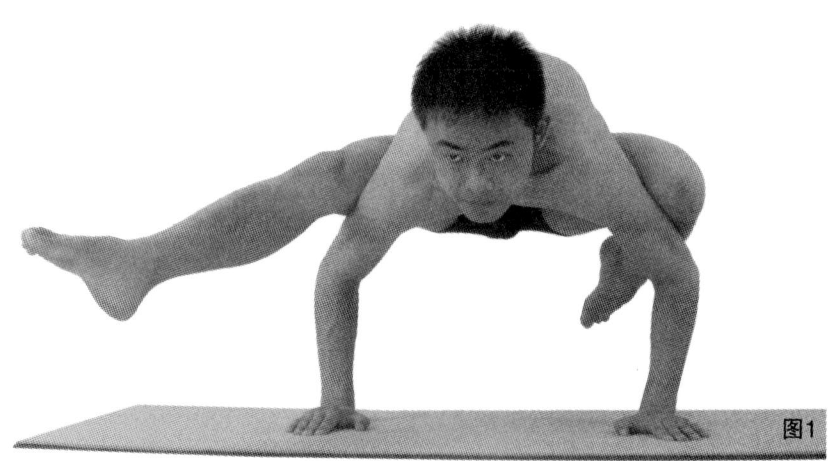

图1

（3）在这个姿势上停留10秒左右，正常地呼吸。

（4）呼气时，落下弯曲的腿及臀部，坐回到地面上，挺直腰背，伸直双腿，稍休息。交换屈曲腿练习。

【练习收益】

可参见昆虫式，效果更为显著。

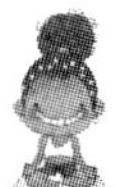

115. 康地亚支撑（Dwi Pada Koundinyasana）

康地亚支撑又叫做侧乌鸦式或喜鹊式。这个姿势的标准起势是头手倒立，在这里介绍一个比较简易的达成方法。

（1）蹲在地面上，双手手指向前，放于体前，双臂分开，略比肩宽。翘臀至躯干与地面保持平行。并拢双脚，向右侧水平移动至极限，屈双肘，保持肘关节呈90°，平行于地面，这样就构成了一个很好的支架，让两大腿放置在右上臂上。

（2）稍翘臀，向前伸展背，将地面的双脚向上抬起，有控制地伸直双膝。

（3）在极限边缘保持这个姿势，正常地呼吸。

（4）呼气时放落双脚，坐回地面，挺直腰背，伸直双腿，稍休息。

交换体位，向相反方向练习。

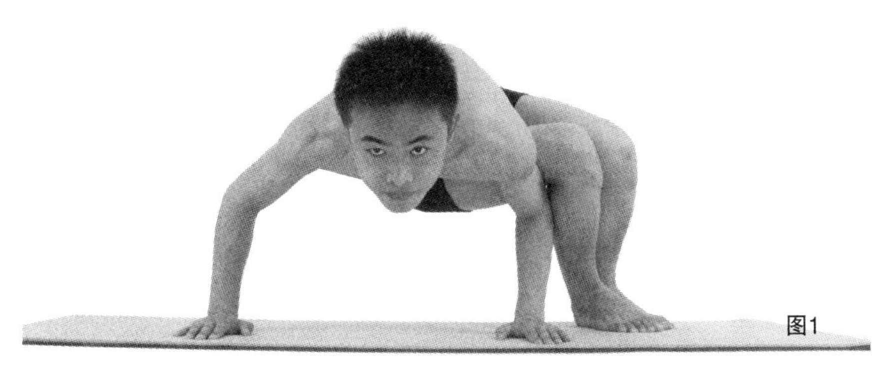

图1

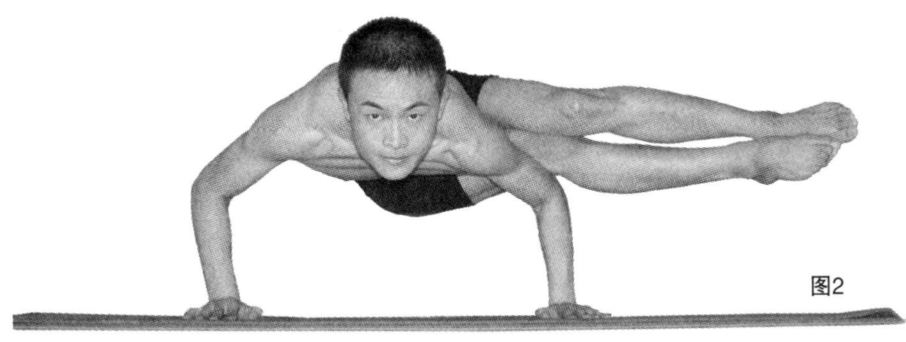

图2

【练习收益】

这个体式使下背部更灵活，脊柱更富弹性，肠的蠕动更好地促进了体内毒素的排出、消除便秘。平衡、协调功能增强，骨密度增加，双臂和背部肌力增强，腹斜肌和大腿外侧肌肉得到伸展。

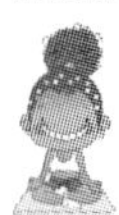

116. 单腿康地亚支撑（Eka Pada Koundinyasana）

单腿康地亚支撑又叫做剪刀腿式侧支撑。

（1）完成康地亚支撑。

（2）一旦姿势稳定，就将上面的腿尽量向上抬起或向后推送（图1）。

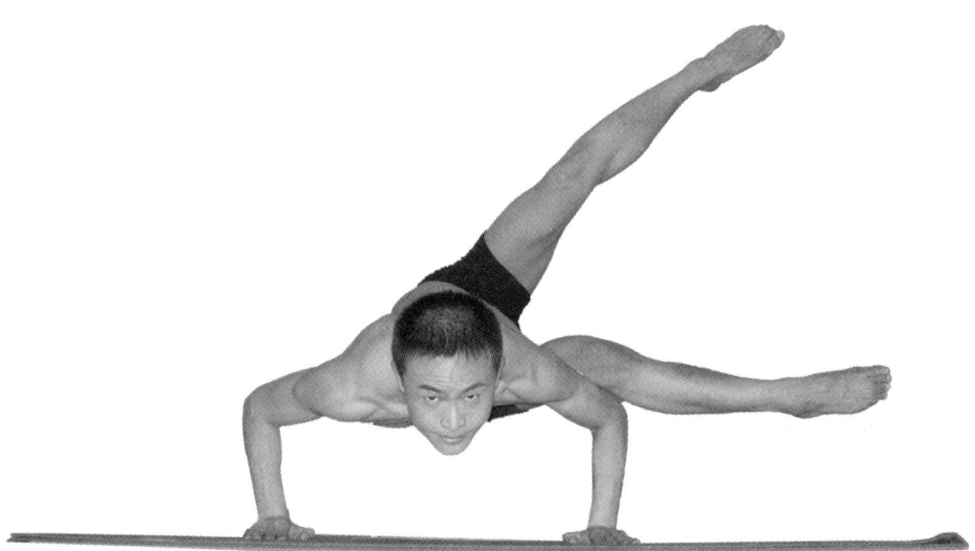

图1

（3）在极限边缘停留，正常地呼吸。

（4）回到康地亚支撑，放落身体，稍休息。

自相反体位重复练习。

【练习收益】

可参照康地亚支撑的练习收益体会动作，效果更为显著。

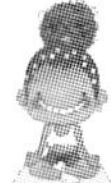

117. 阿思塔瓦卡茹阿支撑（Astavakrasana）

这个支撑的标准起势分为两个阶段，略有难度，在这里我们介绍简易的达成方法。

（1）坐在地上，双腿并拢，向前伸直，挺直腰背。

（2）右髋外展，向右侧打开右腿，屈右膝，右脚自左腿下穿过，伸展左腿，将左脚的脚背放在竖起的右脚背上，身体向前倾斜，右臂从双膝的交叉处穿出，尽量向前伸，右大腿放置在右上臂的三角肌粗隆处（图1）。

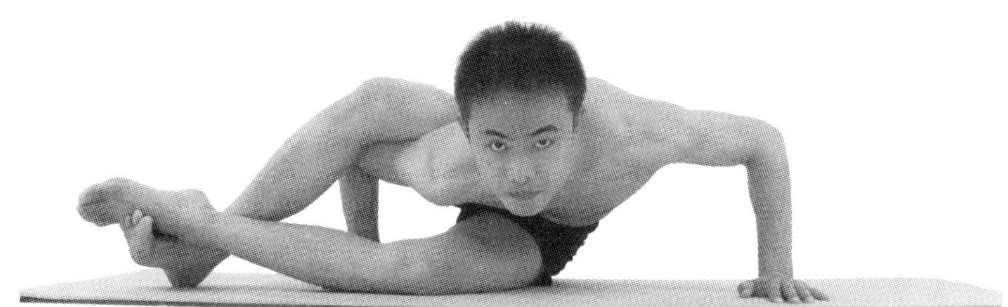

图1

（3）屈双肘，构成一个与地面垂直的支架，向上翘臀，抬高双腿，身体与地面保持平行（图2）。

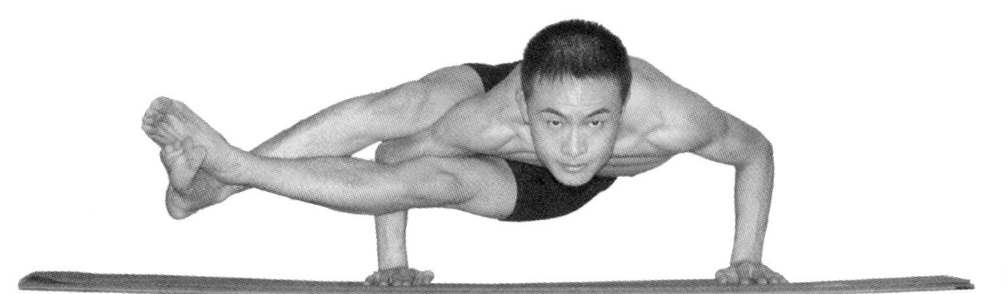

图2

（4）保持这个姿势10秒左右，正常地呼吸。

（5）呼气时有控制地放落双腿，坐回地面，稍休息。

交换体位练习。

【练习收益】

可参照康地亚支撑的练习收益来体会动作。

肩立系列（Salamba Sarvangasana）

肩立式被很多瑜伽者誉为体位“王后”。在梵文中，Sarvanga的意思是全部身体。在体位练习中，这是一个重要的系列。通过这些不同的肩倒立式，使整个身体受益。由于姿势本身所形成的坚定的收颔收束法，使大量能量聚集于颈部。可改善面部气色，使颈部所有腺体充满活力。对于神经系统和甲状腺，肩立式有很好的保养和激活作用，生殖腺体也可以在这个练习中保持良好功能。有规律地练习这组体式可以增加血红蛋白含量，增进身体的养分和氧气供应量。放松内脏器官，血液回流畅快，一些静脉曲张、内脏下垂、痔疮等疾患也得以缓解。身心所承受的压力得以释放，失眠、抑郁、情绪亢奋等状况好转，一些早衰现象也会消失。据说在身体的康复期练习肩立式，练习者可以很快地从虚弱中恢复过来。

需要注意的是，女性朋友在生理期内不可做倒立练习。

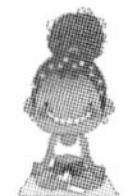

118. 基础肩立

（1）仰卧，屈双膝至大腿压向胸部，双手掌心向下，按压地面，借势将臀部和下背离开地面，向上推送身体，双手顺势放在中上背的两侧。

（2）保持双前臂平行，向前推送身体，下巴靠在胸骨上，直至背部和身体完全垂直于地面（图1）。

（3）有控制地向上伸直双膝，并拢双腿，绷直双脚的脚尖。伸展髋关节，尽量使双腿与身体构成一条直线，并与地面垂直（图2）。

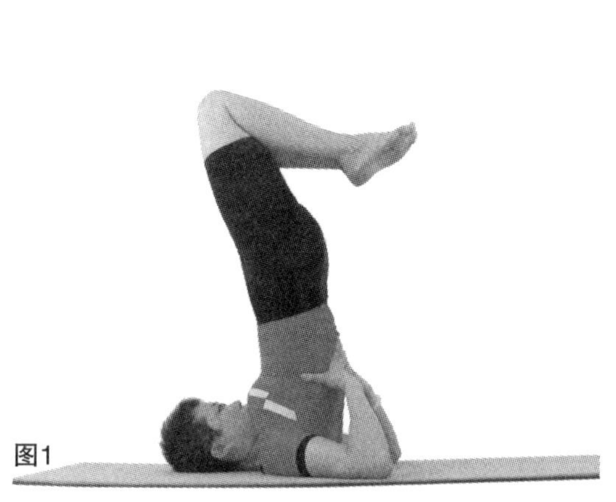

图1

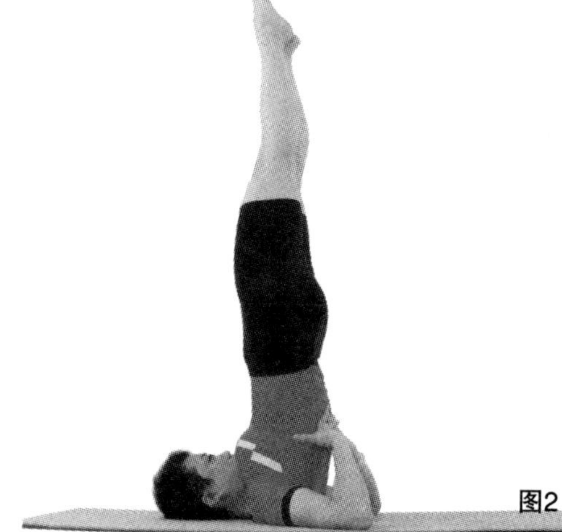

图2

（4）在这个姿势上停留30秒左右，正常地呼吸。

（5）呼气，屈双膝，大腿贴向胸部，双手护腰，有控制地将背部放落在地面，将双腿慢慢放落到地面上，仰卧，稍休息。

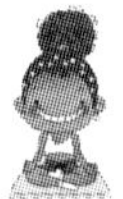

119. 单腿肩立

单腿肩立有两种方式可以达成。

第一种

（1）先完成犁式。双手在背部中上部两侧支撑身体，背部与地面保持垂直（图1）。

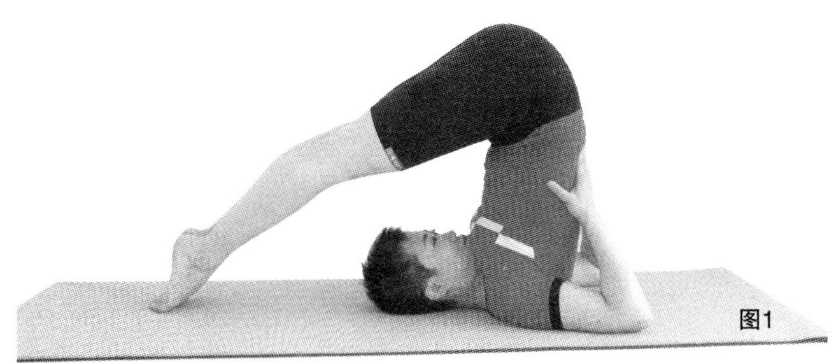
图1

（2）吸气，向上抬起右腿，绷直脚尖，尽量使右腿和身体构成的直线垂直于地面，左脚尖不要离开地面。在这个姿势上停留15秒，正常地呼吸。注意：脚尖和膝盖在一条直线上，不要向一侧偏移（图2）。

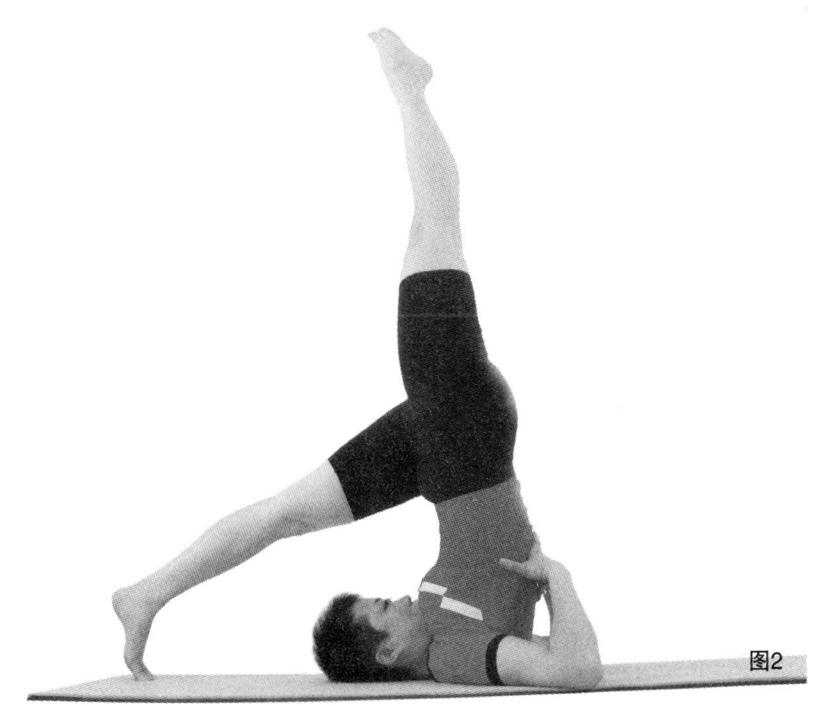
图2

（3）呼气时，有控制地放落右腿，回到犁式体位。

（4）吸气，向上抬起左腿，绷直脚尖，尽量使左腿和身体构成的直线垂直于地面，右脚尖不要离开地面。在这个姿势上停留15秒，正常地呼吸。注意：脚尖和膝盖在一条直线上，不要向一侧偏移。

（5）再次呼气时，身体回到犁式。

（6）屈双膝，有控制地放落，身体仰卧，稍休息。

第二种

（1）完成肩倒立式，直到双腿和背与地面垂直。

（2）有控制地向头的方向放落左腿，直到左脚尖伸展到极限，正常地呼吸，停留15秒左右。注意：脚尖和膝盖在一条直线上，不要向一侧偏移（图3a、b）。

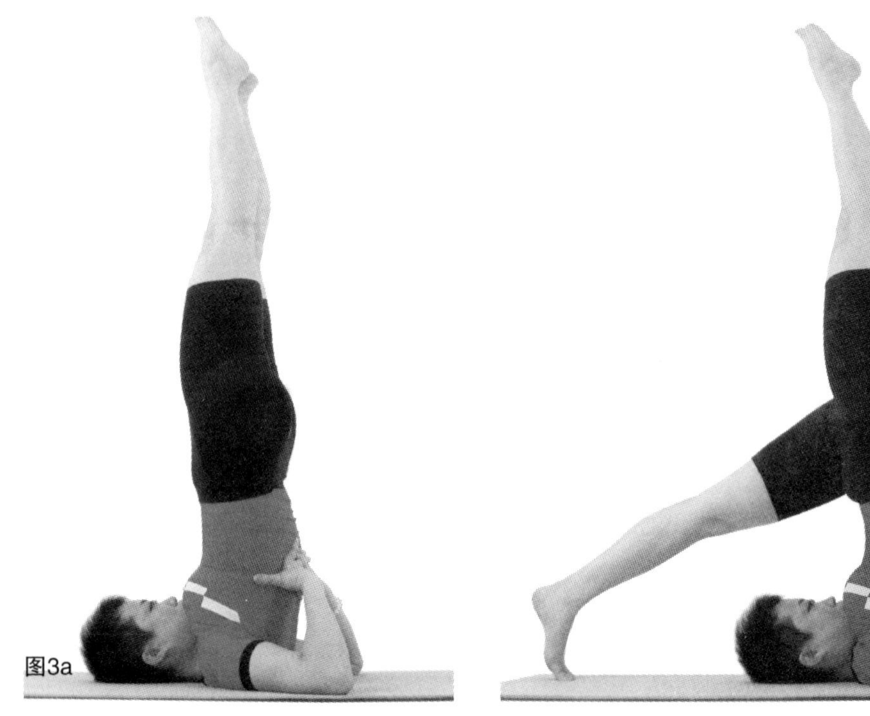
图3a　图3b

（3）呼气时抬起左腿，回到肩立式。再次呼气放落右腿，重复练习。

（4）呼气时，身体回到犁式。

（5）屈双膝，有控制地放落，身体仰卧，稍休息。

 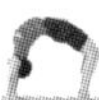

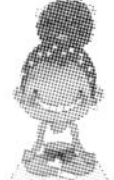

120. 莲花肩立

莲花肩立的完成有两种方式。

第一种

（1）完成肩立式，屈双膝，左脚掌尽量放置在右大腿根部，脚心指向头的方向。右脚越过左小腿胫骨放在左大腿根部，脚心指向头的方向。在倒立的姿势上完成了全莲花的盘屈练习。尽量保持这个姿势，伸展髋关节，保持双膝向上（图1）。

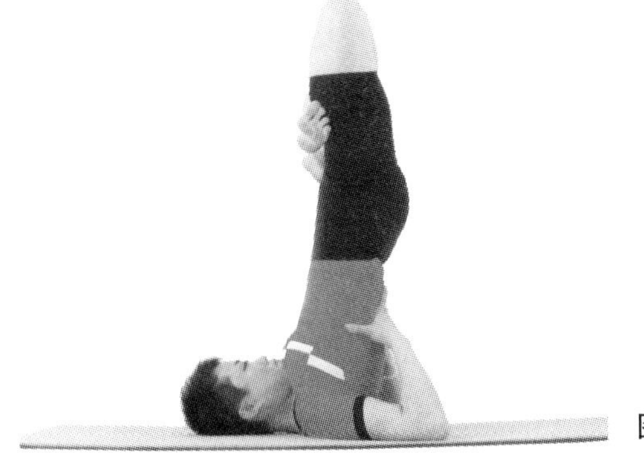

图1

（2）正常地呼吸，在这个姿势上停留15秒左右。

（3）呼气时，解开盘屈的双腿，有控制地放落身体，仰卧，稍休息。

交换盘全莲花的双腿顺序，重复练习。

第二种

（1）全莲花盘坐，有控制地向后放落身体，仰卧。

（2）掌心向下放于身体两侧，按压地面，顺势抬起腰背，双手支撑着中上背部，伸展髋部，使双膝向上。在莲花坐的基础上完成莲花肩倒立式（图2a、b）。

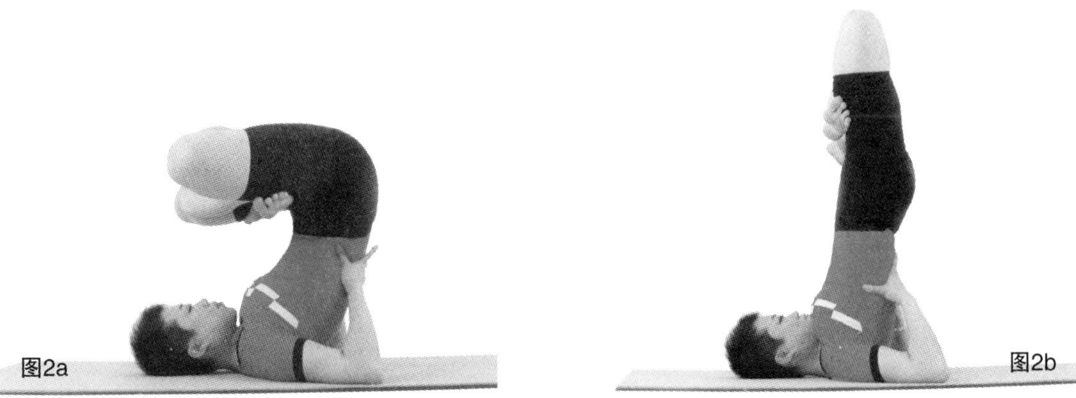

图2a　图2b

（3）正常地呼吸，在这个姿势上停留15秒左右。

（4）呼气时放落身体，打开双腿，仰卧，稍休息。

交换体位重复练习。

121. 莲花胎儿肩立

（1）完成莲花肩立式（图1）。

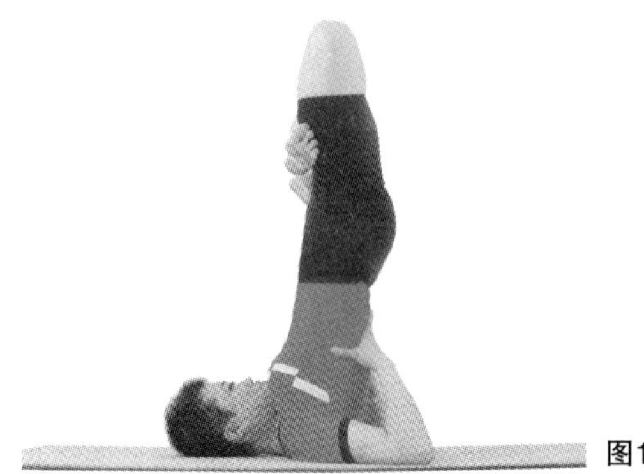
图1

（2）再次呼气时，以脐部为折弯点，向胸前放落双膝，将大腿接触胸部，膝盖放在肩前，尽量让膝盖触碰地面（图2）。

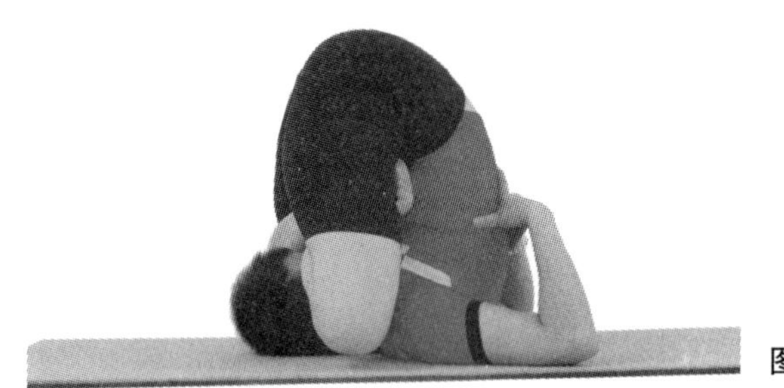
图2

（3）双手从背后移开，自身体两侧打开双臂，放于双膝外侧。双臂抱紧双膝，躯干向头的方向移送，双膝向身体的方向移送（图3）。

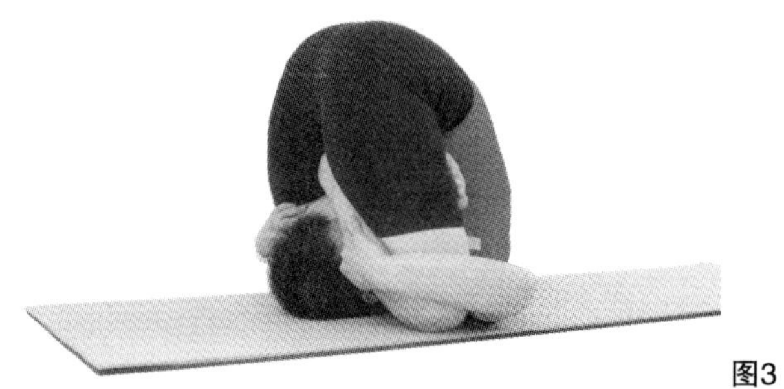
图3

（4）保持这个姿势20秒左右，正常地呼吸。

（5）吸气时，回到莲花肩立式。打开双腿，放落身体，仰卧，休息。

交换盘屈双腿的顺序，重复练习。

 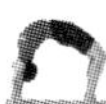

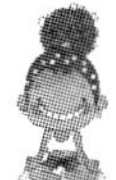

122. 莲花胎儿侧肩立

（1）完成莲花胎儿肩立（图1）。

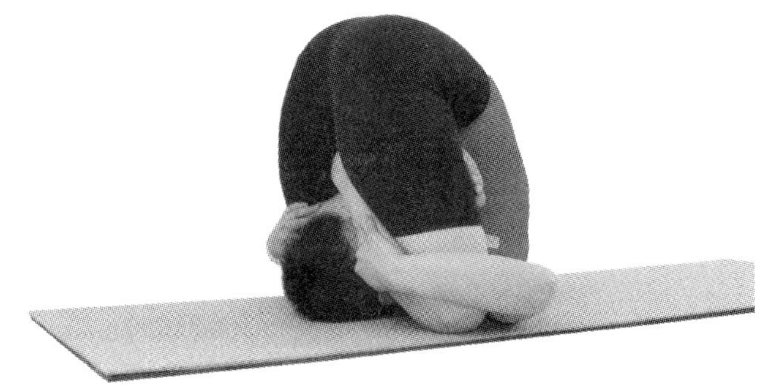
图1

（2）打开背后的双手，重新放在中上背两侧支撑身体（图2）。

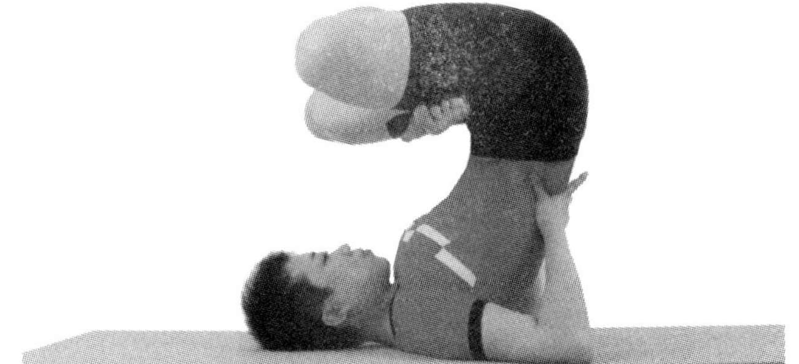
图2

（3）在脐部的带动下将下肢向左侧扭转，再次呼气时尽量将双膝放在左耳侧，向地面沉落，双肩牢牢地放在地面上不要离开（图3）。

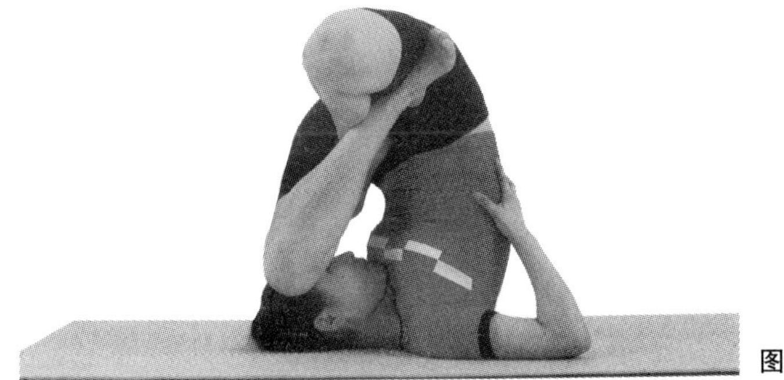
图3

（4）保持这个姿势20秒左右，正常地呼吸。

（5）吸气时双腿回到头上方，呼气时将双膝放在右耳侧，向地面沉落。

（6）保持这个姿势20秒左右，正常地呼吸。

（7）回到莲花胎儿式，逐步打开身体，仰卧休息，交换盘屈双腿的顺序重复练习。

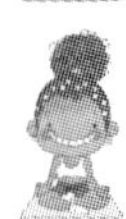

123. 肩立剪刀腿

（1）完成肩立式。同时双腿像踩着天花板走路一样，双腿尽可能大地前后分开，左右腿交替在前（图1）。

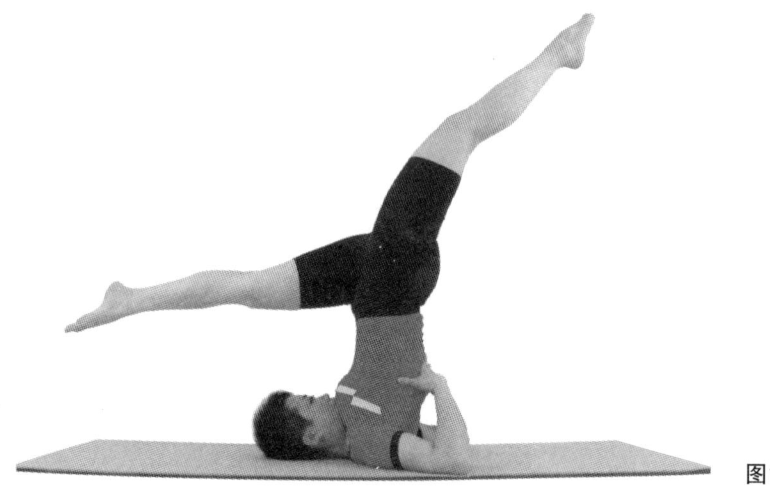

图1

（2）在脐部的带动下向左侧扭转身体，持续保持双腿迈大步的状态（图2）。

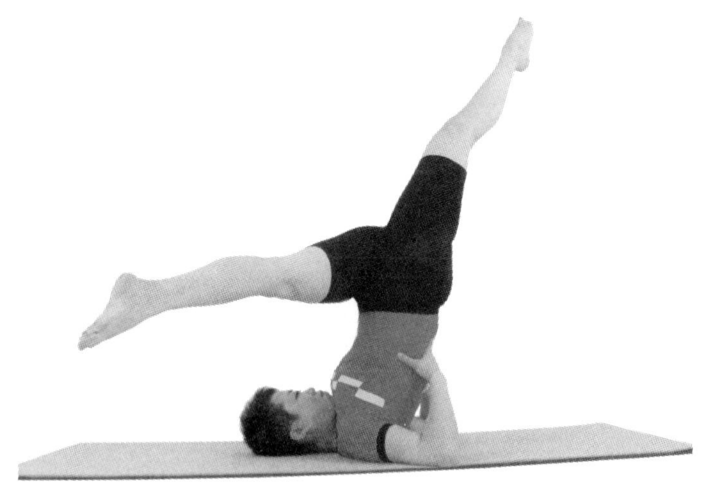

图2

（3）当身体扭转至极限时，双腿持续保持迈大步的状态。在脐部的带动下向右侧扭转身体。

（4）当身体扭转至极限时，回到肩立式。有控制地放落双腿，仰卧，稍休息。

【练习收益】

这个体式在肩立式的练习收益的基础上增加了按摩双腿肌肉和腹部脏器的功能。

 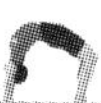

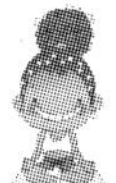

124. 无支撑肩立

（1）完成肩倒立式（图1）。

（2）将支撑在后背上的双手移开，自体侧有控制地移至双耳旁，指尖指向头顶的方向，伸展（图2）。

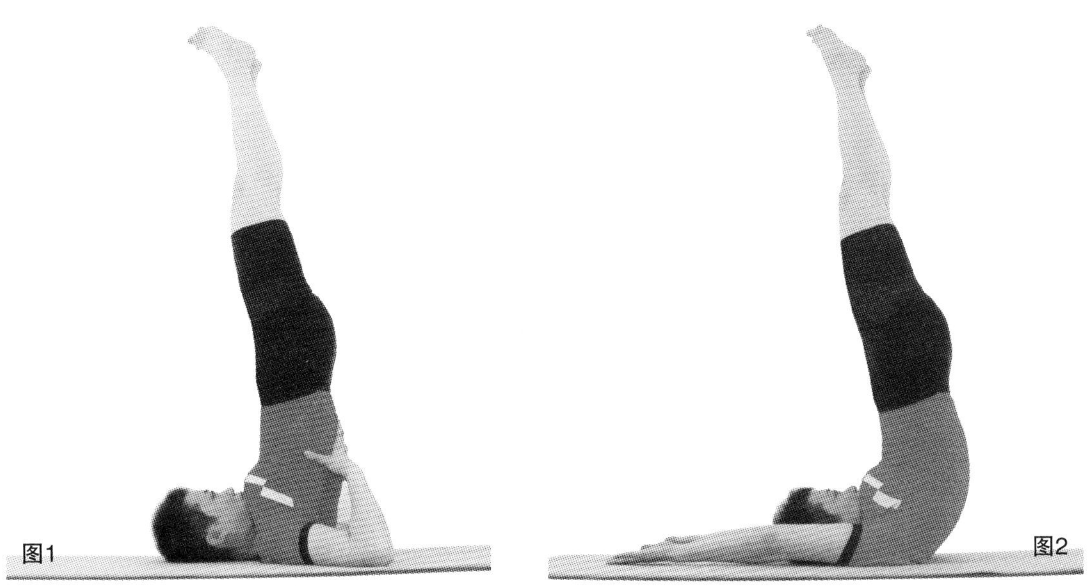

图1　图2

（3）一旦感到身体稳定，就将双手沿身体的矢状面向上推送，直到双臂置于两腿前平行，指尖和脚尖在同一个方向，双臂、双腿与身体垂直于地面。注意：不要把双腿靠在双手上（图3）。

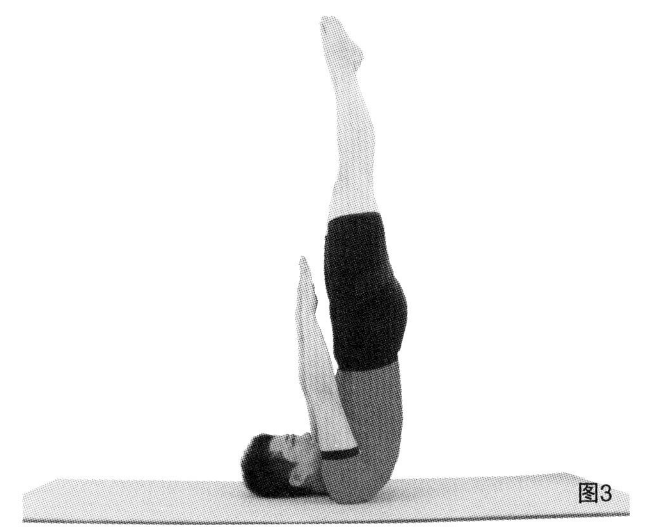

图3

（4）在这个姿势上保持15秒左右，正常地呼吸。

（5）呼气时，双手护住腰背，屈双膝，有控制地放落身体，稍休息。

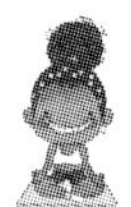

125. 肩桥（Setu Bandha Sarvangasana）

（1）完成桥功第一式。尽量让下巴靠向锁骨，双脚的脚掌完全地放落在地面上。上背与地面垂直，将双手打开，掌心向下放在体侧（图1）。

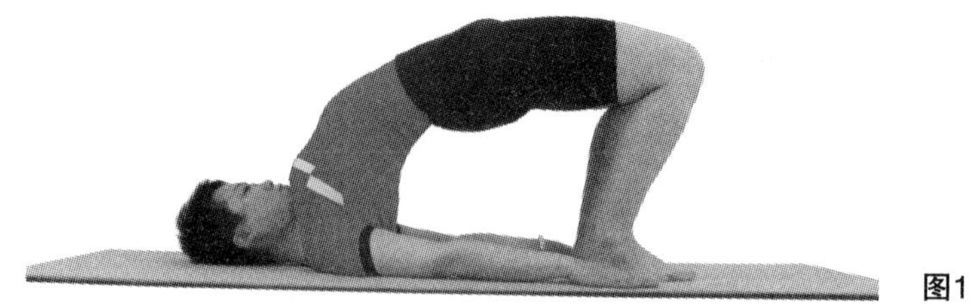
图1

（2）吸气，向上抬起左腿，绷直脚尖，向上，在这姿势上稍停留（图2）。

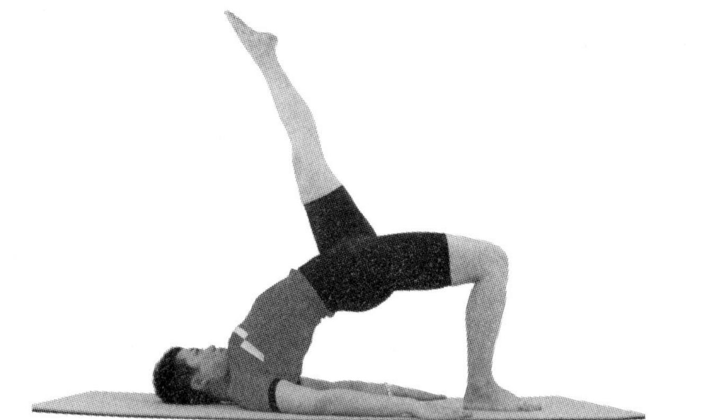
图2

（3）呼气，勾脚掌，直至脚趾指向头，伸直左膝。然后有控制地放落左腿，直到左脚掌完全接触地面（图3）。

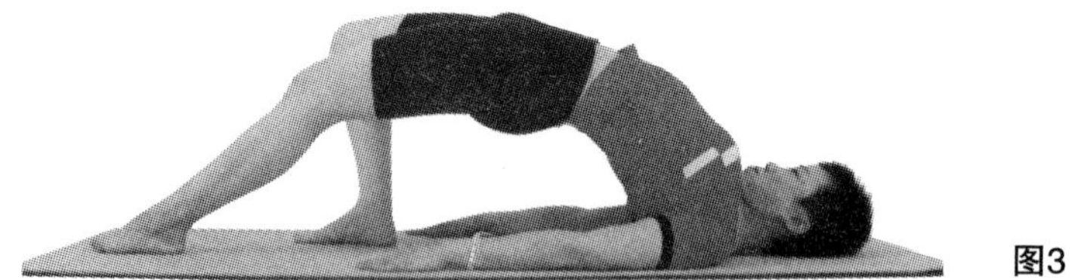
图3

（4）再次吸气，收腹肌，抬起左腿，呼气放落，重复5次，回到桥功第一式。

交换体位练习。注意：在动作过程中感觉腿部在延长。骨盆同地面的高度不因动作而改变。

【练习收益】

这个练习除具有桥功的练习收益外，还有增强躯干、骨盆稳定性，强化腹肌和髋屈肌的功效。

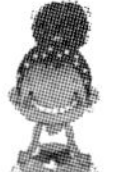

126. 卧角式（Supta Konasana）

（1）完成犁式（图1）。

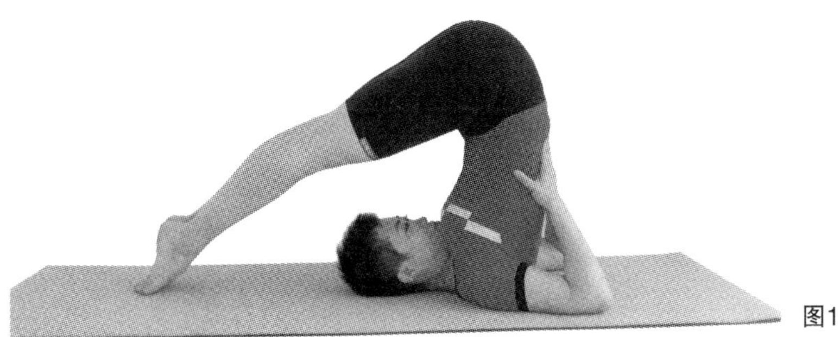

图1

（2）双手放置在中上背部，向两侧尽量大地打开双腿，脚跟始终向上，脚尖接触地面，在极限的边缘稍停留（图2）。

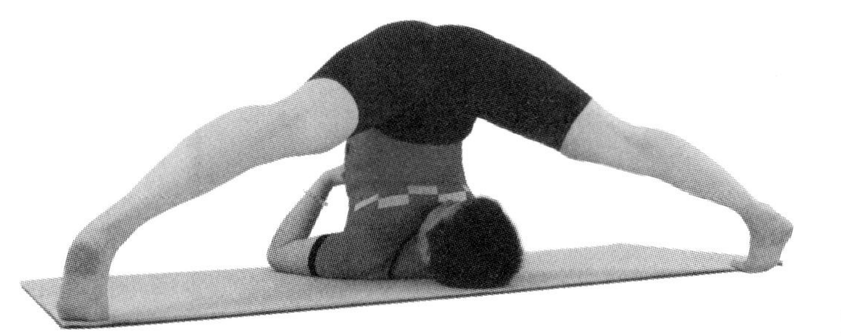

图2

（3）打开双手抓握双脚趾，进一步伸展双腿，挺拔腰背。背部与地面保持垂直（图3）。

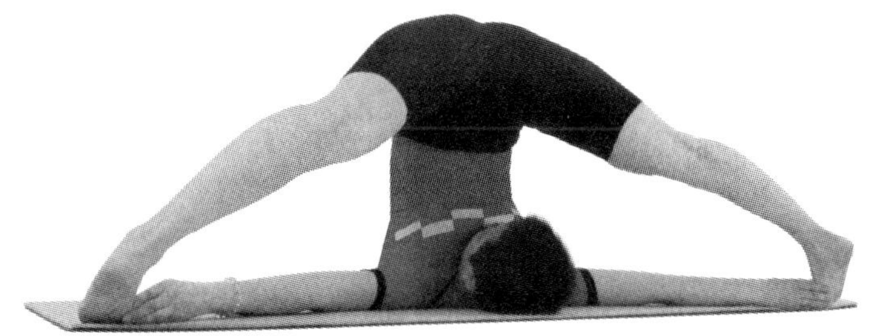

图3

（4）保持姿势，停留15秒，并拢双脚，回到犁式，有控制地放落双腿，稍休息。

【练习收益】

这个体式除具有犁式的练习收益外还可伸展腿部肌肉，对腹部脏器的按摩效果也更为显著。

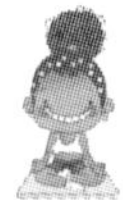

127. 侧犁式（Parsva Halasana）

（1）完成犁式，双手支撑着中上背部，躯干与地面保持垂直（图1）。

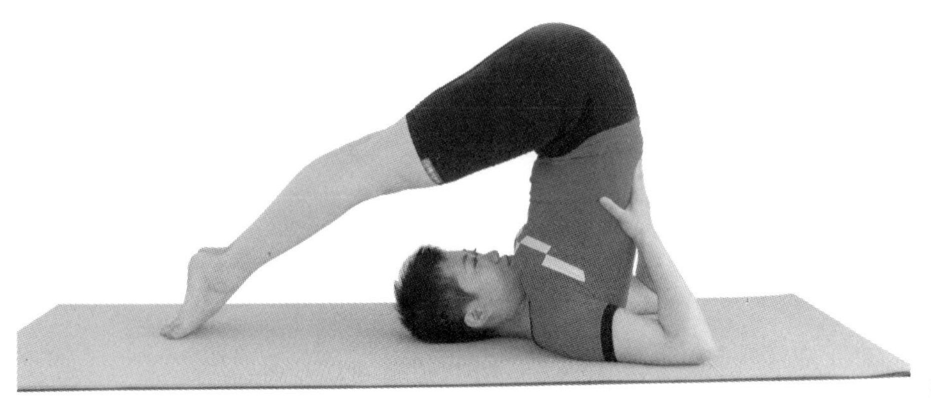

图1

（2）双脚尽量向左侧移送，并拢双腿，保证双脚掌在一个平面上，双脚同头放置在一条直线上。不要因为移动双腿而改变躯干同地面的垂直。在这个姿势上停留20秒左右（图2）。

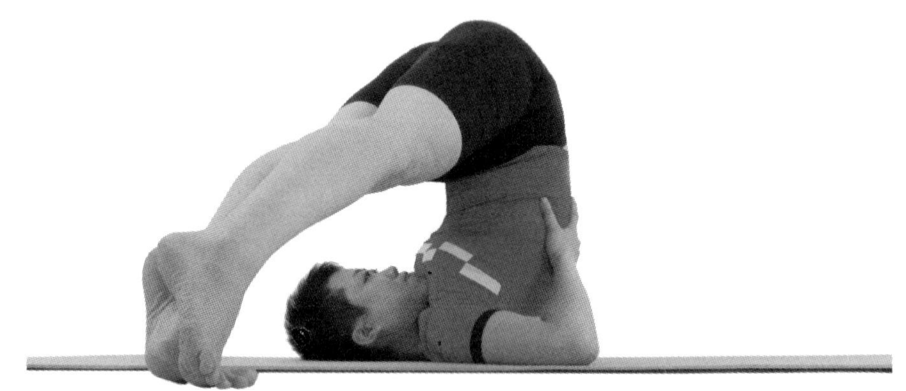

图2

（3）再次回到犁式，向相反的方向移送双腿，保持这个姿势停留20秒左右。

（4）呼气时回到犁式，有控制地放落身体，稍休息。

【练习收益】

这个姿势除具有犁式的练习收益外，脊柱也在这个练习中变得更具有弹性。更值得注意的是，这个练习可以极好地改善便秘，使身体内环境更为洁净。

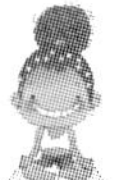

128. 身腿结合式（Karnapidasana）

（1）完成犁式（图1）。

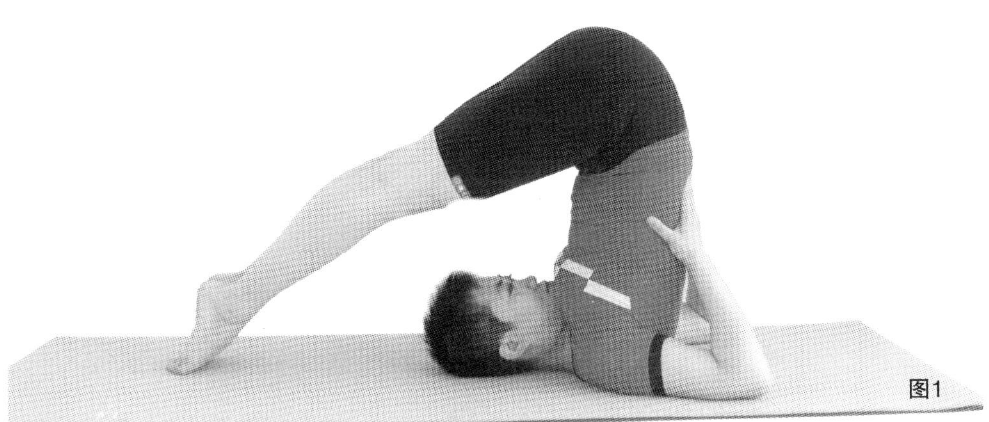
图1

（2）一旦稳定，屈双膝，双膝放在双耳旁，并将膝盖放在地面上。
（3）打开双手，将双手在双膝后交锁，将躯干和双膝贴紧在一起（图2）。

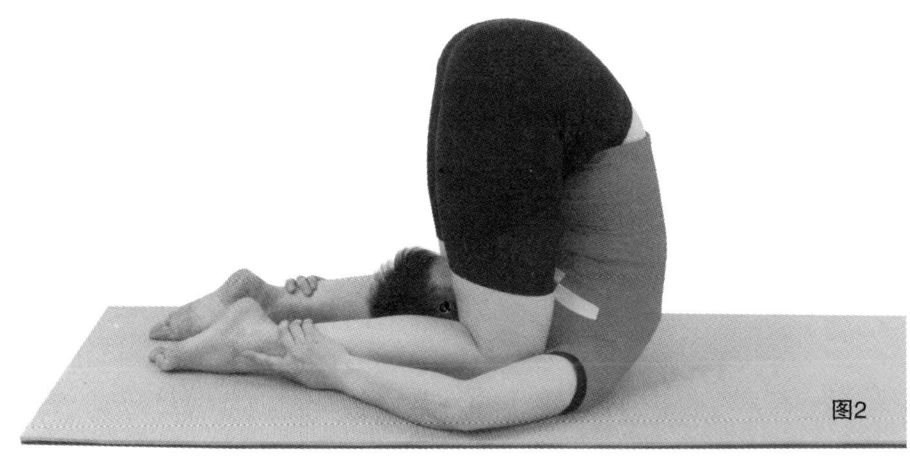
图2

（4）保持这个姿势20秒左右，正常地呼吸。
（5）回到犁式，有控制地放落身体，稍休息。

【练习收益】

身腿结合式除了具有犁式的所有练习收益外，还是一个很好的放松姿势。可镇定神经系统，使心脏也得到休整。腰腹循环增强，腹内脏器功能得到改善。

头倒立系列（Salamba Sirsasana）

这个系列的体式被称为“体位之王”。并不是说这是瑜伽中最难的体位，而是因为这个体式很好地保养了身体中最重要的器官——大脑。在出生时，正常情况下也是头部先来到这个世界。定期正确地练习头倒立式可以训练大脑，开阔精神视野。久而久之，就会平和地看待得与失、成与败、毁和誉、苦与乐。对于身体方面，这个体位保证了大脑及颅内的松果体、脑下垂体等得到充足的血液供应。事实上，我们的成长、健康以及活力和能量的源泉莫不有赖于此。这可以使我们的思维更敏锐、思路更清晰。记忆力、逻辑能力也会提高。一些失眠、头痛、嗜睡等症状也会在系统而正确地练习下消失。红细胞数量也会在练习一段时间后增加，加之在倒置状态下血液回流顺畅，血液纯净度提高，贫血等症状得到缓解。在这个练习中，人体所有的系统处于一种颠倒状态，正是这种状态，使身体各系统得到放松，免疫力也有所提高。从感冒到哮喘，从便秘、痔疮到静脉曲张，很多种疾病会在这个体位的练习过程中逐渐消失。还有一些花絮性的效果，如改善肤质和肤色、治疗呃逆等，头倒立也是很有效的方法。在头倒立系列的练习中，双腿和双手的不同位置加强或弱化了动作的难度，并形成了对腹、胸、臂、腿乃至脊背的不同强度刺激。练习者可以在练习过程中用心体会。

值得注意的是，生理期内的女性、高血压患者、低血压患者不要做这个练习。高度近视和眼部手术后的患者、血液病患者也要在得到医生的许可后方可练习。

在课程排列中，头倒立的练习结束后最好能跟随肩倒立的练习，这可有效地弥补部分学员在头倒立练习后出现的轻微不适。

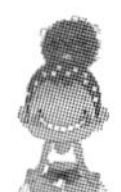

129. 头肘倒立（Salamba Sirsasana）

（1）跪立在垫子上，挺直腰背地坐着。呼气时，将躯干向前，额头放在地面，双手十指交叉，掌心对着自己，放在头前，略向前，抬头将发际线区域放在地面上（图1）。

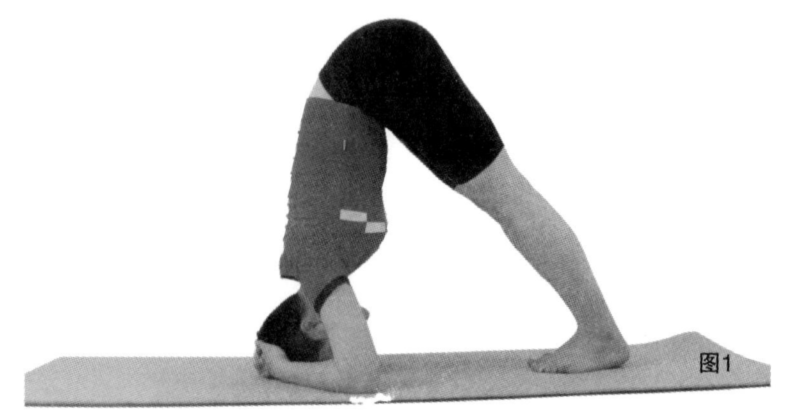

图1

（2）竖起脚尖，立起身体，现在的姿势叫做海豚式。

（3）稍向前移动双脚，不要过分前移，当感觉身体有向前滚翻的感觉时，就停下来，稍向后压脚跟，移送一点点臀，屈双膝，小腿肚压向大腿后侧，双腿离开地面，在这个姿势上稍停留（图2）。

（4）一旦身体稳定就有控制地向上伸双腿，直到双膝伸直。身体与地面垂直（图3）。注意在动作的过程中，伸展骨盆，调整骨盆位置，以保证完成动作时身体与地面垂直。如果在动作过程中不注意调整骨盆，就会造成动作定型时身体与地面不是垂直的。当达成了这个姿势后再去调整骨盆，就会有较高的难度。

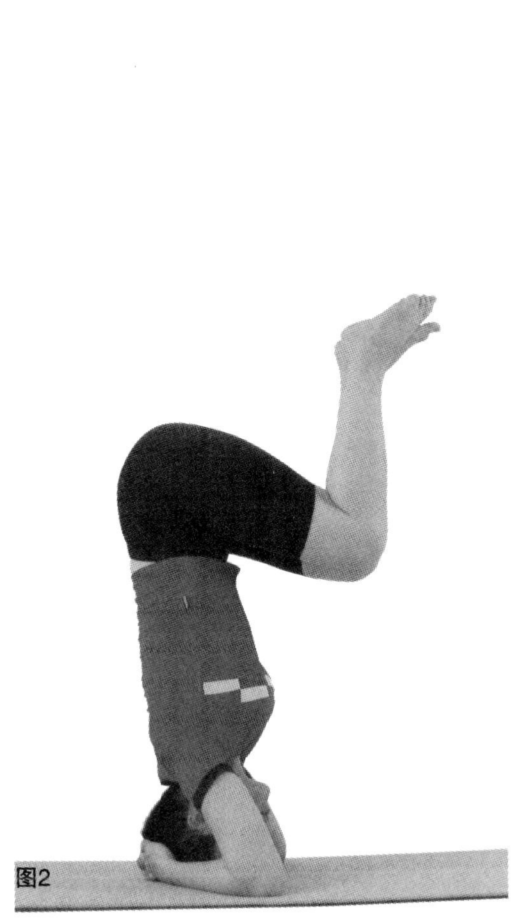
图2

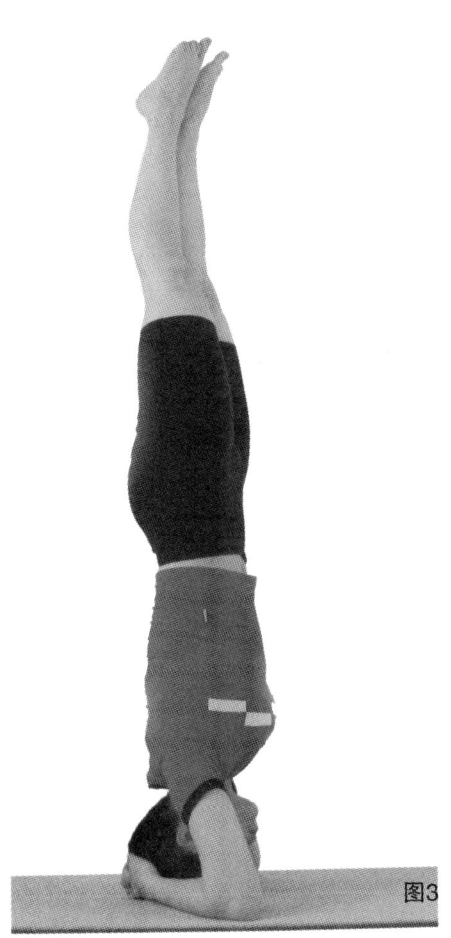
图3

（5）在这个姿势上停留30秒左右，正常地呼吸。屈双膝，有控制地放落双腿，臀部坐回脚跟，双手握拳，叠放在一起，额头放置在叠放的双拳上，跪卧在垫子上，稍停留10秒左右。慢慢地伸直身体，跪坐回脚跟，稍休息。

对于刚刚开始这个练习的学员可以借助墙壁的帮助，但是切不可离墙太近。最好是离开墙壁半米远。动作也不可借惯性急拉猛提，而是一点点、有控制地移动。注意：所有的动作都是在呼气时完成的，在动作阶段性停留时吸气。将注意力集中在一个固定点上有利于动作的完成。

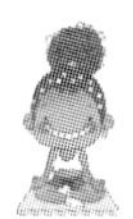

130. 把杆式（Urdhva Dandasana）

把杆式有两种完成方式。

第一种

（1）完成头倒立式（图1）。

（2）一旦感到姿势稳定，就将脐部作为折弯点，保持双腿的挺直。有控制地将双腿向双肘的方向放落，直到身体和双腿构成一个直角（图2）。

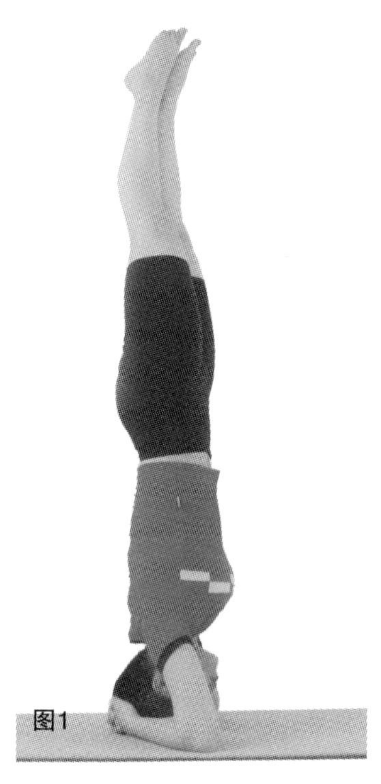

图1

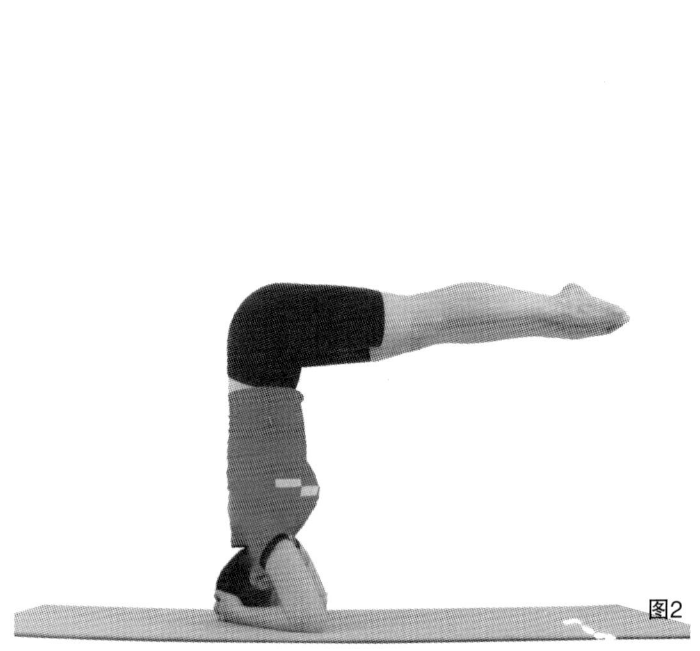

图2

（3）在这个姿势上稍停留10秒左右，正常地呼吸。

（4）再次呼气时，有控制地向上抬起双腿，靠腹肌的力量带动双腿回到头倒立式，再次与地面垂直。

（5）有控制地放落身体，回到把杆式，再将臀部推向脚跟，双手握拳叠放在额头下，跪卧在垫子上，稍休息。

第二种

（1）完成海豚式。

（2）头部稳定后，抬起双膝，保持双腿伸直，双脚向头部移动。至身体有想向前翻的感觉时，脚跟压向地面。臀稍后移，保持后背的挺拔和与地面的垂直。在这个姿势上停留3次深呼吸（图3）。

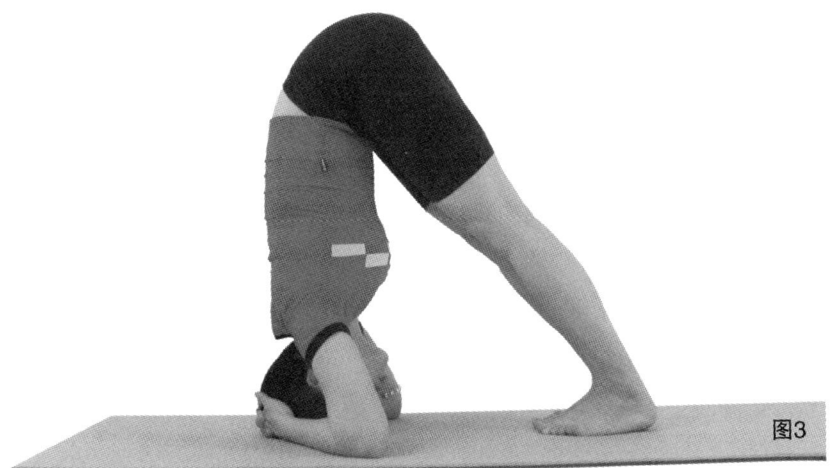
图3

（3）再次呼气时双腿伸直并拢，同时离开地面，直到双腿与地面平行（图2）。

（4）保持这个姿势，停留15秒左右。正常地呼吸。

（5）如果身体许可，双腿持续并拢伸直，向上抬起与身体呈一条直线，同地面垂直，完成头倒立式，稍停留。

（6）呼气，有控制地放落身体，回到把杆式，再将双腿放回地面完成海豚式。将臀推向脚跟，双手握拳叠放在额头下，跪卧在垫子上，稍休息。

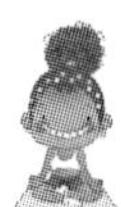

131. 头肘倒立前桥式（Dwi Pada Dandasana）

我们仍然介绍两种完成方式。

第一种

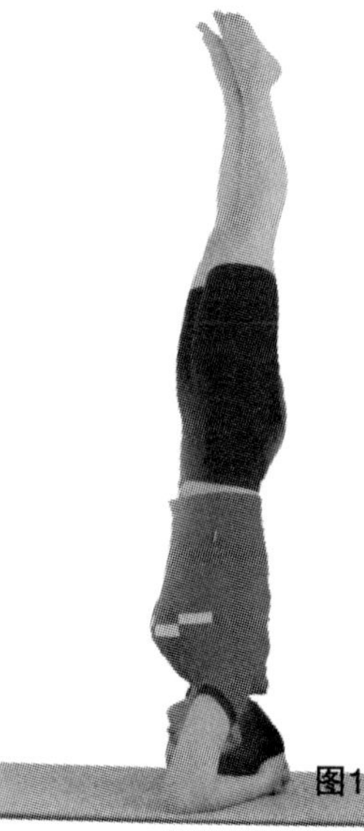
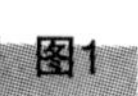
图1

（1）完成头肘倒立（图1）。

（2）稳定髋关节，收缩身体背部和胸腹肌肉，稳定躯干，有控制地向后脑的方向降落双腿，直到双脚触碰地面（图2）。

（3）向双肘的方向稍顶髋，收紧臀部，向上抬起骨盆，伸展胸椎、腰椎，使上背部垂直于地面，双腿伸直，双膝绷紧，双脚脚掌完全放在地面上（图3）。

（4）保持这个姿势20秒左右，正常地呼吸。

（5）双腿继续向前推送，头部向前滚动翻转至后脑枕骨放落在垫子上，伸展上背，仰卧，稍休息。

（6）如果身体许可，也可以回到头倒立式，再有控制地将身体放落回地面，稍休息。

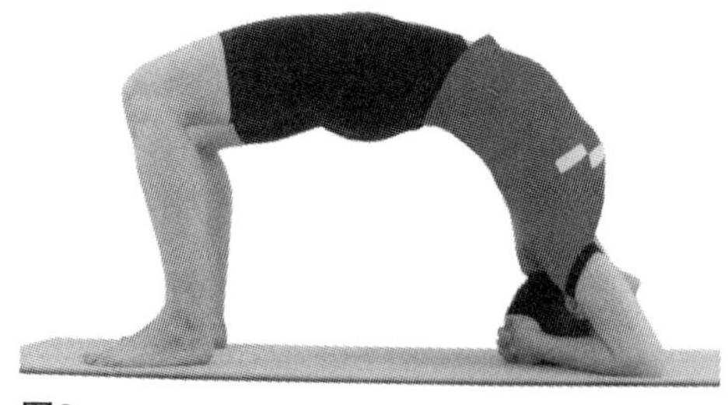
图2

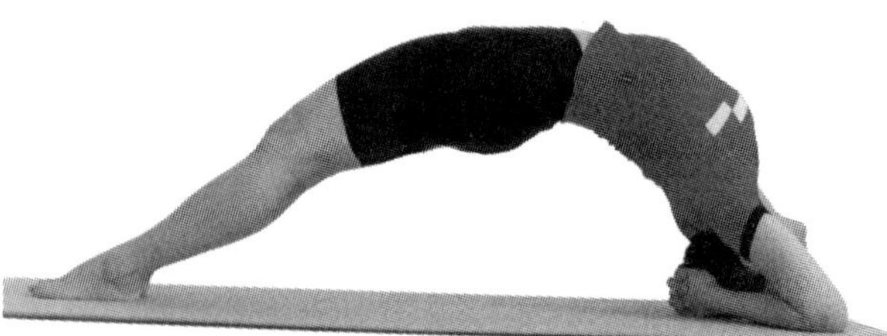
图3

第二种

（1）仰卧，双臂伸展过头。屈双肘，双手掌心向下，指尖指向脚的方向，放于双肩两侧。

（2）呼气时，向上顶髋，同时抬起头和身体，双腿有控制地向前伸直，绷紧双膝。将头顶放落在垫子上，有控制地将双肘放在垫子上。双手十指交叉，像头倒立时一样将双手掌心环放于脑后。

（3）保持这个姿势20秒左右，正常地呼吸。

（4）双腿继续向前推送，头部向前滚动翻转至后脑枕骨放落在垫子上，伸展上背，仰卧，稍休息。

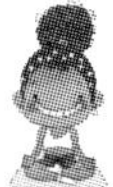

132. 蝎子（Vrschikasana）

（1）完成基本头肘倒立（图1）。

（2）有控制地抬头、挺胸，使背呈凹拱形。同时打开交叉的手指，将掌心向下按在地面上，小心地将双前臂分开，直到双前臂平行。

（3）在极限边缘有控制地屈膝，将双脚慢慢垂放向头的方向。如果身体允许，就稍移动两肘，使双上臂垂直于地面（图2）。

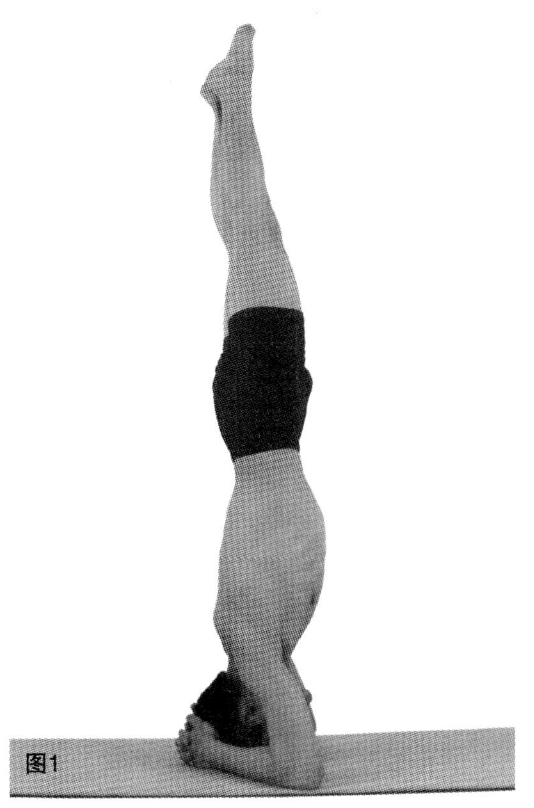

图1

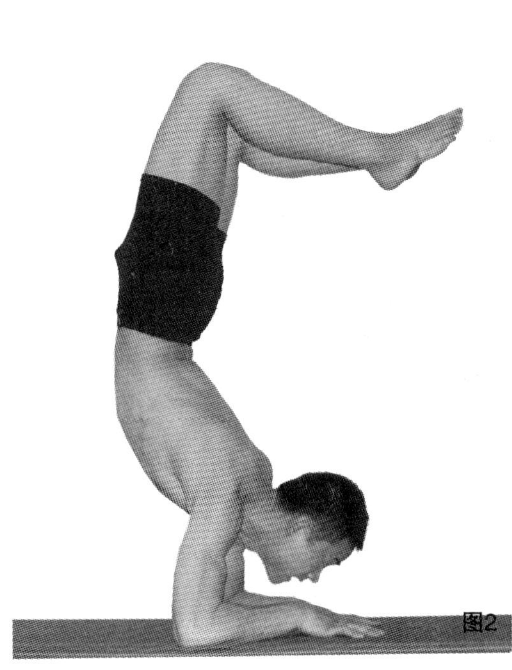

图2

（4）在极限边缘保持这个姿势，正常地呼吸。

（5）再次呼气时有控制地回到头肘倒立式。然后按头肘倒立的收功方式将身体放回地面，稍休息。

【练习收益】

这个体式除具有头倒立的练习收益外，对背部的放松和神经的补养更为强烈。肩、臂、胸、背的肌力及肌耐力显著提高。

133. 同肩立变体相同的头肘倒立变体

以下都是在头肘倒立的基础上完成的动作变体，除了基础动作由肩立变为了头肘倒立。这些动作在肩立式中都有详细的说明，在此不再赘述。只以动作定型图片为大家作简要说明。

（1）莲花头倒立（图1）。完成头倒立时，盘屈双腿结莲花，伸展髋关节，使膝关节尽量向上。

（2）莲花胎儿倒立式（图2）。完成莲花头倒立式，一旦姿势稳定，以肚脐区域作为折弯点，将双膝放置于肘的方向，尽量使双腿同胸部折叠在一起，吸气时借助腹肌和背肌的力量，回到莲花头倒立。

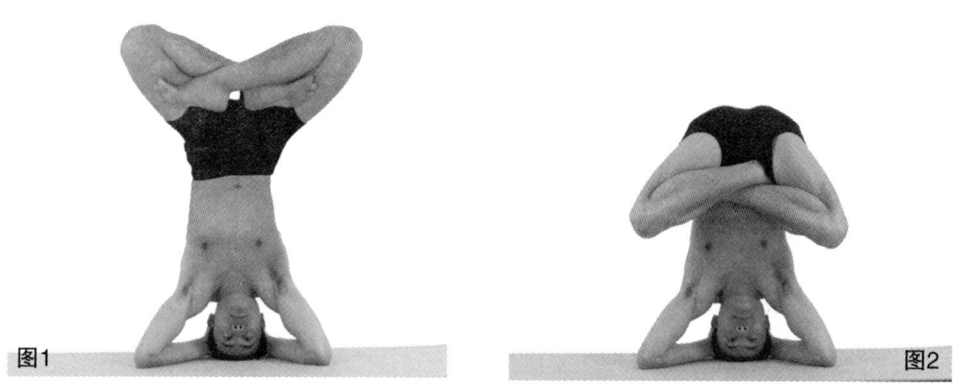
图1　图2

（3）莲花扭转头倒立（图3）。完成莲花头倒立式，一旦姿势稳定，以脐部带动下腹和双腿向身体一侧扭转。

（4）剪刀腿倒立（图4）。完成基础头肘倒立，双腿像在天花板上大步走路一样向身体的各个方向做双腿交叉伸展。

（5）单腿头倒立（图5）。完成基础头肘倒立，双腿保持伸直，分别自头部的前方放落。

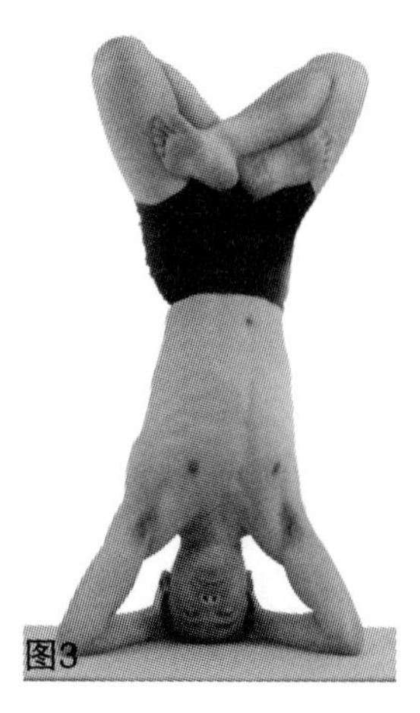
图3

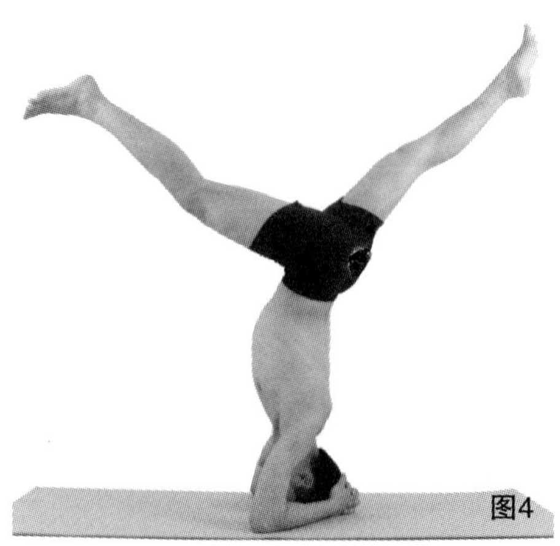
图4

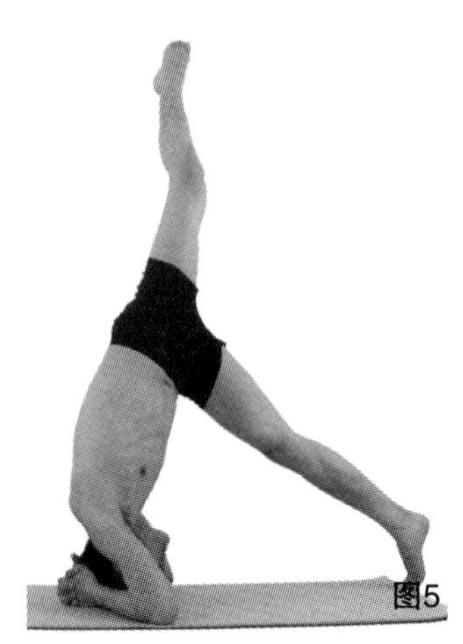
图5

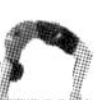

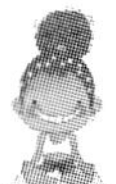

134. 头手倒立

（1）跪坐在垫子上，双手掌心向下，指尖向前，紧贴双膝放于双膝两侧。垂头，抬臂，将头顶与发际线之间的部位放在垫子上。双手稍前移，至头与双手呈一个等边三角形。

（2）抬起双膝，伸直双腿，脚趾移向头部。当身体有向前倾的感觉时，向下压脚跟，保持背部挺拔，垂直于地面（图1）。

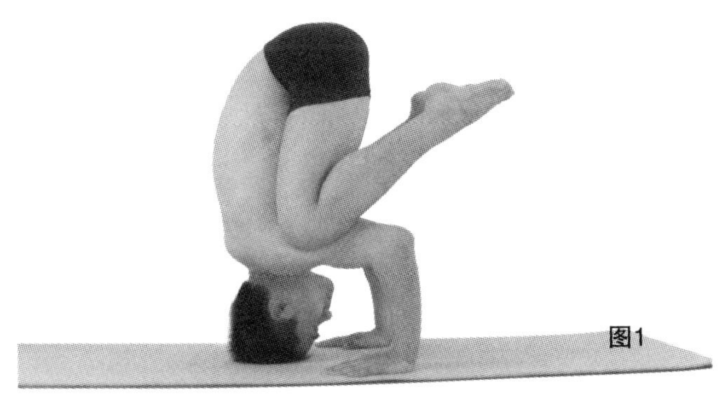
图1

（3）屈双肘呈90°，像头肘倒立一样屈双膝，有控制地抬起双腿，逐渐向上伸直双腿。保持身体同双腿在一条直线上并与地面垂直（图2）。

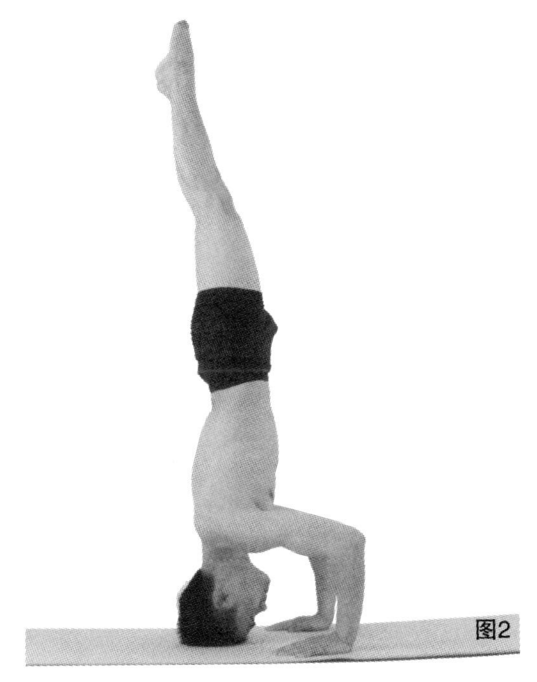
图2

（4）按照头肘倒立的学习方法放落身体，稍休息。

注意：在这个动作中前臂要相互平行，并垂直于地面，有助于保持姿势的稳定。

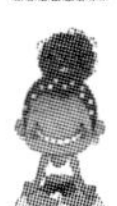

135. 臂支撑倒立

（1）首先完成头手倒立。

（2）当身体可以很好地保持平衡之后，就逐渐伸直双臂，使身体和双腿与地面垂直，使头部有控制地离开地面，直到双臂伸直（图1）。

（3）在极限边缘保持这个姿势，正常地呼吸。

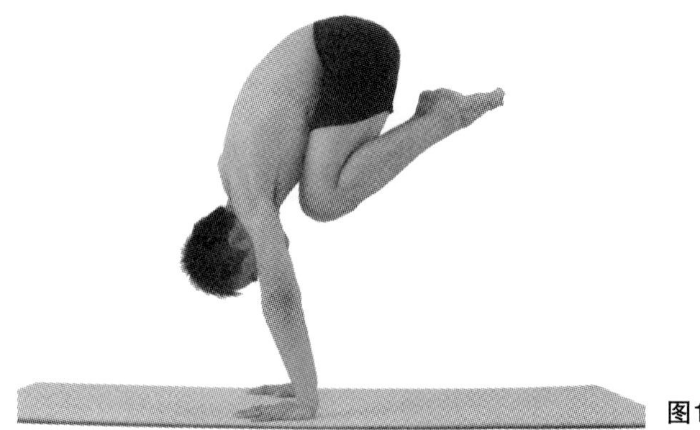

图1

（4）回到头手倒立位（图2），按头手倒立的收功方式放落身体，稍休息。

这个体式也可以由直臂鹤禅来完成，但难度大些。

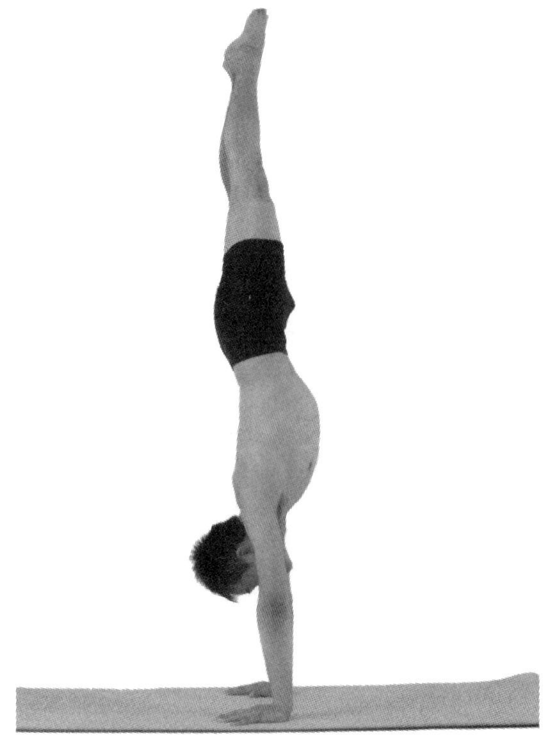

图2

 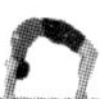

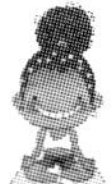

136. 无支撑头倒立

这是头倒立中最难完成的一种，大家一定不要急于求成。

（1）完成婴儿式。

（2）抬臂，将头顶放在垫子上，同时翻转掌心向脚的方向伸直双臂（图1）。

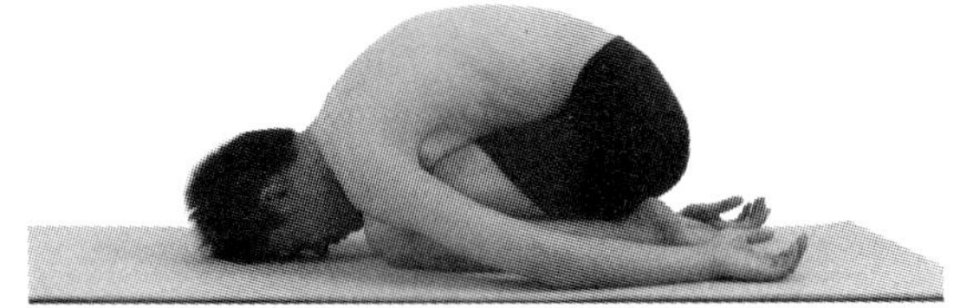

图1

（3）抬双膝，伸直双腿，双腿向头的方向移动，直到上背与地面垂直（图2）。

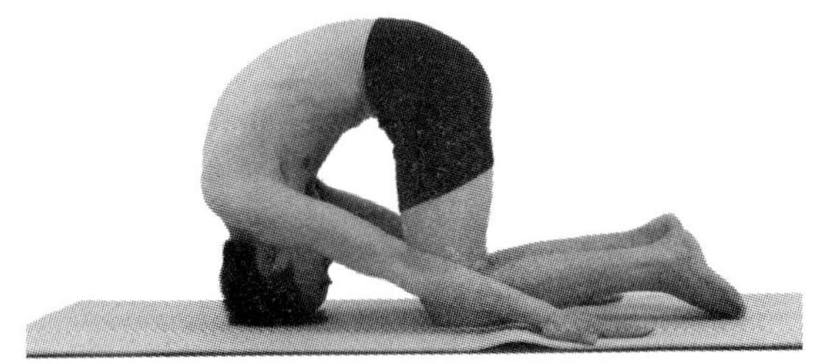

图2

（4）呼气时手轻按地面，抬双腿离开地面向上，直到身体和双腿呈一条直线并与地面垂直（图3）。

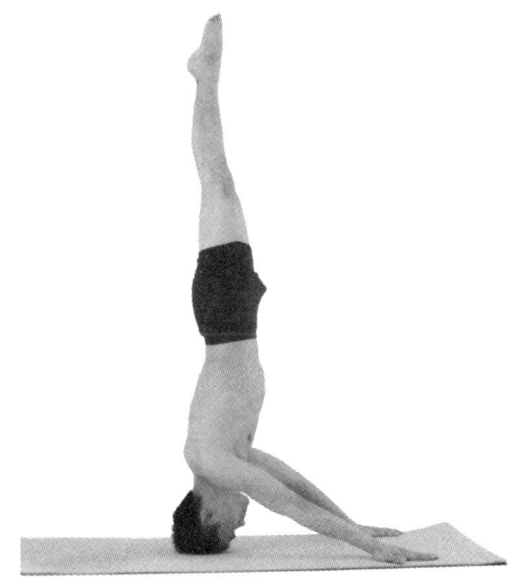

图3

（5）如果可以，有控制地抬起双臂，指尖指向脚的方向，贴放于体侧，仅靠头部支撑身体。

（6）双手放回头两侧，依次回头手倒立、头肘倒立。按头肘倒立的收功方法放落身体，稍休息。

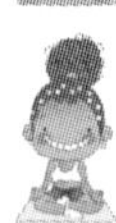

137. 不同倒立的相同变体示例

在这里只是将前面已经学习过的头倒立变体，再换上新的基础姿势而已，在此不再赘述，大家可以根据图片了解动作。

（1）头手莲花倒立（图1）。

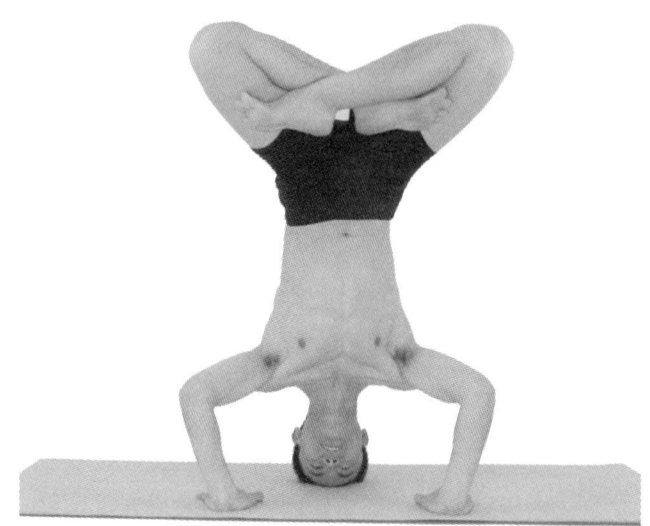

图1

（2）臂支撑蝎子式（图2）。

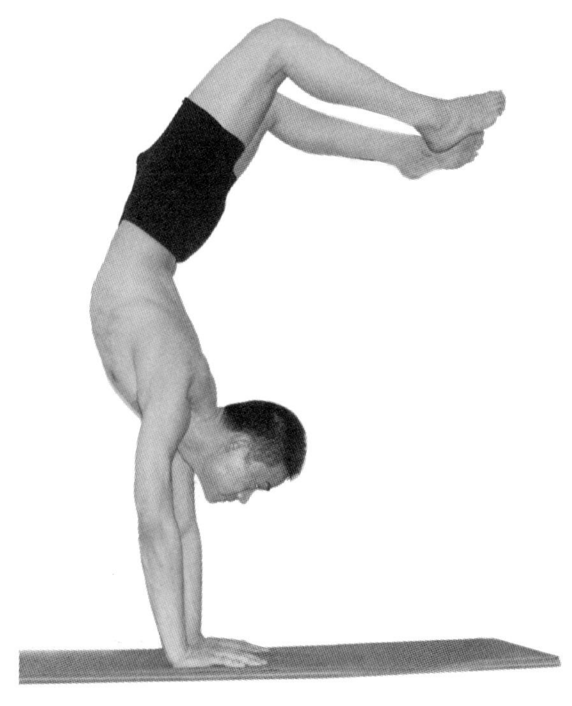

图2

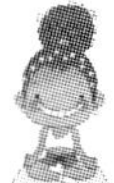

138. 舞王式（Natarajasana）

我们遵循所有瑜伽课本的惯例把舞王式作为最后一个体式进行介绍。

（1）山立功站好，向后屈右膝，右手掌心向外在右脚小脚趾一侧抓握右脚。向上提拉右腿。

（2）将左臂掌心向下、向前平举，保持腰背挺拔（图1）。

（3）翻转右肩、右臂和右手腕，将右手在头后提拉右腿向上伸展。使右大腿与地面平行，右小腿和左腿垂直于地面。

（4）如果身体允许，就用双手在头后抓握右脚，将右脚心扣放在脑后（图2）。

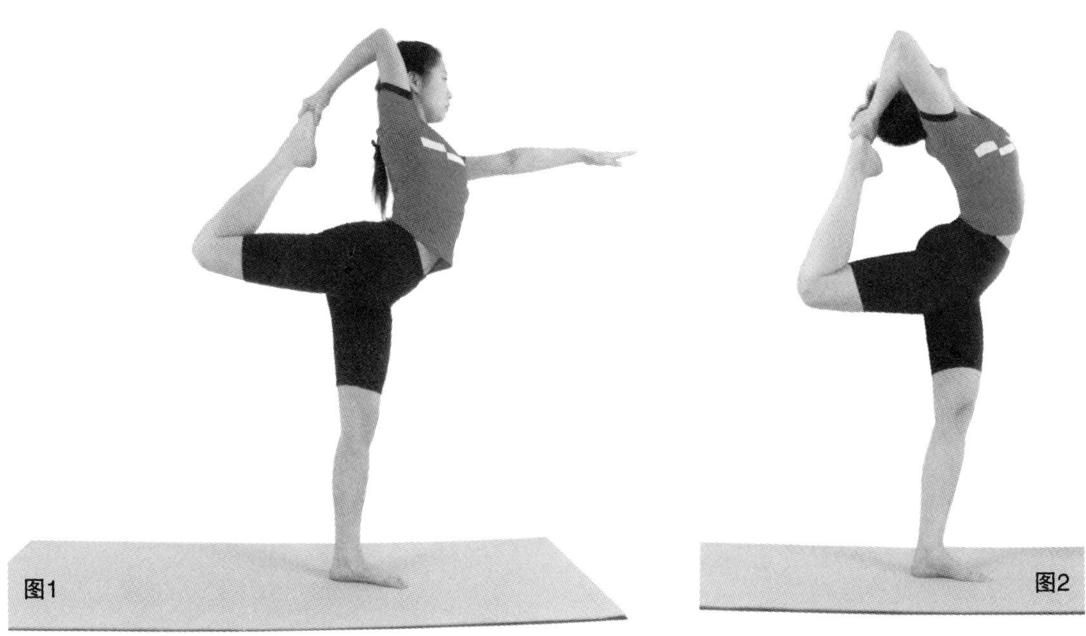

图1　　图2

（5）在身体允许的情况下保持这个姿势，正常地呼吸。

（6）呼气时有控制地打开右手，放落右腿。回山立功，稍休息。

（7）交换体位练习。

请注意动作中身体要沿矢状面向上，不要向外翻髋，以免出现跨栏式拉筋这样的高危动作。

【练习收益】

在这个体式中胸部扩张，肩胛灵活。双腿强壮有力，脊柱更富弹性。系统地、正确的练习还可以塑造匀称的体态和优雅的气质。骨密度增加，平衡、协调、集中与注意的能力也在这个姿势中得到提高。

第二章　瑜伽休息术

一、休息术的概念和引导词

瑜伽休息术（Yoga Nidra）是古老瑜伽中的一种颇具效果的放松艺术。Yoga Nidra的意思是完全集中导致的休息。但这种休息与一般意义上的睡眠有着本质的不同。因为在正确的练习中练习者可以用意识去控制它，并且从意识中醒来。对于过于繁忙、缺少睡眠的人们，15分钟左右的Yoga Nidra就能使人恢复精力。睡前练习瑜伽休息术至自然入睡可充分提高睡眠质量。在我们的课程中，每个动作间以及课程结束部分都会加入休息术，这有助于练习者身体和精神的超量恢复。

仰卧放松功是进行瑜伽休息术的最好体位。这是能使精神和身体完全放松的最有效姿势。在此姿势上进行的瑜伽休息术可以很快地缓解失眠、心脏疾病、高（低）血压和呼吸系统疾病。放松肌肉、神经、骨骼以及身体的每一个细胞，舒缓紧张的情绪和压力，将积极的精神和意识辐射到全身。

不同的人进行瑜伽休息术练习都可以经历3个阶段：刚刚开始练习时可能只是进入深睡状态。经历过一段时间的练习后开始进入Yoga Nidra状态，也就是身体进入很好的睡眠状态，思想却是完全清醒的。当完全进入Yoga Nidra状态时，身体和思维都是休息的，这时完全清醒的思想成为身体和感觉的控制者。它可以祛除身体和精神的疾病。

一段完整的瑜伽休息术练习是由以下六个方面组成的

（1）感觉身体的位置并放松。

（2）感觉呼吸。

（3）感觉身体的每个部分都在放松，从脚向头移动。

（4）感觉脉搏、血液循环和能量的流动。

（5）通过积极的精神暗示来控制思维的波动，增加积极的潜能。

（6）感觉身体中宇宙的本质和宇宙的意识。

休息术的训练方式有两种，一种是在教练的带领下进行，一种是由练习者本人在心中自我诱导。通常只有系统练习过一段时间瑜伽的学员才可能进行自我练习，大多数学员还需要教练的帮助。

练习瑜伽休息术的注意事项同瑜伽练习索引中规定的相同，但要注意避免直接吹风，光线不要太强。周围环境要比较安静，一般应注意避免练功时有剧烈声响发生。虽然瑜伽中不提倡娇惯身体，但是现在大部分瑜伽练习者是为了健身，而不是想作为瑜伽修行者。所以夏日练习时请关闭空调及风扇。室温偏低时则要为练习者盖好毯子。

一次标准的休息术练习一般采用三线放松法，六个步骤缺一不可

第一线：从两手指→两手→两前臂→两上臂→两肩→颈部两侧→头部两侧。

第二线：从两脚趾→两足背→两小腿前→两大腿前→腹部→胸部→颈部→面部→头顶。

第三线：足底（涌泉穴）→足跟→两小腿后部→两大腿后部→双臀部→腰部→背部→颈项→头后部。

每一条线都从慢到稍快进行引导，放松三遍。加上气血及精神暗示可持续两个多小时。

按照现在很多瑜伽课程的惯例，课程后休息术加上收功只有10～15分钟的时间。在这里，为大家提供两种不同的引导词，都是适合在每节课后使用的时间长度。所谓不同点只是在第四、五、六部分以不同的方式增加练习者的积极潜能。

1. 休息术引导词一（带简版收功唤醒）

心中莲境

仰卧在垫子上，将头部和身体放在一条直线上，双手的掌心向上，自然地摊放在体侧，双脚的脚跟分开约30厘米，脚尖稍向外。一旦摆好这个姿势，就闭上眼睛，停止身体外在的所有动作，感觉身体放松地躺在这里。

关注呼吸，感觉到呼吸顺畅，循环不止，呼吸慢慢地变得深长而均匀，每次呼吸都足以散布到全身的每个角落。

在心里感觉身体不同部位的放松，如果跟不上教练的声音，别着急，只需要跟上教练所说的下一个部位就可以了。

从脚下开始，放松脚趾、脚掌、脚腕和脚跟。放松小腿肌和小腿骨，放松膝盖、腘窝，放松大腿肌和大腿骨，放松臀肌、骨盆和所有的腹腔内脏。放松上腹，放松肋骨、肋间肌，放松心、肺，双肩也在放松。放松上臂、双肘、前臂，放松手腕、手掌和手指。

将注意力移向腰骶，放松腰骶，放松下背、中背、上背，放松整个颈椎，每一节颈椎、颈部的肌肉和韧带都在放松。放松整个头部，头皮都在放松，放松额头、眉毛、眼眶、眼睛，上颌和下颌也在放松，因为放松，可以感觉得到脸上没有一丝的紧张。

现在，我们非常放松，因为放松，可以感觉到身体里有一股柔和而畅通的气血，这气血带着新鲜的能量滋养着身体的每一个角落。

现在，因为放松，感觉身体变得很轻，非常的轻，轻得像一片羽毛，可以漂浮起来，静静地飘在空中。

下面，将所有的意识从身体上收回，和我一起去看一幅又一幅的图画。那只是图画，请在心里面看它。

平湖如镜，清澈安宁，一只美丽的天鹅优雅地滑过了水面。

清晨的荷塘，空气中流动着莲花的味道。露珠清圆滚动在碧绿的荷叶上。艳阳高照，映日荷花别样美丽。

蔚蓝的大海，波涛激荡，海天深处，海鸥飞翔。海风轻扬，浪花亲吻着沙滩，沙滩金黄，椰树摇荡。

看草原，碧草无垠，野花绽放，风吹草低现牛羊。

看清晨山顶的日出，看一轮红日喷薄而出；看这世界沐浴在新生的阳光里，温暖详和。

你可以想象生命中所有的爱和美丽，所有的宽容与祥和。

★下面，请对自己的身体保持一个高度的知觉，对自己说，我知道我在做瑜伽休息术，现在的我，已经变得更有精力，充满了活力。

★转动手腕和脚腕，对自己说，我知道我在转动我的手腕和脚腕。

★吸气，伸个大大的懒腰，对自己说，我知道我在伸展。

★搓热手心和脚心，用热热的掌心去温暖眼睛，按摩面庞。

★叉开十指，沿上发迹向后滑梳过每一寸头皮，包括耳朵后面，并用拇指按过。

★在胸前交叉两前臂，双手沿着脑后枕骨向下按，按过双肩，按过双臂，甩动双手。

★向胸前拉拢双膝，双手将双膝拉至胸前，左右地摇摆身体，按摩背，放松腰骶。

★前后摇摆5次，慢慢地坐起来，将脚跟拉向臀部，吸气，挺拔腰背，呼气放松。

★慢慢地吸气，站起，沿着腿的内侧捶打下去，之后沿外侧捶打上来，前侧捶打下去，后侧捶打下来。捶打肩、背、手臂，甩动双手双脚，晃动身体。

★练习就到这里，感谢大家的配合。

2. 休息术引导词二（带收功唤醒）

仰卧在垫子上，将头部和身体放在一条直线上，双手的掌心向上，自然地摊放在体侧，双脚的脚跟分开约30厘米，脚尖稍向外。一旦摆好这个姿势，就闭上眼睛，停止身体外在的所有动作。感觉身体放松地躺在这里。

关注呼吸，感觉到呼吸顺畅，循环不止，呼吸慢慢变得深长而均匀，每次呼吸都足以散布到全身的每个角落。

在心里感觉身体不同部位的放松。如果跟不上我的声音，别着急，只需要跟上我所说的下一个部位就可以了。

从脚下开始，放松脚趾、脚掌、脚腕和脚跟，放松小腿肌和小腿骨，放松膝盖、腘窝，放松大腿肌和大腿骨，放松臀肌、骨盆和所有的腹内脏，放松上腹，放松肋骨、肋间肌，放松心、肺，双肩也在放松。放松上臂、双肘、前臂，放松手腕、手掌和手指。

将注意力移向腰骶，放松腰骶，放松下背、中背、上背，放松整个颈椎，每一节颈椎、颈部的肌肉和韧带都在放松，放松整个头部，头皮在放松，放松额头、眉毛、眼眶、眼睛，上颌和下颌也在放松，因为放松，可以感觉得到脸上没有一丝的紧张。

现在，我们非常放松，因为放松，可以感觉到身体里有一股柔和而畅通的气血，这气血带着新鲜的能量滋养着身体的每一个角落。

现在，因为放松，感觉到身体的重量，很沉重。如同沉向海底，身体就这样向下沉落，沉落。

现在感到身体的每个部位都变得很轻，比一根羽毛还要轻，轻得像海底升起的气泡，飘向海面，在阳光下如同白云飘向天际。

现在感觉身体变得很冷，冰冷。数九寒天，露宿野外，冰天雪地，身上没有御寒的衣服。感到全身冰冷，冰冷。

现在感觉小腹上肚脐下有一个部位正在变暖。越来越暖。越来越热，越来越灼热。这

 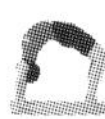

热量随着呼吸向全身每一个细胞漫延。每一个细胞都变得温暖起来。整个身体都暖暖的，很舒服，很舒服。

现在可以看到身体正躺在这里，仿佛是从另一个人的角度看着你的身体躺在这里。慢慢地走进身体，走进心灵，在心灵的深处，会看到坚强，充满了爱，充满了智慧和宽容的真实的自己。这个自己是那么坚强，充满了爱，充满了智慧和宽容。这许多年，走过了许多风雨。可是这个真实的自己从来也没有改变过。他一直那么坚强，充满了爱，充满了智慧和宽容。不管今后还要走过多远的路程，这个真实的自己也不会改变。他一直在那里，坚强、充满了爱、充满了智慧和宽容。这就是真实的我，在你的心里你和这个坚强充满了爱，充满了智慧和宽容的自己成为一体。

现在关注呼吸，每一次吸气，宇宙的能量进入身体；每一次呼气，让我们把祝福送给大地。

你可以回忆起你生命里所有所有的爱与关怀。

★下面，对自己的身体保持一个高度的知觉，对自己说，我知道我在做瑜伽休息术，现在的我，已经重新充满了精力和活力。

★转动手腕、脚腕，对自己说，我知道我在转动我的手腕和脚腕。吸气，伸个大大的懒腰，对自己说，我知道我在伸展。

★呼气时放松身体，转成侧卧，再次吸气时，有控制地坐起来，用任何一种瑜伽坐姿坐好。

★搓热双手的掌心，用热热的掌心去温暖眼睛，感觉眼睛吸收了热量。按摩脸庞，用手指的指腹弹动面部、额头、眼角、上颌、下颌，像弹琴，轻轻弹压。着重按压太阳穴和颌骨周围。

★叉开十指，手指腹沿上发际向后，梳过每一寸头皮，包括耳朵后面，并用拇指按过。如果平日有失眠或紧张性头痛，在头顶百会穴前后左右着重按压一下。

★用右手绕过头部提拉左眼角，提拉按摩左耳朵。沿着左脑后枕骨向下按揉，按过肩膀，按过手臂的后侧，翻转手臂，按摩手臂的前侧。拇指在上，其余四个手指在下，从肩到手按摩手臂的上面下面，将拇指停留在手腕横纹的中点处，握住手腕。上下活动一下手腕，按揉掌根、拇指下肉最多的地方。注意：在掌心最凹陷的地方放上拇指，内外相对，按揉一下。翻转手掌，右手的拇指第一指节位置对着左手的虎口边，按下去，按揉一下每个手指的指根，提拉手指头。

★交换一下，左手绕过头部提拉右眼角和右耳朵。左手沿着右脑后枕骨向下按，按过肩膀、手臂的后侧、手臂的前侧、手臂的上面和下面，拇指放在手腕上每一道横纹的中点处，弹动一下手腕，活动掌根、拇指下肉最多的区域，翻转手掌，把手指横纹贴着虎口处，指尖按揉一下。按揉手掌心凹陷的地方，按揉每个手指的指根，提拉每个手指头。

★甩动一下双手，打开双腿，沿着腿的上面按揉下去，注意：按下的时候，掌心是护在膝盖上，打开五指再向下按压小腿。接着在小腿的后侧和大腿的后侧，按下去。

★屈右膝，沿着右小腿肚中点往下按，按过脚踝区域、跟腱、脚跟、足弓和脚背，沿着脚心向上推，推到最硬的骨头上面。按揉每个脚趾的趾根，活动一下脚腕，竖起脚掌，中指放在脚心处，向上拉一下脚跟。

★交换左脚。沿着左腿的小腿肚往下按揉，慢慢地按揉至脚踝、脚腕、脚跟、脚掌、足弓，沿着脚心向上推，推到脚掌骨下最硬的骨头那里，按揉每个脚趾的趾根，晃动脚趾，晃动脚腕，竖起脚掌，拇指、中指放在脚心处，向上提拉一下脚掌。

★慢慢地吸气站起，沿着腿的内侧捶打下来，之后沿外侧捶打上来，前侧捶打下去，后侧捶打上来。捶打肩、背、手臂，甩动双手双脚，晃动身体。

★好，今天的练习就到这里。谢谢大家的配合。

二、瑜伽休息术课程的注意事项

从某种角度上讲，瑜伽休息术可谓心理治疗催眠术的鼻祖。当教练在带领学员练习瑜伽休息术的时候，学员的潜意识是打开的，作为教练，在这时必须是一个绝对负责任的人。因为这时学员所接受的，不单纯是教练口头传递的信息，教练言语间传递的发之于心的信息，也可被一些敏感的学员所接受。所以在念诵引导词时，教练要在言语间传递从内而外的平静、安详、喜悦。发音吐字要绝对地清楚，但不要讲得太快，声音也不要过大。从语调而言要温和而安静，不是慷慨激昂的朗诵。当然，声音也不可放得太低，太柔和，教练要做的是让学员放松而不是费力地听我们说话。

不要单纯地去背诵引导词，要面带微笑地让这些话从心里说出来，把发音的部位向下移，用带有权威感的声音去吸引学员的心灵，从而避免他们的思想散漫无归。句子之间不要有太长的停顿，不要故意拖长腔，这会使人不舒服。

如果有人在练习过程中睡着了，发出打扰其他人练习的鼾声，或者在课程结束时还在熟睡，教练可以按摩练习者头顶的百会穴，这样可使其自然醒来。

如果练习过程中有突发的响声惊扰了练习者，教练应以柔和的声音请练习者不必介意，并带领大家调整好呼吸，继续练习。

对于颈椎有问题不可以仰卧的练习者，可以在其脑后放置柔软而高度适中的垫子或小枕头。

练习中会出现各种情况，有的练习者眼中有泪水或是脸上浮现笑容。有的练习者的身体不同部位会感觉热或冷，还有的练习者会有肢体器官牵拉、僵硬或放松的感觉，有的练习者会自动形成风箱呼吸并伴随全身的抽搐，还有的练习者会有肢体瘫软的感觉。

对于有笑容或泪水的朋友，请不要打扰他们。

对于有热或冷、牵拉或僵硬感的朋友请关注他们的仰卧放松姿势是否正确。如果排除了教练表述的问题，要考虑练习者的思想是否散漫无归，并没有真正放松或将思维停留在了某个阶段。比如在放松时总是皱着眉头的练习者会在结束时感觉头皮发紧。

对于肢体瘫软的练习者，我们可以提示他活动肢体，调整呼吸或者帮他移动体位。

对于自动形成风箱呼吸并伴随全身抽搐的练习者，在确定其没有癫痫或心脑血管疾病的前提下，提示他（她）回到正常呼吸并放松肢体。

在做Nidra时，人们的心处于敏感状态，所以在处理上述问题时，请在确保练习者健康的基础上不要惊扰到其他练习者的练习。

在本章结束时，我们再一次真诚地提醒教练，在进入瑜伽课堂前将所有负面的东西从心中放到一边。很多学员在进入教室之前可能并不知道瑜伽为何物，我们每一位教练都是瑜伽的代言人，请在课堂上把心全部交给瑜伽吧！

OM	TAT	SAT
OM	TAT	SAT
OM	TAT	SAT

第三章　瑜伽论人体的构成

瑜伽对于身体的解释与传统中医相似。在这套理论中，人体的存在被认为是由土、水、火、风、空五大元素所决定的。通过这五大元素，身体才得以形成和维持。当这五大元素分解时，就是死亡来临的时候。传统的瑜伽医典上说：骨、肉、嗅觉器官由土元素组成。血液、味觉器官和身体中的液体由水元素组成。体温、清晰的色泽、视觉器官由火元素组成。呼吸、触觉器官由风元素组成。身体中的腔穴、听觉器官由空元素组成。所有的感官意识由心所产生。五大元素的潜能和性质也存在于心内。心可容纳各种经验，是土元素的性质；它的连续性和可塑性是水元素的性质；它的清晰和感受力是火元素的性质；它的连续活动是风元素的性质；它的无边无际是空元素的性质。五大元素互相组合，便形成了人身的三质（Tri Dosha）：Vata（风：风元素与物质接触，使体内物质运动），Pitta（消化液：是水火元素的结合，化物质为能量）与Kapha（津涎：地水元素的结合，以营卫身体）。这三质互相平衡，则身体运作无碍；当这三质不平衡时，身心则出现病态。要三质平衡，必须运动、思想、食物三者结合。在这个身心系统里，还包括脉络（Nadi）、生命之气（Prana）、明点（Bindu），再就是著名的恰克拉（Chakra）。

在这里，有必要区分一下健康和壮硕的概念。壮硕是指能从事运动比赛的体能，而健康则意味着身体各个部位和系统都处在极佳的运作状态。狭义的健康是无病，广义的健康是整个人都散发出光彩、喜乐、活力。若一个人可以既壮硕又健康，当然很好；若无法兼得，那一定得把健康放在第一位，这也是瑜伽的健康之道。

根据瑜伽典籍记载：宇宙是由两种物质组成，即Akasa 和Prana。任何东西都有形态，是来自Akasa逐渐形成的结果。不管是液体、固体还是气体，不论是动物还是植物，我们所能看到的和实际存在的所有东西都源自Akasa。从这个意义上讲，按中国传统文化，我们可将其翻译为大道或太极，或者像有的书中直接称其为物质。而Prana则是指每一生物内部的生命力。一个人的形体属于Akasa，而本质则是被梵文称为Atma（音译阿特玛）的一个生命力。阿特玛处于心脏区域，通过一个肉眼不可见的巨大脉络网将其的影响传向整个身体。一些瑜伽上师把人体比喻为一座城市，脉络是道路，生命之气是马，心是骑士。

在下面的内容中，我们主要了解脉络和恰克拉。

一、瑜伽隐性生理系统中的尼达

人体内共有72 000条脉络。但主要的脉络只有3条：中脉、左脉和右脉，又称作中经、左经和右经。沿着中脉分布的有若干恰克拉，从恰克拉也分出很多脉络，有如雨伞的伞骨。希瓦萨姆希塔有这样一个精彩的比喻：脉络就像莲花串，通过脊柱支撑向下舒展。生

 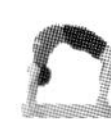

命之气就在这些脉络中流动，分为五根气和五支气。每一条根气支持五大元素中的一个，负责人体的一种功能。五支气则使得五官连动。流经中经的气称为智慧气，流经其他脉络的气据说都不清净，会启动负面、对立的思考模式。

中经（Sushumna） 这是所有脉络中最重要的一条。是瑜伽经络网的主干道。吠陀经认为它是启发警觉的通道。它形同中医所讲的督脉、西医所讲的中枢神经。从会阴直通百会，像一根直而空心的管道，理论上讲应该把它看成是两端打开的。但生命能量昆达利尼居于中经下端的脊根轮，将中经作为向上提升的传输通道。在这里提醒大家注意，决不要在没有正确指导的情况下进行提升昆达利尼的练习，否则，结果将是灾难性的。

左经（Ida）和右经（Pingala） 中经的左右两边各有一条较小的脉络叫左经和右经。左经又叫月亮经，主阴，从左鼻孔开始。右经从右鼻孔开始，又叫太阳经，主阳。如果想快速平静下来就可以只利用左鼻孔呼吸；如果想快速地得到激情，可以只利用右鼻孔呼吸。左经、右经从鼻孔直接通往两眉之间，在此处相交后又盘绕着中经互相交错而下，这两条经脉相交之处形成若干恰克拉。最后向内、向上弯曲进入中经底部的开口。根据瑜伽的理论，左经和右经是思维流动传入和传出大脑的主要通道。

以上是瑜伽练习主要使用的三条通道。也就是瑜伽中著名的三脉。

阿罗汉经，既称上行经（Arohan）和阿瓦罗汉经，又称下行经（Awarohan）。据载，阿罗汉经是从脊根轮向体前，然后向上通过耻骨、肚脐、喉头，贯通头部而到达太阴轮。下行经从太阴轮向下，通过中经，在脊根轮结束。这两条经脉的连接类似中医的任督二脉。

关于脉络有种有意思的说法，睡觉左侧卧压住左脉有利于减肥，而右侧卧则有助于练习的进境。

二、瑜伽隐性生理系统中的恰克拉

所有的瑜伽修习者都知道，在瑜伽理论中有关于人体构成的三脉七轮学说。其实，恰克拉在人体中不只存在7个，恰克拉是人体脉络的聚汇点，集合了人体传说中的所谓超能力。每个恰克拉就像一个太阳，有很多光芒向四面八方辐射，如同传统中医理论中的经络穴位。要学习瑜伽，就要了解恰克拉。现在，简单归纳一下常用恰克拉的性状、作用、位置和隐性生理作用。

仍然以中医理论举例，就好像中医中的五行、五味、五色、七情六欲同五脏六腑互相联系一样。瑜伽中的恰克拉同颜色、声音、内脏器官也是互相联系的，这些恰克拉的隐性作用由下至上，同马斯洛的需求层次理论有极相似的地方。在更深入地了解这些脉轮以前，请大家注意，我们现在更多的是把瑜伽当做一种健身的方式，因为瑜伽可以让我们的身心都健康，以便让我们更好地工作和生活。不要试图采取什么方式去打开这些恰克拉，我们了解恰克拉的目的只是为了更好地练习瑜伽。不同的瑜伽课本和译著中，这些恰克拉有不同的名字，我们从众多的名称中选取了具有普遍性的一组，它们是：

第一恰克拉：脊根轮。位于会阴，相对于盆内神经节，身体能量所在之处。显性生理上主理性腺、肾脏，暗红色，倒三角形。隐性生理功能其能量作用于生存、安全，可以以中音的“奥”来呼应它。

第二恰克拉：力源轮。位于尾骨，相对于主动脉神经节，生命之气的发源地，主理肾上腺、胰腺。同时和生殖及排泄器官相联系，橙黄色，六枚花瓣，半月形。其能量作用于渴望、创造力和生产力，比如著书等。可以用“奥奥”来呼应它。

第三恰克拉：脐轮。位于肚脐部位，相对于腹腔神经节，身体元气、健康和体力的中心。主理消化系统、肝脏、脾脏， 蓝色，四角形。其隐性生理功能作用于能力、意志力、力量。可以用“啊”音来呼应它。

第四恰克拉：心轮。位于胸腔内，与心脏同一高度的脊柱中。相对于心脏神经节。主理胸腺、心脏、呼吸系统。十二枚花瓣，绿色，六角形。负责爱、慈悲。可以用“哎”音来呼应它。

第五恰克拉：喉轮。位于喉核背后的脊柱部位，相对于颈部神经节、洁净作用的中心。本脉轮的收放按摩可有效地控制体重。主理甲状腺、上皮小体、涎腺。灰色，十六枚花瓣，圆形。其作用于真理、诉说和倾听。可以用“呓”音来呼应它。

第六恰克拉：眉心轮。位于两眉之间中点的后方。相对于视神经床、视神经交叉、智力和直觉的中心。主理脑下垂体。两大枚花瓣上再结四十八小瓣，长圆形，银白色。其作用于视觉、直觉。可以用“姆嗯”音来呼应它。

第七恰克拉：太阴轮。又叫顶轮。位于头部后面的最高部位，相对于大脑顶部边缘系统。主理松果体，松果体球状，呈发蓝的银白色。千瓣莲花的隐性生理作用是联系，包括人与人、人与事、天人合一等各方面的联系。可以用“因”音来呼应它。

大家都知道，不同的瑜伽体位可针对不同的脉轮，所以在做不同的体位时，可以配合不同的声音，观想不同的脉轮以加强生命能量，强化练习效果。这些声音、观想和练习的结合要视教练课程的安排而定。所以，不要勉强去做。

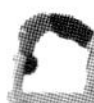

第四章　瑜伽课程设计和训练原则

作为一名受学员欢迎的教练，在课堂上标准的示范，流畅的讲解，对课程节奏良好的把控，无一不源自良好的课程设计。这一章将从八个方面阐述如何设计好一节瑜伽课程。

一、全面性原则

作为科技高度为人类服务的现代社会，汽车，电梯，全自动化、智能化的办公设备，生产设备，家用电器将人们从烦琐的工作和生活中解放出来。但这种状态也造成了心脑血管疾病、肥胖、糖尿病、骨骼肌肉衰退等现代都市病的患病率增加。这种现象迫使人们将目光投向了体育运动和古老的瑜伽。这就要求我们在课程设计时必须关注到全面性原则。

1. 关节、肌肉、运动平面的锻炼

为了保证课程的舒适性和实效性，在每节课程的设计中应将全身关节、肌肉、不同运动平面的动作尽可能全面地涵盖进来，使练习者在一节课内使身体充分享受运动后的舒畅。

2. 健康人群的体能要素

每节课尽可能涵盖健康人群的体能要素，务求体能获得全面性发展。心肺功能、体脂百分比含量、柔韧度、肌力、肌耐力是衡量一个人能否健康地适应生活和工作的必需条件。所以在每堂课程中都应有所涉及，不可因教练个人的喜好而有所偏废。

3. 展现瑜伽理念

根据瑜伽自身的特点，教练应该在每节课程中尽可能全面地向学员展现瑜伽，比如在正式开始课程前向学员讲解一些瑜伽的小知识，根据学员练习进度在课程中加入呼吸练习、收束、契合、洁净功等练习。而不是在每节课上只做体位，大练“瑜伽操”。应该利用瑜伽自身的优势使学员的体力与心力和谐发展，把锻炼身体和培养优良的心理素质有机地结合起来。

二、超负荷性原则

作为忙碌的现代人，每次健身都希望得到运动后的感觉，从运动理论上讲，锻炼效果的大小，很大程度上取决于运动的强度。弱刺激不能引起肌体功能的变化，这就是学员们常讲的“没感觉”。但运动负荷过大对身体不仅不能获得理想的效果，还可能损害健康。只有适宜的运动强度才能有利于恢复和超量补偿消耗掉的能量。

1. 运动量稍高于正常运动或训练强度

教学训练给予肌体的生理负荷应稍高于学员平日已适应的运动强度。只有较常量稍大

的运动强度才能促使身体功能的逐步提高。

2. 逐渐增加强度，令身体不断地去适应新强度

随着锻炼效果的显现和体质的增强，肌体对原有生理负荷的反应会越来越小，效果也就必然有所减弱。因此，需要随时调整运动强度，这样才会促进身体功能步入良性循环。

3. 避免过劳

在身体过劳时，无法完成超量恢复，免疫力受抑制，易发生运动损伤。所以要把握好训练的度，将强度控制在让学员“踮起脚能拿到”的高度。并随时调整课程，从根本上杜绝学员过劳现象的发生。

4. 不断调整课程使运动强度达到超负荷性

（1）动作分解准确，指导到位。可以将动作的要点、难点、重点全部体现到位。

（2）增加姿势的保持时间。在学员正确完成动作的前提下，可以将姿势定型的时间予以适度增加。

（3）改变动作的生物杠杆以增加动作强度。在生物力学部分已经讲解了动作的杠杆原理，在原动作的基础上缩减力臂、延长力矩可增加动作的强度，易达到超负荷性。

（4）增加动作组数。单纯增加动作次数对课程的趣味性是一种挑战，所以，我们提倡增加动作组数来强化效果。比如可以在三角伸展前加一组弦月式，这样，身体外侧屈的强度自然加大，但课程并没有因此而呆板。

（5）减少姿势间的调整时间。对于刚开始练习瑜伽的学员，对于动作间的调整应给予足够的重视，但随着时间的推移，可将调整时间慢慢固定在2秒左右。

（6）改变课程环境。将平衡练习放置在瑜伽垫上或是闭上眼睛进行。改变室温或增加或减少辅助设备的使用。这些措施都会使超负荷性易于达成。

5. 不可缺少的设计安排

在时间匆忙、无暇备课的课堂上，只要注意以下几个方面，就会使学员有练习的感觉。

（1）瑜伽练习中有句话叫做人有多年轻，背有多柔软，这话反过来也成立。人们在日常生活中对背部的关注很少，所以对背部的三平面练习都需要予以关注。如矢状面的猫式、虎式或蛇击式、蜥蜴式等；水平面的脊柱扭动；冠状面的三角、门闩等都需有所涉及。这样会使学员体会到练习的轻松感。

（2）必须加入腿部的伸展动作。同理，在中国有这样一句谚语，“人老腿先老”，腿部肌群一经打开，学员立刻会有充满活力的感觉。

（3）在课程开始之初加入双臂向上伸展的动作。这样，三焦经得到调理。在中医医典《素问》中，手少阳三焦经被封为“决渎之官”。它的打开有使全身经络畅通之意。可放在课程之初，给经脉“热身”。

（4）平衡练习可放松思想，镇定心神，是瑜伽课程不可或缺的部分。

（5）给予适度肌力、肌耐力练习，强化肌肉纤维，促进血液循环。微微泌出的汗珠会使学员有运动的畅快感。

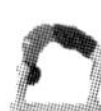

三、针对性原则

对于教练而言，每个学员都有权利成为个体，只有因人而异、因材施教，才能使每一节课程都取得成功。可能很多朋友会问，学员并没有定制私教课程，对于一堂团体课来说，怎样才能做到针对性原则呢？下面，我们从以下几个方面说明这个问题。

1. 针对性指导

在专业的会所里，会有每位学员的身体状况调查表，上面详细记载着每位学员的身体状况及练习要求，教练代课前一定要详细阅读，做到对每位学员的状况了如指掌。对于非专业俱乐部，教练要充分利用课前课后的时间同学员进行交流，在充分尊重学员的基础上全面了解学员的身体状况及练习目标。

1小时左右的瑜伽课程有12 ~ 16个动作。在这些动作的练习指导过程中，教练应针对每位学员的身体状况和练习目标作出不同的侧重指导，比如做颈功及肩关节练习时，着重指导颈、肩有问题的学员。做喉轮收缩按摩时，则着重指导专为控制体重和甲状腺功能有异常的学员。在下课后可将本次课程中对到课学员的针对性练习个别提示给学员。

2. 给予鼓励

新学员初次接触课程，通常自信度不足，自我意识过强，很难将注意力放到动作对自己身体所形成的感觉上，容易过度关注其他学员或盲目自嘲干扰到其他学员的正常练习。而老学员已有一定的练习基础，可以很快地进入瑜伽练习状态。对已掌握的动作兴趣较低，通常不愿与新学员同堂上课。这个问题在非专业场馆的综合性课程中更为突出，要使不同水平的学员在一套统一的动作与节奏下很好地完成课程，这绝不是一句简单的“请在极限边缘温和地伸展”所能做到的，而是要做到求同存异的差异化教学，也就是说，对老学员要保证其动作的准确性和标准度，要让他们认识到自身和标准的差距。对新学员，则要以表扬为主，建立学员的自信，培养他们的运动兴趣，这个阶段是至关重要的。

3. 课程的设计整体具有主题针对性

写文章有句话叫做“文似看山不喜平”。这话用在课程设计里也非常好。课程的平铺直叙会使学员很快丧失运动兴趣。如果将每节课突出一个重点练习部位，比如纤腰收腹、削肩塑臂或在当节课程中选取一个大家都非常感兴趣的动作详解，这些都是形成课程兴奋点的不错的办法。

四、渐进性原则

作为健康人群的健身锻炼，渐进性原则是一个必须遵守的原则。

1. 运动量循序渐进

对于身体久不运动的学员，练习要符合人体在参加运动时功能活动的变化规律。强度宜逐渐增大。课程内容也是由简到繁，由分到合。对学员的要求也是从易到难，由低到高。

2. 渐进性增加训练次数及动作强度

根据人体运动器官完全恢复的时间和有无健身习惯，新学员可选择每周不少于两次的训练。在每节课程上动作间调整时间不少于4秒，休息术时间不少于20分钟，动作以入门练习为主。随着练习的增加，体质逐渐增强，训练次数和动作强度可逐渐增强。

3. 给予渐进性目标管理

每一位学员都是带着目标开始练习的。作为教练有责任将每个学员自行设定的大目标合理分化成一个个小目标。让他们在明确的目标下渐次达成心愿。这不但有助于维护学员的运动兴趣、增加学员的成就感，而且有利于学员的会籍管理和教练的课堂管理。

4. 课程的设计结构

很多学员在进入教室时并没有进行过热身，这时立即开始课程会使学员无法适应或引发运动伤害。所以当每节课开始时应请学员盘坐2~3分钟，使其呼吸平稳，心绪安宁后再由简到繁开始体位练习，将热身和训练有机地结合起来。在训练结束前要以调整性动作冷身，然后以时间不等的瑜伽休息术进入身心放松。如课程安排有调息练习，可放在休息术后进行。

5. 综合课程中每个动作的渐进性

综合课程中要将稍有难度的动作分解成不同的阶段，确保所有学员都可将注意力放在自己的动作上而不是站在那里看别人练习。比如在课程中设计了站姿的脊柱扭动单腿伸展练习，可将练习从单腿手抱膝开始，再进入到站姿单腿弦式，再到站姿单腿脊柱扭动式定型。学员可以在任何一个可以做到的姿势上停留，这样就可以有效地保证综合课程的课堂效果。

五、复原性原则

运动时身体能量的消耗比平时多，因此需要时间恢复。根据运动理论，一般做轻微运动及中强度锻炼的训练间隔时间要短，最佳效果为天天练习。这就要求教练注重课程设计中的复原性，把握好课程进度，上好活动性休息课程。就是在课程中利用未疲劳的肌肉进行适当活动。借以促进全身的代谢，加速疲劳的消除。当学员处于全身疲劳时，可通过轻松而趣味性高的活动来达到加速消除代谢产物的目的。

在复原性课程的设计中要注意延长动作间的调整和休息术的时间。可以减少体位而加大收束、契合、调息、洁净等练习的比重。趣味性是复原性课程中不可缺少的要素。

六、趣味性原则

一个能持久吸引学员的课程同训练的趣味性有不可分割的关系。教练在课程结构不变的前提下可经常改变课程的流程，比如课程可以从站姿、坐姿或各种卧位姿势开始。可以在课程中引入各种不同风格和流派的瑜伽使课程保持持久的新鲜感。作为专业场馆的教练，可能每天有很多课程，如果有学员一直在跟随课程或持续2节以上跟随你的课程，那课程设计中的重复率不要超过60%。同样，课程的背景音乐也应该在主流风格不变的前提下经常变换。教练不要以一成不变的妆容及服饰示人，举个极端的例子，学员从开始同你上课的第一天到训练期结束，教练都是在用同一背景音乐，上同一套课程，穿着同一套练功服，用一样的课程节奏，这只会使学员选择离开。

 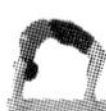

七、瑜伽性原则

在课程设计过程中始终牢记我们带领学员开始的是瑜伽课程，所以请大家务必详阅教练注意事项部分，确保瑜伽课堂的氛围性。另一个值得注意的地方就是瑜伽课程的设计性。瑜伽课程中应注意动作安排的流畅合理，为了保证课程的安详静雅，要杜绝让学员从站姿立刻进入到卧位又回到站姿立刻又到俯卧位的“折腾”。在体位安排上还要关注到不同体位所刺激的脉轮不同，要使能量在中脉七轮中顺畅流通。有很多教练的课程从表面看来没什么不妥，可是总会有学员感觉这个课程不舒服，其主要的原因就在这里。比如说进入眼镜蛇式后，能量在中脉下三轮被挤压，为了配合能量向上流动，下一个动作就要设计一个可以让能量流向心轮的姿势；再比如说蝗虫式，绝不可以让能量在脉轮中流动落差很大，如从束角直接到头倒立。能量从下三轮直冲顶轮，这就好比水流从高处倾泻而下，引起的冲击力会使人不适。从体位上看起来流畅的课程，可能在能量流通方面并不顺畅。要做到使课程“内外皆顺”就要用心弄清楚瑜伽典籍上关于脉轮的理论。此外，根据瑜伽的人体明点理论，所有的动作要做到挺如箭（也就是要挺拔），安如山（也就是要稳固，有根基），非常忌讳从顶轮和脊根轮同时向心轮挤压能量的动作排列。

八、课程的普及性及普遍性原则

一个从没接触过瑜伽又从没有任何锻炼习惯的学员来到一节瑜伽课上时，教练正在带领学员们做孔雀式、天秤式、鸽王式、舞王式等体位，教练练得兴致勃勃，学员们却只有看表演的份儿。你说这个到课参观者会选择瑜伽作为他的健身方式吗？所以，在课程设计上一定要记住这句瑜伽谚语：把简单的做难，难的做简单。不管面对任何一种学员，好教练永远只比学员好一点点。试想，每日在繁忙的工作中挤出时间来健身，没想到却只有来看表演的份儿，学员会作何感想？对于大众而言，设计过于艰涩的课程，只会使学员选择离开。所以课程设计要使练习者能够接受，要具有普及性。但一定注意这条原则的适用要同针对性和超负荷性结合使用。

第五章　瑜伽洁净功

瑜伽中有五种特别推出的、用以清除体内毒素的练习和一种清除潜意识负能量、有助于更好地集中注意力的练习，这六种练习通常合称“六业”（Shatkarma）。因为哈他瑜伽认为“六业”是修习瑜伽的过程中必不可少的，所以人们也会把这六种功法合称为“哈他六业”。这六种功法分别是：

（1）涅悌法（Neti）：鼻腔清洁法。

（2）道悌法（Dhauti）：清理食道及整个消化道，包括耳道和口腔。

（3）瑙力法（Nauli）：增强并按摩腹部肌群，清理腹腔毒素。

（4）巴斯悌法（Basti）：清理大肠。

（5）卡帕尔·巴悌法（Kapal Bhati）：内气和鼻窦的清洁。

（6）特拉他卡法（Trataka）：潜意识清理，眼睛的洁净。

这六种功法中，那些太过艰涩、危险或没有老师亲自指导就很难掌握的练习，我们不再收录进本书。

一、涅悌法（Neti）：鼻腔的清洁

这个练习对于治疗和预防流行性感冒、减少空气污染区呼吸道疾病的患病率、治疗各种鼻炎和鼻窦炎、保护鼻腔黏膜有很好的作用。对于面部的美颜补水，这也是一个效果奇佳的办法。涅悌有很多种不同的做法。在这里介绍两种简单而有效的方法：

●准备一瓶医用生理盐水（各药店均有出售），也可按一矿泉水瓶温水加入一小茶匙食用盐来调配。一定要让盐充分溶解。

●将双手彻底清洁。

●将两鼻孔内的鼻涕排出，并用清水、纸巾清洁鼻孔。

方法一：这个方法需要一个个人使用的鼻壶或可将壶嘴放在鼻孔内的小茶壶。

（1）彻底呼气后，将壶嘴插入一侧鼻孔内，刚刚放入即可。

（2）屏气时慢慢侧过头，水会从另一侧鼻孔流出。

（3）换另一侧鼻孔练习。

方法二：笔者认为，这是一种较方法一更为简便易行并行之有效的办法。

（1）将洗净的左手手心凹起，倒入一些盐水（图1）。

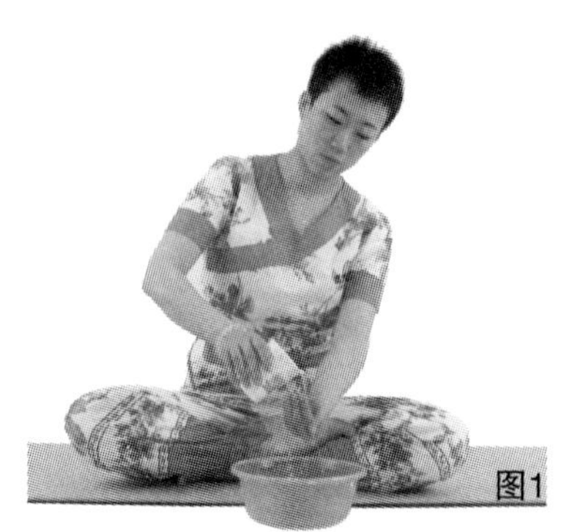
图1

（2）用右手指闭住右鼻孔，将左鼻孔放入手心内的盐

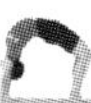

水中，轻轻地吸入盐水至鼻窦（图2）。

（3）停止吸水，屏气，慢慢抬头，水会从鼻孔流入嘴里（图3）。

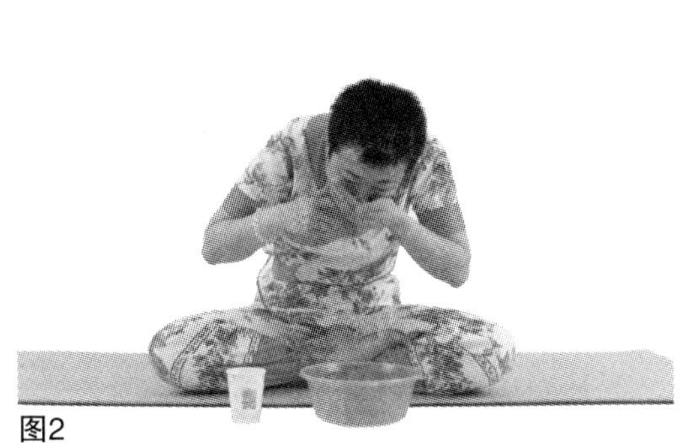
图2

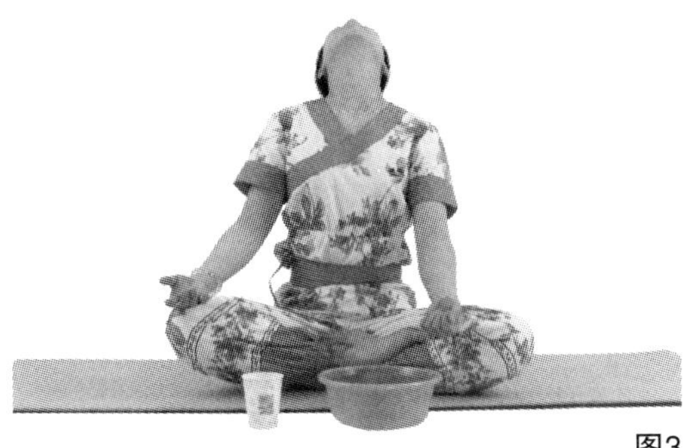
图3

（4）吐出嘴里的盐水，交换至另一侧练习。

（5）然后用双鼻孔一起练习。

刚开始时，可能盐水并不能从鼻孔流进嘴里。这是因为鼻黏膜太干燥的原因。可以不断练习至水可以流到嘴里。有时，鼻梁受过撞击的学员会有水流进眼睛或耳朵的感觉。不用害怕，可减少吸水量慢慢练习。一定要记得吸水不要太急，吸水后屏气抬头要慢。双侧鼻孔全部清洗完毕后适度地做风箱式呼吸20次左右。

这是一个可以放入日常个人清洁程序中的练习，刚开始练习时，鼻子会有些呛痛的感觉，几次之后，这种呛痛就会消失。经常流鼻血的学员不适合做这个练习。

二、商卡肠道清洁法

商卡属于“哈他六业”中的“道悌法”。它是“道悌”清理消化道练习中最为安全和易于为人所接受的一种。它的梵文是Shankha prakshalana，音译就是“商卡·普拉沙拉那”，商卡的意思是海螺，指海螺形的肠脏，而普拉沙拉那是彻底洗干净的意思。事实上，这不仅仅是一种洁肠的方法，它还洁净从口腔到肛门及尿道的整条进食与排泄通道，商卡肠道清洁法有好几种做法，这里选取的是效果明显并且较为简单的做法。

患有胃溃疡和十二指肠溃疡以及肾功能不全的朋友应避免做商卡练习，高血压患者在练习过程中不要使用盐水。腰椎有问题的学员不要做眼镜蛇扭动式练习。

对于肥胖、便秘、胃胀气、消化不良的人，这是一个很好的练习方法，对泌尿系统和肾脏也是有益的，它可以有效地清洁进食和排泄通道，驱除腹脏内的有害气体、陈粪，对缺水晦暗的肌肤起到很好的保养作用。

1. 商卡·普拉沙拉那的练习方法

因为商卡会将很多潜在的健康隐患放大，所以可能会有很多身体反应出现。加之一次商卡排毒瑜伽课需2.5～3个小时，所以建议最好选择休息日来进行商卡练习。

准备2瓶500毫升的纯净水，2瓶500毫升的生理盐水（各药店均有售），1粒成人量复合维生素，3茶匙蜂蜜。如果学员没有饮用冷水的习惯，可将水加热至适宜的温度。

清早，不进任何饮食，穿宽松的衣服。稍作热身练习后，请快速喝下2瓶纯净水。喝完水后，即刻做下面的瑜伽姿势：

（1）摩天式（Tadasana）。保持姿势绕场2分钟，变体做6次。

（2）风吹树式（Tiryaka Tadasana）。做6次。

（3）腰旋转式（Kati Chakrasana）。任何一组腰旋转练习做6次。

（4）眼镜蛇扭动式（Tiryaka Bhujangasana）。做6次。

（5）腹部按摩功（Udarakarshanasana）。做6次。

（6）鸭行式（Duck Walk）。绕场2分钟。

做完这些姿势后，迅速地喝下2瓶生理盐水。再按上面的顺序、次数重复以上姿势。

当第二遍动作完成以后，请将蜂蜜加入1 000毫升温水中，连同复合维生素一起喝下，再重复上面练习。

如果动作的过程中有便意，请即刻如厕。回来后继续跟随练习即可。

第三遍姿势结束后，请做仰卧放松功，静卧20分钟左右。

练习结束后起码1个小时内不要进食任何东西。当恢复饮食后第一餐一定要吃易消化的素食。

2. 商卡练习可能出现的常见身体反应及其原因

商卡练习后会有各种身体反应，这些反应会在练习后1～2天消失，但它们反映了身体的一些潜在隐患，应该引起注意，建立正确的生活方式，将疾病消除在萌芽状态。常见的反应及成因如下：

（1）大便次数增加。这是身体的正常反应，肠毒得以清除的表现。

（2）恶心、呕吐，呕吐物为黏液状。这种情况多发于湿滞型肥胖学员。这类学员在做热身瑜伽时易发生头晕现象。不要控制呕吐，任其自然发生即可。

（3）舌根发木，头脑昏沉。这种情况多发于肉类食品进食过多，血脂较高的学员应保持清淡饮食，注意休息，每周做一次商卡练习，会有很好的缓解作用。

（4）练习后口渴，仍然大量饮水，且排尿量同饮水量相比过少。这种情况多现于三焦火旺、体内缺水的学员。一些有糖尿病隐患的朋友也可能出现该症状。

（5）平日并无胃部疾患，但练习后胃部反酸。有此症状的学员大多有吃零食的习惯，应该克制。出现该症状说明胃部已经有隐患存在。

（6）大量出虚汗，嗜睡不起。这说明微循环不好，体质也需要增强。

（7）练习后出现便秘。如果练习后1小时内未进食，且练习后第一次进食为易消化素食，此症状的出现多发于习惯性便秘的学员。教练在练习中一定要提醒学员，如有便意可立即去洗手间。这种现象是因为陈便被水分浸泡涨大而引起的。可以练习磨豆功、腹部按摩、侧犁式等增强肠蠕动来缓解。并提醒这些学员养成粗纤维饮食、定时排便的习惯。

（8）对于练习后痔疮加重的学员，是由第一条或第七条引起的，对照以上两条缓解症状，加强休息即可。

（9）长期使用化妆品不当等原因会导致商卡练习后一夜间面部出现很多“痘痘”，这种情况是肌肤的正常反应，它提醒您注意正确的肌肤保养，合理选择化妆品，谨慎美容。缓解的方式是再做一次商卡练习，让排毒反应彻底一些，如果条件许可，加入特效排毒频谱热瑜伽练习会使肌肤得到彻底排毒。不可乱用药物涂抹，就算不采取任何措施，一周左右也会好起来。

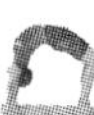

商卡练习可根据学员练习中出现的身体状况来决定练习周期。作为保健练习，每月一次即可。作为预防调理练习，宜每周一次。

三、瓦尼萨尔·道悌（Vahnisar Dhauti）

这是“道悌”练习中的一种，又被称为清火功。可以治疗和预防多种胃部及腹部器官的疾病。清理胃肠火，同时增进食欲。但是高血压、心脏病、胃及十二指肠溃疡的学员不应进行此项练习。女性生理期、进食后3小时以内不要进行这项练习。这项练习有两种做法。

1. 简式练习

（1）按照雷电坐（Vajrasana）坐好。但要在保持两大脚趾相接触的前提下将两膝尽量宽地分开（图4）。

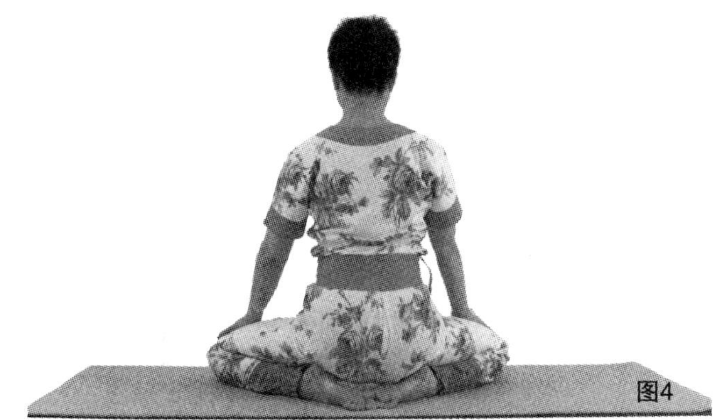
图4

（2）身体稍向前倾，挺直背，将两手放在膝盖上，两肘伸直，张开嘴，尽量长地向下向外伸出舌头（图5）。

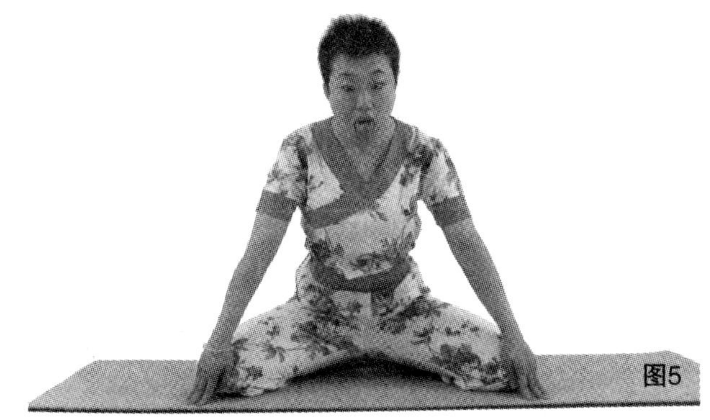
图5

（3）用嘴做浅而快的腹式呼吸30次。吸气时小腹鼓胀，呼气时小腹回缩。节奏不应被打乱。

2. 正式练习

（1）按与简式相同的坐姿坐好。

（2）彻底呼气后，做收颌收束法。

（3）外悬息。同时做腹式模拟呼吸。即在外悬息的同时连续扩张和收缩腹部区域。

（4）当无法舒适悬息时就停止腹部的扩张和收缩动作。解开收颔收束法，慢慢吸气。

可重复练习1～2次。

当做这个练习时出现呼吸节奏紊乱，应停止练习。如出现头晕，有可能是呼吸错误所致，可停止练习予以调整。在练习过程中口中会出现苦、辣、酸、咸等味道，这时一定要将口水吐掉，如果咽下易出现胃痛等症状。练习后有恶心症状的学员，在一段时间内要保持清淡饮食，多喝清水，保证休息。口苦过重的学员可经常练习。有些学员练习后上背部会出现一些粉刺样的小疱疹，不要着急，这只是病气从腠理表现出来，一周左右会自行好转。另外，口苦、咽干、目眩为中医所言的少阳病机。如练习中出现口苦、恶心、头晕、练习后咽干，则说明少阳经存病，可向有经验的中医寻方。也可清淡饮食，保证休息，多喝清水，请专业瑜伽老师酌情开出瑜伽练习处方，勤加练习，将疾病灭于未起之时。

四、特拉他卡法（Trataka—点凝视法）

Trataka在梵文中的意思是“中心的视觉”，按中文翻译即为“凝视”。在“哈他六业”这个身体清洁系统中，Trataka是最后一个，同时也被认为是最重要和最有效的一个。很多流派的瑜伽会练习Trataka以提高集中注意力的能力和深入清除身体、精神和生命力能量之外的负面能量。正是因为这个原因，Trataka才会划归为洁净功法。所有感觉中，眼睛是最强大的。当视觉干扰停止后，人们的心灵会很容易变成水波不兴的平静水面。所以这项练习是集中和冥想间的桥梁。进行这一练习还可以保养眼睛并改善视力。研究发现，进行这一练习不仅可以练习瞳孔的灵敏度和视觉的敏锐程度，还可以改善眼部的循环。这个功法的练习还使记忆力、意志力、注意力有显著改善，自信和勇气也会提高，它还可以帮助缓解焦虑和抑郁，缓解失眠和紧张。

特拉他卡练习可以安排在课程的体位和呼吸练习结束之后，冥想之前，也可以只做Trataka，特别是在晚上临睡前。特拉他卡分为内部练习和外部练习两部分，这两部分练习又可以按几种不同方法来做。在这里，我们为大家提供最为普遍的、最具瑜伽氛围的简单方法。

这个练习需要1支蜡烛、打火机、烛台和可以让烛光高度与眼平齐的桌子。

（1）按一种舒适安稳的瑜伽坐姿坐好（坐姿注意事项详见简易说明部分）。

（2）将点燃的蜡烛放在面前约半米远，烛火高与眼齐。

（3）闭上眼睛，调整呼吸和心情。当感到心意安宁时，就睁开眼，专心凝视面前烛火最明亮的部分。

（4）不要眨眼睛，全神贯注于面前的烛火。关注面前烛火最明亮的部分。直到眼睛感到疲劳或有泪水涌出。

（5）闭上眼睛，放松。现在关注出现在心灵屏幕上的烛火。

（6）当心灵屏幕上的烛火消失时，就睁开眼睛，专注于面前的烛火。专注于面前烛火最明亮的部分。

（7）如果思想飘移开，就轻柔地把它唤回来，让眼睛始终关注着面前的烛火。

这样重复练习15分钟左右。但要注意，不要使眼睛感到太疲劳。除了烛火，还有很多

 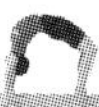

可以用来练习特拉他卡的事物。如太阳、月亮、星星、鲜花、神像等。

上面这个简易的方法已经包括了外部的Trataka练习和内部的Trataka练习。学员们在做这个练习时最容易出现的问题是当闭上眼睛时看不到烛火或者心幕上的烛火是黑白照片一样的没有色彩。这些学员在日常生活中通常工作压力大，心事重重。经过一段时间的练习调整，这种状况会有所改变。有些学员会像卖火柴的小女孩一样在火光中看到一些匪夷所思的事物，有些是他们心灵深处的映像，有些是思想飘移开来的幻想。对于这些，要时刻引导他们关注烛火，不要被那些画面所吸引，更不要跟随那些图画或是盼望任何画面的出现。教练一定要对学员说不要因为任何画面的出现而影响自己对烛火的关注。

值得注意的是，佩戴眼镜（包括隐形镜片）的学员应摘下眼镜后再开始这项练习。

五、瑜伽断食法

前面已经讲过很多瑜伽者会在重要的宗教节日或特定的日子断食，这也是他们践行瑜伽五遵行中苦行部分的一个组成。按照瑜伽理论，有规律地断食不但可以磨炼精神和心理素质，对于身体健康也是极为有益的。在断食的日子里，消化系统可以得到相应的调整和休息，因为消化系统的休息所节省下来的能量可以用于身体的自我修复和心智的开发。所以，可以把有规律的断食作为一种有效的预防医疗和保健。对于现代人而言，断食最吸引人的好处莫过于三点：一是让人们更容易接受素食；二是断食所引发的身体排毒；三是减肥。但单纯为了减肥而做的断食却极少成功而且危险，因为以此为断食动机的人们往往没有系统的技术指导和停止断食后饮食的恢复，所以他们最终的结果除了体重的回升外，还有消化系统的损伤。

一般而言，断食的方法有两种。一是绝对的断食，即不摄入任何的固体和液体。这是个非常极端的方法，不适合应用；二是可以饮用果汁和水的断食法，这种方法相对安全些，但也要在正确的指导下进行。现在，我们就用第二种方法为大家介绍一个1～2天的断食过程：

（1）必要的准备：在断食前两天一定要保证素食，并进食膳食纤维含量高的饮食。例如大量蔬菜、水果、粗粮等。

（2）在第三天早上开始断食。可以做一些简单的瑜伽体位和冥想练习。在断食期间保持快乐的心情。全天饮用大量水以及一点果汁。断食时大量饮用蔬果汁可能会造成腹泻，所以请控制蔬果汁的摄入量。如果对蜂蜜不过敏，可以吃少量的蜜糖，不要用其他的糖来代替。因各人的体质及体内毒素的累积程度不同，在断食期间也会有不同的感受。大部分人第一次会感到累或突然起立时头昏的现象。不用担心，这并不会损害身体，但在断食期间试图干重体力活显然不是一个好主意。记得在断食期间，尤其是每天早上应该喝大量的水以帮助身体排毒。

（3）请在第五天早上结束断食。结束断食的方法非常重要，记住吃早餐前一定要刷牙、刮舌，以便让舌面清洁。餐前30分钟要喝一杯温开水。结束短期断食的最好食物是在煮熟的水果或蔬菜中选择一种，就是说只能吃一样，并且量很少，一定要细嚼慢咽，因为胃容量已经缩小。恢复饮食的第一天不要吃任何会阻塞消化道的东西，例如大量的谷物、奶制品或土豆类高淀粉食物，更不要吃任何肉类、鱼或蛋。如果胃很敏感，就吃蔬菜煮稀粥。目的是为了用易于消化而纤维物质含量高的食物来结束断食。这有助于把断食期间已释放到消化道中的毒素清理出去。有一点要注意，很多人在开始吃东西后30分钟就有想大便的感觉，这是好征兆。在结束断食后的几天内，记住早上都要喝大量的水，并吃膳食纤维含量高的食品，可以始终保持素食或一周后再缓缓加入肉类。

（4）关于断食的几点注意事项：在使用抗生素一类药物时，不要断食。断食期间千万不要饮酒或吸烟，也不要喝任何含咖啡因的饮品。这只是一个适合两天断食的方法，不要用此方法做长时间断食。

第六章 瑜伽的自我认知

在这一章里将介绍瑜伽使我们如何学会悬置地看问题，自我控制力、创造力和逻辑能力也会增强。我们将认识到一直以来被我们当做自我的身体和心灵，原来是我们最亲近和最顽皮的朋友。所以这一章是调息和冥想之前的基础课。在学习过这一章之后，你就不会再为坐着就走神这样的事而苦恼，也不会再被心灵所幻化出的图景所迷惑，那些只是我们的朋友和我们开的小玩笑。真正的自我在哪里呢？让我们踏上瑜伽的自我认知之旅。

一、了解朋友

先来看一下我们此生最亲近的两个朋友。

成功学大师安东尼·罗宾曾为拓展心范去参观纽约贝尔浮医院的太平间，在那里，他得到了强烈的震撼。一个个盒子被打开，一具具肉体，体重和生前没有不同，那些与之相关的物品和荣誉尚存，可是那个真正意义上的人却不在了。只把身体像他们曾居住过的房子，曾用来代步的汽车一样当做了纪念品留给了这个世界。可见这个身体并不等于我们，更不等于我们的过去、现在和将来。管理学中对于管理有过这样一个概念：“管理就是通过他人完成自己的目的。”从这个概念出发，我们可以把身体认定为真正自我的员工。真正的自我，正是通过对身体的管理来达成想要完成的活动的。所以瑜伽的理论中对待身体像是对待孩子，像是对待部属，爱护但不放纵，信任但不盲从。因为一个认识到这一点的练习者应该成为身体的主人，而不是被身体管理。这个道理也正是风靡世界的瑜伽式管理的理论基础之一。

再来看心灵或者把他称为思想，这个更容易被误认为自我的朋友，他比身体顽皮许多，也更难管理。在一定程度上，他会像组织中的小团体领袖一样，更容易取代身体真正的管理者——自我，而对身体施加影响。我们看下面这个例子，就会认识到这心灵（也就是这思想）并不等同于自我。假日，本来与朋友玩得很开心，可是不知为何突然很烦躁或是不开心。很多朋友可能都有这样的经历。不要焦急，将你的思想，也就是你心灵上的一些想法和画面慢慢回放，你就会发现，我们被心灵编的一个小故事给骗了，可能心里忽然想起了没完成的工作或其他什么事，而心灵就把完不成这工作的最严重后果在心里预演了出来，我们就开始突然像变了一个人一样，如果没有将这盘思想录像带回放，我们可能会经常莫名的烦恼。

常常有朋友说，当他们开始盘坐下来不想要什么思想和情绪出现时，思想就变得比从前乱。请大家相信，这是正常的，甚至应该说这是一个好征象。因为你比从前安静，你终于可以安静地看一下你的思想一向是多么的顽皮和杂乱。如果你的心灵是你，那他为什么会在你快乐的时候骗你，在你想安静时狂乱呢？这些都可以让你发现，原来心灵并不是你。

不要为心灵经常为你投射散乱的思想而懊恼，不要以为盘坐下来无法让心灵安宁就是失败。就好像大海有波浪、太阳有阳光一样。心灵的光芒就是他的思想和情绪。大海有波浪，却不被波浪所干扰。波浪起于海而归于海，阳光伴着太阳的升起和落下而收放。思想和情绪的源头在我们的心灵，不论心中涌现出的是什么，不要把他看成是特别的问题。如果你反应不强烈，如果你能够忍耐，他还是会再回归到他的本性。如果你了解这些情况，那么心灵的各种投射只会强化自我认知的速度。因此，请以豁达和慈悲的态度来对待他们，因为心灵是我们的家人，是我们最好的朋友。当我们静静地安坐下来，而思想却在到处流淌时，请微笑地看着他们，并告诉自己说：我知道我还在经历一种想法，我知道我正观看一个场景或者我正经历一种感觉。诚如西藏著名的瑜伽师——禅定大师敦珠仁波切所言："要像一个年老的智者，看着小孩子玩耍。"

我们常常怀疑，对于负面的心态或某些扰人的情绪应该如何处理才好。其实，你完全可以没有偏见地看待任何思想和情绪，当你的态度改变时，心的整个气氛就会改变，思想和情绪就会改变。当我们变得越可亲时，他们也会变得越可爱。如果我们不觉得他们有什么问题，他们也不会找我们的麻烦。换句话说："见怪不怪，其怪自败。"当你持这种态度时，你会发现各种思想和情绪就像风，来了又去，秘诀是不要去想去思，而是要让他们流过心幕，不在心中留下任何痕迹。

现在，我们可以清楚地知道身体和心灵不是真正的自我，所以一个真正的瑜伽者会被尊称为斯瓦米（梵文Swami），它的中文意思就是"主人"，或者戈斯瓦米（go-swami）——身心的主人，而不是戈达斯（go-das）——身心的仆人。

二、寻找自我

那"我到底是谁"，从庄子到苏格拉底，多少个世纪以来，哲学家们从未停止过对这个问题的研讨。

认定自我有许多方法，从情绪来说，可以形容一个人是安宁平和的人，是容易激动的人；从职业上来说，可以是个瑜伽教练；从性别说，可以是男人或者女人；从财物隶属来说，可以是那辆宝马车的主人等。所谓人以群分，我们的朋友的自我认定也会影响到我们，如果感兴趣，不妨好好审视一下我们的朋友。如果朋友们都是很有爱心的人，那我们肯定也会如此。当你回答这个问题时，请先做个深呼吸，让自己处在一个轻松、踏实的心境下，无须为所有的想法害怕。如果我们将这些认定联系在一起，也就组成了我们的人生故事。如果你发现这认定给自己带来了痛苦，那么请你认清这样一个现实：任何的自我设定都只不过是你自己要那么认定的，只要你想改变，就可以马上改过来，因为任何时刻你都拥有改变的力量。这是自我认知在社会层面上给我们带来积极成功的根本。

听没听过这样的故事：有一个人发生车祸被送到医院后突然醒来，从外表看，她毫发无伤，但她已不记得自己到底是谁。这么多年的人生故事难道真的就像"庄生晓梦迷蝴蝶"？

有那么多董事长、总经理，今天给员工看看《谁动了我的奶酪》，明天给大家推荐《细节决定成败》，后天又拿来一本《邮差弗雷德》，大后天又号召全体员工学习《没有

 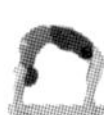

任何借口》。这是为什么？要提升企业执行力，可在几乎所有老板说员工没有执行力的同时，在企业越来越高的培训成本背后真正折射的难道不是这些企业家在强大的商业竞争压力下的无助和弱势吗，作为员工本身，也很辛苦，也很累，员工觉得自己已经做得很多，为什么老板看不见呢？老板觉得很冤，我付出了较同业优厚的薪酬，可是我为什么就不能省点心呢？是什么状况造成了上面、下面都觉得自己是冤大头呢？事实上，当我们真正地认识到了自己想要什么，做自己要做的事，那么我不需要世界的掌声，因为我们拥有了生命的执行力。事实上，在最古老的东方传统哲学里，超然和圆容已经出现在圣哲书本里，可为什么还有那么多学者要冒着掉脑袋的危险，伴在国君的周围。因为他们知道需要借助的只是一个平台，要完成他们治世安民的理想。他们拥有自己生命的执行力。事实上，只要大家明白了自己真正想要什么，自己现在做的是不是自己想要的，那么没有什么比自己要做的事情更有执行力了。

不论是从社会角度还是从思想层面，不论是从经济利益还是从身心修行考虑，自我认知都是非常重要的一个部分。在这里，我们将开始真正的瑜伽之旅，我们要认知自我。

在瑜伽对人体构成的解析中我们讲到了自我——阿特玛存在于心脏区域，是原子大小的微粒，悬浮在生命五气中。

在中医经典《素问》中有这样的论述：心者君主之官，神明出焉。又云：主明则下安。也就是说，心是真正的主人，如果这个主人是警醒的，那么一个人的身心就会健康。

柏拉图在《斐德罗》中表述道："被唤醒的东西并不是从外部输入的，而是一直潜藏在无意识领域的深处。"

其实，每个真实的自我都像一颗璀璨的钻石，在生命中一直放射着光芒。只是这光芒被生活的烦琐遮蔽，我们只是偶尔才会感觉到他智慧的光明，当真正开始了瑜伽，并把他们融入到生活时，本有的抉择智慧就被唤醒并加强，这时候我们钻石般的真我，会带着光辉和信心回到我们身上。当我们治愈对真实自我的失忆症后，我们将体悟到这世上最聪明和最神圣的事是爱别人，为这个世界不求利益地做些事情。

三、把心带回家

如果把幽闭深山的土著居民带进科技发达的现代都市里，他会有什么感觉。他可能会以为他在做梦，他会对天空中飞过的飞机目瞪口呆，他会以为，他来到了另一个世界。然而，对于接受过现代教育的偏远地区的孩子来说，这一切虽然陌生而新奇，却并不足以引起慌乱，因为他在书本上学到过，他所受过的教育说明了这些科学背景的存在。所以，有很多心理练习可以帮助我们在生命的深处找到真正的自己，把他带回来，让自己成为真正的主人。

通过练习，笔者认为，连续的自觉和心灵见证练习是这方面最为简单而有益的练习。在这里，我们将这两项练习简单地集合在一起，为大家准备了一个25分钟左右的练习引导词，大家可以在本章所述内容里选取片断放在课程开始前引导学员宁合心神，也可以将练习放在课程安排的最后或冥想和呼吸练习前。大家也可以在时间允许的条件下自行安排练习。这段引导词的主框架取自惠兰老师的超觉心灵功，在这里，请允许我表达对惠兰老师诚挚的敬意。

四、自我认知练习引导词

仰卧在垫子上，让我们做一个自我认知的练习。

心里对自己说——我感觉到我的身体正躺在这里；对自己说——我的眼睛闭上了。

现在睁开眼睛。

心里对自己说——我感觉到我睁开了眼睛。

心里对自己说——我感觉到我正在用眼睛看周围的事物。

现在闭上眼睛对自己说——我感觉到我闭上了眼睛。

心里对自己说——我感觉到我可以不用眼睛看周围的东西了。

好，现在感觉到全身都在放松。

双脚、脚踝、小腿、膝盖、大腿、臀部、性器官、肛门、腹部、肋骨、胸膛、肩膀、上臂、肘部、前臂、手腕、双手、双手十个手指、双手手臂、从手指到上臂、锁骨、脖子、枕骨（后脑勺）、头的两侧、头顶、前额、下腮、眼皮、眼球、鼻子、整个脸的肌肉全都在放松。

心里对自己说——我感觉到自己的呼吸相当深长，而且有控制地呼吸，注意到自己的一呼一吸。吸气时，心里对自己说——我感觉到我在吸气；呼气时，心里对自己说——我感觉到我正在呼气。

每次吸气会体会到身体越来越放松，每次呼气时，感到身体的紧张都消除了。你是有知觉的、警醒的、没有睡着的，现在，让你的呼吸自然地进行着，不要控制你的呼吸，静静地关注你的呼吸，你感觉到呼吸的进行，你是警醒的，你是有知觉的。

你的身体好似一座剧场，你就是自我，你独自一人坐在剧场里。心里对自己说——我感觉到我是处于这个身体里，处于这个剧场里。注意剧场里正在演出的电影，也就是注意到你的心灵，注意到你在心里体验到的思想、感情、情绪，对这一切，都保持一种超脱，不受影响。

心里有时会出现一些图像，观察着这些图像对自己说——我正在看心灵上的图像。有时这图像是美丽的，有时是很难看的，但是不要害怕。

心里对自己说——我感觉到我正在看心灵上这副丑陋难看的形象，要保持超脱而不受影响的态度。

你是警醒的，你没有睡着，注意你可能有的一切内心感受和情绪，在心灵上采取超脱态度。

心里对自己说——我感觉到我正在体会这些好的感受。

你的感受或情绪有些是消极不好的，但不要试图把它赶走，在心里应采取超脱的态度。

对自己说——我正在体会到这些消极和不好的情绪，你只管观看这些，总是保持超脱，而不为所动；你只管做一个超脱的观众，那样观看自己的心灵。无论升起怎样的思想和情绪，就让它们像大海的波浪一样升起和消退，不要限制它们，不要试图赶走它，不要执著，不要让它具体化，不要跟着思想跑，更不要迎请他们的出现。要像大海看着自己的波浪或像天空俯视飘过的云彩一样，静静地看着它们。

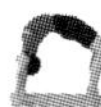

以一种豁达而慈悲的态度来对待你的情绪和思绪，不管它们怎样任性，你要像一个看孩子玩耍的年长智者，安详地看着它们。

现在注意你的身体，意识到自己的呼吸，每次吸气，感到活力注入身体；每次呼气，感到疲劳正在消退。

身体好比一辆汽车，而你就是汽车司机，正如汽车司机不是汽车一样，而你也不是你的身体，你只是身体的使用者罢了。

你怎样使用自己的身体会影响到你的意识、你的心灵。

下面，我们做瑜伽的语音冥想：

每次吸气时默念AUM。

每次呼气时出声念AUM。

请按瑜伽休息术中所述及的收功方式收功。

第七章　调息法（Pranayama）

一、关于调息的基本常识

Prana的意思是“生命能量”或“生命力”，Yama的意思是控制，因此Pranayama的意思就是控制生命能量。

有句印度格言说：“生命不外是连续的呼吸。”可以想象一下，人们没有食物可以生存十几天，没有水可以生存几天，而没有呼吸时又能生存几分钟呢？我们活着正是因为有了呼吸，而如何呼吸正是决定生命质量的重要因素。可这个重要的呼吸存在的方式又是这么低调。人们从婴儿开始，呼吸就以一个简单、无意识的过程存在。因此，大多数时间里人们完全忽略了这个过程。随着年龄的增长，我们的呼吸变得浅短，渐渐地只用肺的一小部分呼吸，而且吸气时间比呼气时间长。这是一种功能紊乱的呼吸模式。它会扰乱自主神经的功能，导致毒素在体内堆积，造成疲劳，使我们在焦虑和沮丧时容易生病。这种过浅的呼吸使心肺受到压迫，造成精力的无端浪费。

瑜伽的调息法可以让我们回复到正确的呼吸模式上。有节奏的、深长缓慢地呼吸可以刺激脑细胞，使神经平静，净化血液，强化交感神经和副交感神经，平衡思维和身体。引发大脑的意识和潜意识，唤醒有创造性的内部潜能。有控制的瑜伽呼吸，还可以在中枢神经储存大量的宇宙能量，它可以在身心处于紧急时刻时克服瞬间发生的意外困难，并增进我们对传染病的抵抗能力。这是因为呼吸是思维和身体的桥梁，是传送生命能量（Prana）的使者。我们可以凭借呼吸来影响思维和身体。

在第一章中讲过，人要与天地相应，就必须跟上天地四时节气的变化。人体靠肺来保持同天、地、自然的相应。呼吸时，肺吸入空气的活动是生命力的表现方式。调息不是单纯的呼吸，而是对全身被激活的能量的控制。是全身在肺的带动下，在物质层面上，在生命之气这个层次上建立天人合一的根本练习。

调息法的练习一般分为三个阶段。首先，应熟练地掌握瑜伽中呼与吸的不同基本技巧。呼吸会渐渐变得深长而有控制。其次，练习净化技巧。第三，练习悬息、保持的技巧。通过内悬息（吸气后闭而不呼）和外悬息（呼气后闭而不吸）良性恢复、分配和增加生命能量。这也正是钵颠伽利在《瑜伽经》中所阐述的调息：“连续过程在吸入气息和呼出气息相接处产生停顿，调息就是随着停顿而出现的一种静止状态。”当进入这种状态后，悬息在一个思想和另一个脑波之间形成间歇。

调息的目的主要就是获得对生命能量的控制，同样，它有助于保证肌体内潜在的精神能量的唤醒和释放，由于调息的帮助，我们才能将宇宙能量转变为人体的能量，这样才能保证身体内力的平衡，并意守脑波间的间歇，形成冥想。

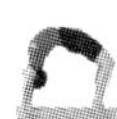

一些瑜伽经典上所载的关于生命之气的基本构成可能会对大家正确的练习有所帮助。据说，人体内的生命之气可以分为以下五个部分：

●普拉那（Prana）：这里所指的普拉那与普拉那亚玛里所指的普拉那不是一回事。这个普拉那主要在心脏周围循环，向神经系统及肌肉群提供能量，控制呼吸和语言。

●阿帕那（Apana）：在肚脐以下部位循环，向下腹部各脏器提供能量，控制身体的各种排泄。

●萨玛那（Samana）：在肚脐和心脏间循环，给消化系统提供能量，控制消化系统，调节身体的平衡。

●乌达那（Udana）：在喉部以上部位循环，控制空气和食物的吸收，给所有的感官和大脑的活动提供能量。

●维亚那（Vayana）：在全身各处循环，激发四肢的活动，分配来自食物和呼吸的能量。维亚那的作用也在于收缩和扩张，并和普拉那协同作用，调控人体整体动作。

以上是生命之气的五种基本分类，又叫做五根气。除了这五根气之外还有五支气，它们是：

★纳加（Naga）：激发打嗝，减轻腹部压力。

★夸玛（Kurma）：控制眼睑，防止异物及强光对眼睛的伤害。

★科卡拉（Krkara）：为防止异物进入鼻腔或咽喉，引起喷嚏和咳嗽。

★德瓦达塔（Devadutta）：保证吸入的额外氧气进入疲劳的身体，诱发打哈欠。

★德哈那莫伽亚（Dhanamjaya）：始终留在体内。

据相关记载，这些生命之气的分类是受普拉那瓦由（Pranavayu）所控制的。而Pranavayu是从呼吸过程本身所产生出来的。因此，正是通过这些瓦由（Vayu），人们才能够用调息术来控制和影响人体中的生命能量。我们在前面讲过，人身就是一个小宇宙，肉身层面为五大元素聚合而成，精神（Manas）层面则由念（Vritti思想）、识（Chitta潜意识）所组成。精神层面与肉身层面就是靠气（生命能量）来联系。因此，肉身层面的活动可影响气，思想的层面也可影响气。同理，我们也可以通过对气的影响来调整身体和思想层面。

在正式开始调息法课程前，我们先来看一下注意事项：

（1）因为包含能量，所有正规的瑜伽课本中都会有严重警告。在学生没有准备好或没有监督的情况下禁止练习Pranayama。并且，控制呼吸不要超过自己的能力，不应有任何紧张的迹象，请在正确的指导下放松地进行。除非练习有要求，否则不要进行激烈的吸入或呼出，也不要有引起窒息的感觉。

（2）请参照关于瑜伽体位法中的如空腹状态、宽松的衣物、极限的边缘、清静而空气流通的场地等一切注意事项。

（3）详阅基础运动生理学章节中关于呼吸系统的部分。

（4）在调息法练习中除非功法有特别的说明外，否则应始终保持用鼻子呼吸。并闭口做舌抵后颚契合法。

（5）调息法的练习一般分为三个阶段来完成。不要过于心急，对于基础的呼吸练习最好能够规律练习1～3个月。每次练习30分钟。记得放松并以严肃的态度对待调息练习。否则，无疑是拿自己的身心健康开玩笑。

（6）首先，应熟练地掌握瑜伽中呼与吸的不同基本技巧。呼吸会渐渐变得深长而有控制。当呼吸慢慢变得深长缓慢而有控制之后，就要试图使吸气和呼气的时间长度一致。渐次使呼气的时间稍长于吸气。当我们可以体会到呼吸间出现自然的停顿时，就可以尝试悬息练习了。但是如果悬息扰乱了呼吸节奏，那就不要急于坚持悬息练习。

（7）接下来练习净化技巧。在每次呼气时要做到小腹内收上提，其做法及原因在本书运动生理学的呼吸系统部分已详述。事实上，呼气的练习应该作为呼吸中的第一课教授给学员。

（8）第三阶段练习悬息保持的技巧。通过内悬息（吸气后闭而不呼）和外悬息（呼气后闭而不吸）良性恢复、分配和增加生命能量。如果学员的眼或耳有问题，患有心脑血管疾病（如高血压、心脏病）就不要练悬息了。

（9）请在舒适的范围内保持悬息。如果这样做有助于维护呼吸节奏，应慢慢延长悬息的时间。如果感到呼吸节奏已受到悬息的扰乱，那就停止悬息或缩短悬息的时间。

（10）最好的调息练习时间为每日4次，分别为早上4时和黄昏7时，正午11时和午夜1时。这几乎是现代人无法做到的，但有修总比无修好，请大家尽可能在每天允许的时段练习。

（11）很多学员在练习中会出现气促的感觉，这说明他们吸气的时间太长，而呼气又不彻底引起的。缓解的方法是减少吸气量并彻底的呼气。

（12）当感到自己深长的呼吸节奏已被扰乱时，请立即停止练习。这说明身体已经疲倦了，疲倦时不要练习调息。

（13）瑜伽者认为，人身心上的疾病主要是由于体内生命之气流通发生了紊乱或障碍引起的。因为左经、右经的起点在两鼻孔处，所以空气在鼻孔中的流通是生命之气在左经、右经中流通相联系的。于是，瑜伽者试图让空气在左右鼻孔流通得同样顺畅、均匀。这样，“清理经络调息功”就成了每日都可以做的重要练习，而且最好用喉呼吸方式做。

（14）应选择瑜伽坐姿来练习调息，至善坐是一个很好的选择。

（15）请在调息练习时始终保持背部挺拔，双眼闭合或90%闭合。

（16）调息练习适合安排在所有体位练习及休息术结束后。

二、常用的呼吸练习

1. 腹式呼吸（横膈呼吸）

这是一个简单而有效的呼吸练习，从这个呼吸开始，我们将慢慢找回一些与生俱来的、良好而正确的生存方式。

可以选择山立功、任何一种瑜伽坐姿或仰卧放松功来开始这个练习（图1）。

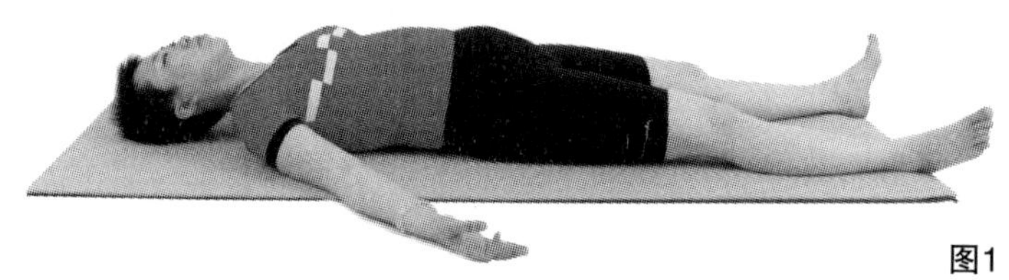

图1

（1）将双手放在脐部，不要施加压力。吸气时，感觉气沉肺底，因为横膈下沉，使腹内脏器下沉，小腹隆起，双手被小腹抬起（图2）。

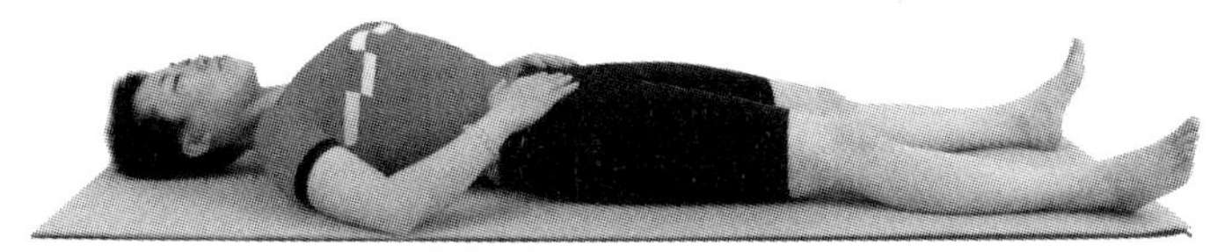

图2

（2）呼气时横膈渐渐复位，小腹回落。当气将呼尽时双手微向下施压，感觉肚脐内收并上提，彻底呼尽肺底残留气体。

（3）可保持吸气4拍，呼气4拍，早晚各练习100次。

【优点】这是所有呼吸技巧的基础，是最安全有效的呼吸练习，可调节压力系统从而为身心减压，还有助于调节循环和呼吸系统的紊乱。所有的腹部器官得到按摩，促使各内脏腺体以正常的方式分泌激素。

腹式呼吸的课堂训练方法分为七个步骤：

（1）仰卧放松。

（2）自觉呼吸。

（3）呼气练习。

（4）腹式呼吸。

（5）提示学员：

A. 如果无法做到吸气时小腹隆起就退回到呼气时小腹内收上提的呼气训练。

B. 如果练习中感到憋气就彻底地呼气然后回到自然呼吸。

C. 吸气时小腹是自然隆起的，不要为了使小腹隆起而向上抬腰背。

（6）自觉呼吸。

（7）收功。

【引导词如下】

现在，请大家仰卧在垫子上，我们一起学习瑜伽腹式呼吸，如果练习过程中您有任何不适请随时举手，我会帮助您。

请将双脚脚跟分开约30厘米，脚尖稍向外，双手掌心向上自然地摊放在体侧，将头部和身体放置在一条直线上，后脑枕骨接触垫子，感觉身体正放松地躺在这里。

闭上眼睛，不要控制呼吸，让身体按着自己的需要去呼吸，不要理会这呼吸是深长还是浅短，是有节奏还是紊乱。在每次吸气时对自己说，我知道我在吸气；在每次呼气时对自己说，我知道我正在呼气。不要干扰你的呼吸，此时，你会发现，这呼吸变得越来越深长，越来越有控制。

请抬起双手，放在脐部。感觉每次呼气，肚脐内收，慢慢地感觉每次呼气尾骨向身体内收起，肚脐贴近脊柱。继续感觉每一次呼气，感觉体内的浊气越来越被彻底地呼出，每次呼气尾骨向身体内收起，肚脐贴向斜上方的脊柱。

渐渐地感觉每次呼气后，小腹自动的隆起吸气。吸气时，气息沉入肺底，小腹隆起；呼气时，小腹内收上提。

如果仍无法做到吸气时小腹胀，无须着急，只要继续关注每一次呼气时小腹内收上提即可。

每一次吸气是自动发生的，小腹自然隆起，不要刻意为了抬高小腹而向上拱起腰背。

如果在练习的过程中感到憋气，别紧张，那是因为您吸气的时间太长而呼气的时间太短造成的，请彻底呼气后回到您平时呼吸的样子就可以了。

关注呼吸，每次吸气，小腹隆起；每次呼气，小腹内收、上提。每次吸气，对自己说，我知道自己正在吸气；每次呼气对自己说，我知道自己正在呼气。不要干扰呼吸的进行，让身体按照自己的需要去呼吸。

好，搓热双手掌心，让热热的掌心温暖眼睛，按摩一下面庞。将双手指腹沿上发际向后梳拢每一寸头皮。伸展一下身体，然后侧卧，慢慢地坐起来。用自己喜欢的任何一种瑜伽坐姿坐好，吸气时在心里默念AUM……呼气时出声念AUM……。

练习就到这里，谢谢大家的配合。如果呼吸练习后您的身心有任何不舒服，请随时告诉我，我会帮助您。

2. 胸式呼吸（肋间肌呼吸）

可以选择山立功、任何瑜伽坐姿或仰卧放松功开始这个练习。

（1）请将双手放在第十二肋两侧，不要施加压力（图1）。保持骨盆中立位（髂前上棘及耻骨在一个平面上）。

（2）收缩腹部，吸气。在保证腹腔壁内收的前提下感觉胸廓下部升高并向两侧推出（图2）。

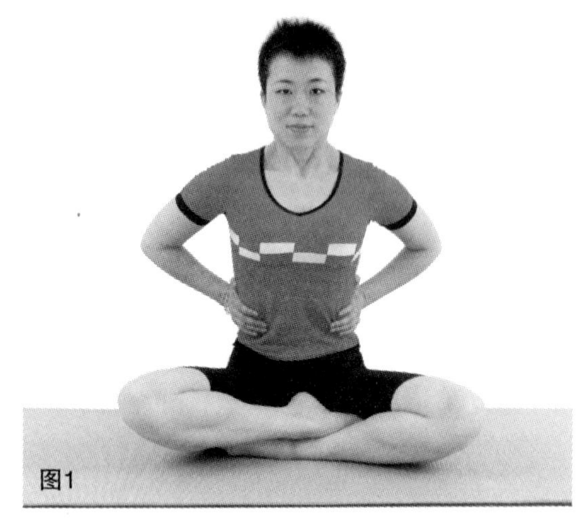
图1

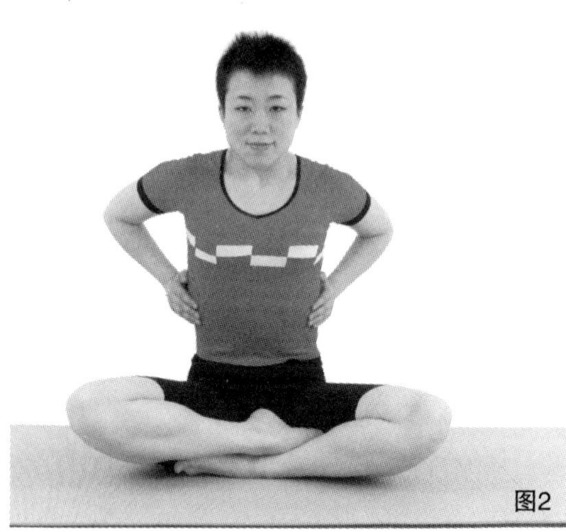
图2

（3）腹腔壁持续内收，呼气。感觉胸廓回落。

（4）在吸与呼的过程中始终收缩腹部，感觉肋骨像手风琴那样向两侧扩张和收缩。

（5）可保持吸气四拍，呼气四拍，早晚各练习100次。

【优点】加强腹肌肌力，镇静心脏，净化血液，改善血液循环。

3. 锁骨呼吸

可以选择山立功、任何瑜伽坐姿或仰卧放松功开始这个练习。

（1）将双手放于锁骨两侧，不要施加压力。

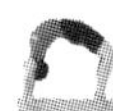

（2）慢慢吸气，腹部和胸廓始终保持收缩，感觉双手被锁骨推起（图1）。

（3）慢慢呼气，腹部和胸廓继续保持收缩，感觉双手和锁骨回落（图2）。

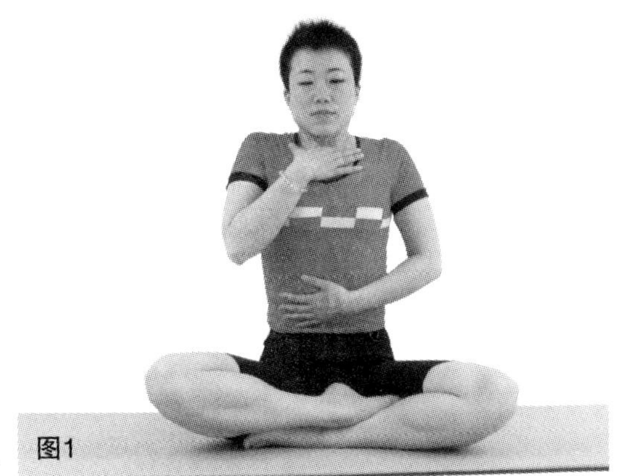
图1

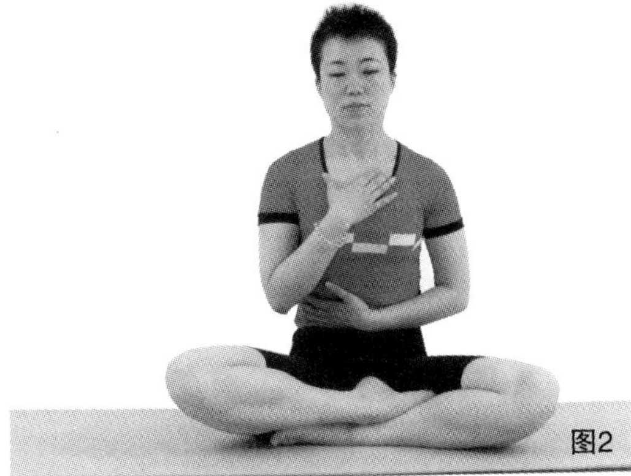
图2

（4）可保持吸气四拍，呼气四拍，早晚各练习100次。

【优点】彻底净化和增强肺上部，有利于形成全肺呼吸。

4. 完全瑜伽呼吸

可以选择山立功、任何一种瑜伽坐姿或仰卧放松功开始这个练习。

将横膈、肋间肌和锁骨三种呼吸技巧结合起来就形成了完全瑜伽呼吸，也就是全肺呼吸。这三种呼吸应衔接的顺畅而自然，就像一个稳定渐进的波浪滑过胸腹。

（1）慢慢吸气，小腹隆起（图1），在保持小腹隆起的前提下继续吸气至肋骨扩张（图2），保持现在的体征，放松肺上部吸气，锁骨上推，肩稍耸（图3）。

（2）慢慢呼气，肩放平，锁骨下移，肋骨回缩，小腹内收上提（图4～图6）。

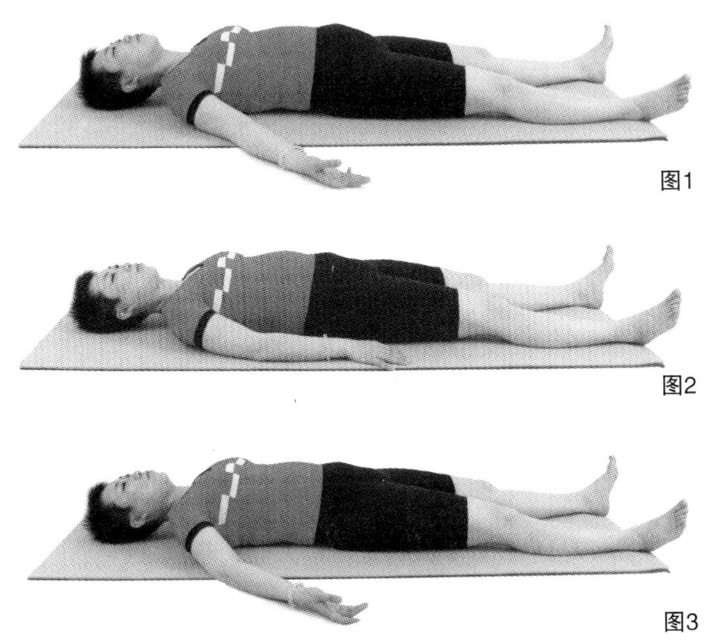
图1

图2

图3

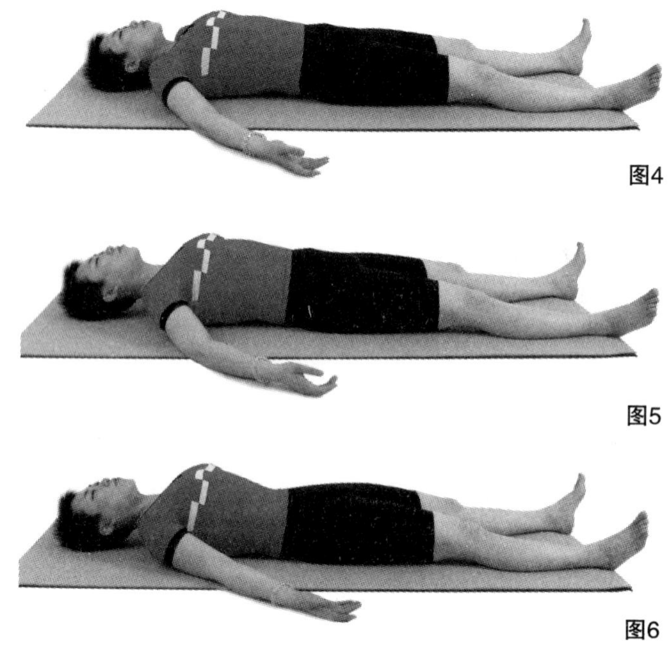

图4

图5

图6

（3）可保持吸气四拍，呼气四拍，早晚各练习100次。

注意：这个练习一定要在三种基础呼吸标准化之后再做，不要急于求成。在教学中常出现的状况是学员肺活量不够，无法完成练习。还有的学员做完腹式呼吸后将这口气屏住，推向肺中，再推向肺上，误以为这样形成身体波浪就是完全呼吸。这些问题的成因都是没能掌握好三种基础呼吸所致。

【优点】有人认为，完全式瑜伽呼吸的好处完全可以写一本专著。事实上，所有人都会在这种天性的呼吸方式中受益。由于血氧含量增大，血液被净化，肺部组织更为强壮，从而增强身体抵抗力。身体同化及氧化能力增强，活力、耐力、协调感和集中能力增强，神经系统镇静下来，心率平稳，身心会充满平静与安详。心境变得清澈而警醒。

5. 喉呼吸（Ujjayi Pranayama Ⅰ）

在梵文中，Ujjayi是胜利、成功、征服的意思，这个呼吸的字面含义是从束缚中获得自由。喉呼吸有不同的练习方法，这个阶段的喉呼吸完全不受调息练习程度的影响，任何人、任何时候、任何呼吸模式、任何姿势都可以练习。

（1）嘴巴闭合，用双鼻孔慢慢吸气，同时收缩喉头，关闭部分声门。做正确时，会听到像“萨”的声音。

（2）嘴巴仍然闭合，用双鼻孔慢慢呼气，同时收缩喉头，关闭部分声门。做正确时，会听到像“哈”的声音。

有教材认为，喉呼吸是修习瑜伽者的第二天性。

【优点】是唯一可以在疲倦状态下进行的呼吸练习，失眠的学员可以试一下，采取仰卧放松姿势和喉呼吸入眠。它可使心灵和神经系统得到安宁，对高血压患者有益。

6. 精神的呼吸（Ujjayi Pranayama Ⅱ）

可采用任何一种瑜伽坐姿或山立功来进行练习。

注意：整个面部肌肉都应该放松，用胸式呼吸来完成，呼气时间是吸气时间的两倍。

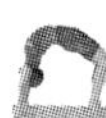

当加入屏息练习后，呼吸节律为吸1、屏2、呼2。是否加入屏息要看学员对呼吸的掌控程度。

（1）嘴巴闭合，收缩喉头，关闭部分声门，用双鼻孔慢慢吸气，同时收腹，肋骨向两侧扩张。做正确时，会听到像“萨”的声音。

（2）嘴巴仍然闭合，收缩喉头，关闭部分声门，用双鼻孔慢慢呼气，同时腹肌收紧，直至肺中气体排空，胸廓回落。做正确时，会听到像“哈”的声音。

（3）开始练习之初，只能重复3次，以后每周增加两次。直到加至15次。

【优点】加强循环系统和神经系统功能，稳定高血压及低血压，促进内分泌腺体（尤其是甲状腺）的活动，改善消化功能，防止肺部感染，对失眠和神经紧张患者有益。心脏也在这个呼吸中被温和地按摩。

7. 生命力呼吸（Surya Bhedana）

在梵文中，Surya的意思是太阳。Bhedana的意思是突破或开发自我。根据瑜伽理论，右鼻孔吸气可以产生热能和激情，左鼻孔吸气可以产生寒冷和镇定。所以右鼻孔又叫做太阳的鼻孔，左鼻孔又叫做月亮的鼻孔。可采用任何瑜伽坐姿练习。

注意：高血压、心脏病和肺病患者不应屏息。吸气、屏气和呼气的节律为吸1、屏2、呼2。是否加入屏气要根据学员对呼吸的掌控程度而定。

（1）用手指闭住左鼻孔，用右鼻孔慢慢吸气。

（2）屏息，直到体表感到压力。

（3）闭住右鼻孔，用左鼻孔慢慢呼气。但注意呼气的时间要比吸气时间长。

（4）开始练习之初，练习仅可重复5次，可逐渐增至7次。

【优点】这个呼吸练习可刺激交感神经，身体产生热量，使体温得到平衡，控制新陈代谢的功能，改善消化能力。

8. 黑蜂呼吸（Bhramari Pranayama）

可采用任何一种瑜伽坐姿练习。

梵文中Bhramari的意思是“像蜜蜂一样嗡嗡叫的样子”，用这个名字的原因是呼吸时模仿黑蜂的“嗡嗡”声。

注意：感觉上腭和头部正中有一根空心管子，声音是鼻腔同这根管子的共鸣发出的，声音要平稳，可安排在冥想或睡前练习。

（1）完全瑜伽呼吸结合喉呼吸，吸气，发出打鼾的声音。

（2）呼气，在共鸣状态下发出平稳的“嗡嗡”的声音。

（3）练习10～15次。

（4）以胎息契合配合此呼吸为加强式。

【优点】这个练习给大脑一定的声波按摩，可以缓解精神压力、焦虑和失眠。

9. 清凉调息（Sheetali Pranayama）

可采用任何一种瑜伽坐姿来练习。

注意：心脏病患者不应做这个练习。高血压患者不要屏息，练习不要超过10次。吸气时用嘴巴，呼气时用鼻子。这个练习应安排在所有瑜伽练习结束之后（包括体位、休息、呼吸等）再做。对于无法卷起舌头的学员，可将舌尖和嘴唇贴放在牙齿上，留下小的狭窄缝隙吸气。

（1）双手做任何一种契合手势或采用轻安自在心式放在两膝上。

（2）张开嘴，舌头沿下唇向外伸出约3.33厘米（1寸左右）。两侧向中间卷起，形成一管状。

（3）通过这个舌头管道吸气，发出风吹过树叶的“嗞嗞”声。感觉清凉的空气经过舌头沿气管向下送。吸气应缓慢而深长（图1）。

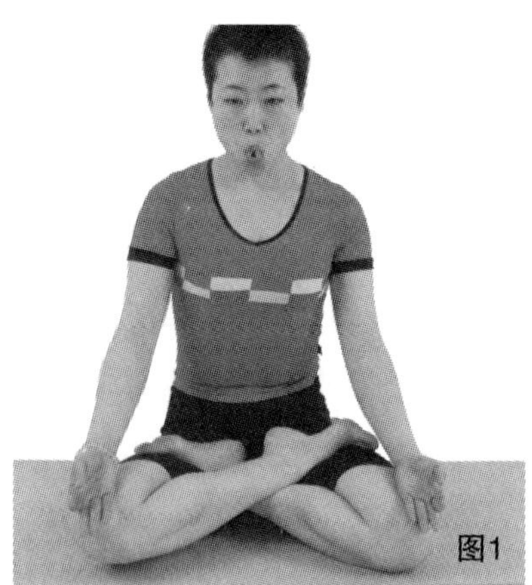
图1

（4）一旦完成吸气，收回舌头。闭上嘴巴，屏气4秒左右。

（5）慢慢用鼻子采取喉呼吸的方式呼气，发出拉风箱的声音。

（6）练习25～50次。

【优点】这个练习可使精神振作，可增强身体能
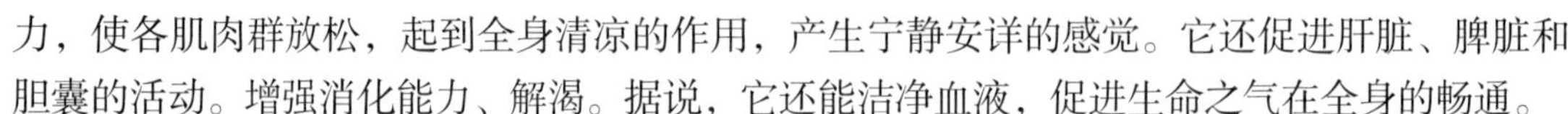
力，使各肌肉群放松，起到全身清凉的作用，产生宁静安详的感觉。它还促进肝脏、脾脏和胆囊的活动。增强消化能力、解渴。据说，它还能洁净血液，促进生命之气在全身的畅通。

10. 净化呼吸法（Seethkaare Pranayama）

采用站姿练习。

注意，高血压、心脏病和有肺部疾患的学员不应做这个练习。吸气用鼻子，呼气用嘴巴。

（1）山立功站好，双脚分开与髋同宽。以完全瑜伽呼吸，用鼻子慢慢吸气。

（2）完全闭口，屏息4秒左右。

（3）将嘴唇压在牙齿上，留下一条小缝隙，用嘴呼气，使气体尽力通过狭窄的缝隙冲出，直到彻底呼尽。

（4）在不引起肺部组织疲劳的前提下，可根据个人能力反复练习。

【优点】净化和加强呼吸系统，增强血液内的含氧量。

11. 圣光调息（Kapalbhati Pranayama）

Kapal在梵语中的意思是头盖骨、前额或智慧。Bhati的意思是发光或出众。这个练习既是调息术，也是哈他六业中的清洁系统中卡帕尔·巴悌的一种。可采用任何一种瑜伽坐姿来练习。

注意：在这个练习中，呼气是被动的，呼气时腹肌突然并有力地向脊柱收缩，横膈向胸腔收缩。吸气则是自然、自发的。要始终放松，不要过度用力，不要因呼吸而使身体震颤和面部扭曲。只要有轻微疲劳或眩晕出现，就要停止练习。高血压、低血压、心脏和肺部存在疾患的学员不要做这个练习。

（1）双手做任何契合手势或采用轻安自在心式放在两膝上。

（2）用鼻子做腹式呼吸，慢慢吸气。

（3）腹肌轻轻用力，突然向脊柱收缩，小腹内收上提，用鼻子呼气。

（4）重复20～50次。

（5）最后一次呼气时彻底呼出肺部空气，外悬息做大收束法。

（6）解除大收束，慢慢吸气。

【优点】可排除体内毒素，强化呼吸系统和神经系统。净化血液，刺激消化系统，调整淋巴系统。据说，这个练习还可以使思维明亮清晰、面部容光焕发，使内在的美丽释放

出来。

12. 风箱呼吸（Bhastrika Pranayama）

Bhastrika的梵文意思就是风箱。就像风箱借助力将空气吸入和排出一样，空气通过鼻孔进入和排出肺部。可采用任何一种瑜伽坐姿来练习。

注意：在全部练习过程中，记得放松整个身体。不要因为用力呼吸而致使面部扭曲、身体震颤。开始练习时，呼吸应相当慢。如果出现眩晕或出汗，说明练习错误。减小呼吸的速度和力量，减少吸气量，如果仍然没有改变或身体稍有疲劳，就应停止练习。体质虚弱、高血压、低血压、心脏有问题和女性生理期的学员请不要做这个练习。

第一阶段：单鼻孔练习

（1）按舒适的瑜伽坐姿坐好，抬起右手。将食指和中指放在前额中央，把拇指放在右鼻孔旁，无名指放在左鼻孔旁（图1）。

（2）用拇指按住右鼻孔，用左鼻孔做节奏清晰、急速有力的腹式呼吸，让腹部连续的收缩和扩张20次（图2）。

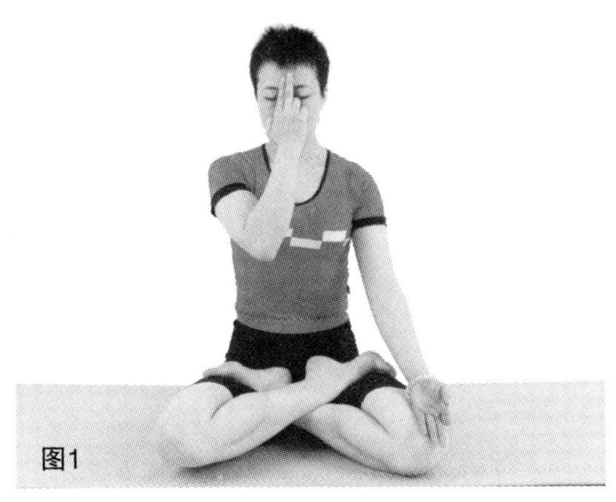
图1

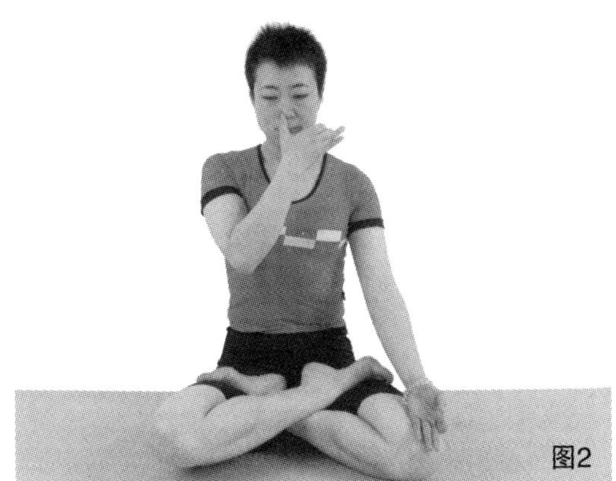
图2

（3）第21次时用左鼻孔以完全瑜伽呼吸吸气，然后闭住双鼻孔。内悬息，做收颔收束和会阴收束。

（4）屏息3～5秒，缓缓解开所有收束，用喉呼吸方式，双鼻孔同时有控制地呼气。

（5）交换体位，用右鼻孔重复整个过程。

第二阶段

（1）仍按第一阶段坐着，只是双手以任何契合手势或轻安自在心式放在两膝之上。

（2）用双鼻孔一起做20次节奏清晰、急速有力的腹式呼吸。第21次时用双鼻孔以完全瑜伽呼吸吸气，然后闭住双鼻孔。内悬息，做收颔收束和会阴收束。

（3）屏息3～5秒，缓缓解开所有收束，用喉呼吸方式，双鼻孔同时有控制地呼气。

（4）共做3次第二阶段的完整练习。

（5）以仰卧放松姿势休息。

【优点】这个练习可使肝、脾、胰获得保养并且可以增强腹肌、改善消化功能。它会增加内热，引燃体内净化之火。燃烧毒素，减轻体重，强化神经系统，清洁肺和鼻窦。

13. 清理经络调息（Nadi Shodan Pranayama）

梵文Nadi的意思是生命能量流动的通道，Shodan的意思是净化。通过这个练习可使生命能量在体内均衡自由地流动。

注意：心脏病及高血压、低血压患者只可练习第一、第二阶段，要注意始终地放松。这个练习的要点是掌握好左右鼻孔呼吸的长度和次数。教练的数息对于这个练习很重要，作为教练，要尽量在练习前将所有的指示口令对学员说明。这个练习需要用右手控制鼻孔的气流，可以选择韦史努手印或楼德罗手印。拇指放在右鼻孔旁，无名指放在左鼻孔旁。从左鼻孔开始练习，当教练发出换吸或换呼的口令时请学员交换鼻孔吸或呼，当教练发出屏的口令时关闭双鼻孔屏气。当教练发出放的口令时，打开两鼻孔，将双手放回膝上。正常课堂，练习到第三阶段即可。以完全瑜伽呼吸进行练习。这是必须每天规律练习的方法。

第一阶段

（1）用拇指轻轻按住右鼻孔。只用左鼻孔呼吸，最好将吸气和呼气的时间及长度控制一致。也就是吸气时从1数到5，呼气时也要从1数到5。这个阶段的重点就是要学会控制吸气和呼气的过程。这样单鼻孔呼吸5次，然后交换鼻孔。只用右鼻孔呼吸，做5次。然后放开手，用双鼻孔呼吸5次。

（2）这是一个回合，可以做3～5组。

（3）教练口令可以是：轻轻闭合右鼻孔，吸、2、3、4、5，呼、2、3、4、5。这样重复5次后，第6次：换、吸、3、4、5，呼、2、3、4、5。重复5次后，第6次：放、吸、3、4、5，呼、2、3、4、5，重复5次。

第二阶段

（1）用拇指轻轻按住右鼻孔，通过左鼻孔吸气，然后闭住左鼻孔，用右鼻孔呼气。然后右鼻孔吸气，闭住右鼻孔，用左鼻孔呼气，这是1个回合，重复5次。然后从右鼻孔先开始这个过程，重复5次。然后放开手，用双鼻孔呼吸5次。

（2）教练口令可以是：轻轻闭合右鼻孔，吸、2、3、4、5，换、呼、3、4、5，吸、2、3、4、5，换、呼、3、4、5，左鼻孔每吸气1次计数1次。重复五次。换右鼻孔先开始，重复5次。然后放、吸、3、4、5，呼、2、3、4、5，双鼻孔呼吸5次。

（3）这是1个回合，可做3～5组。

第三阶段

（1）用拇指轻轻按住右鼻孔，通过左鼻孔吸气，然后闭住双鼻孔，屏息，用右鼻孔呼气。然后右鼻孔吸气，闭住双鼻孔，屏息。用左鼻孔呼气，这是1个回合，重复5次。然后从右鼻孔先开始这个过程，重复5次。然后放开手，用双鼻孔呼吸5次。在这个过程里，吸、屏、呼的时间要一致。

（2）教练口令可以是：轻轻闭合右鼻孔，吸、2、3、4、5，屏、2、3、4、5，换、呼、3、4、5，吸、2、3、4、5，屏、2、3、4、5，换、呼、3、4、5，左鼻孔每吸气1次计

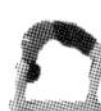

数1次。重复5次。换右鼻孔先开始，重复5次。然后放、吸、3、4、5，呼、2、3、4、5，双鼻孔呼吸5次。

（3）这是1个回合，可做3～5组。

第四阶段

（1）用拇指轻轻按住右鼻孔，通过左鼻孔吸气，然后闭住双鼻孔，屏息，用右鼻孔呼气。然后闭住双鼻孔，屏息，然后右鼻孔吸气，闭住双鼻孔屏息，用左鼻孔呼气，闭住双鼻孔屏息。这是1个回合，重复5次。然后从右鼻孔先开始这个过程，重复5次。然后放开手，用双鼻孔呼吸5次。在这个过程里，吸、屏、呼的时间要一致。

（2）教练口令可以是：轻轻闭合右鼻孔，吸、2、3、4、5，屏、2、3、4、5，换、呼、3、4、5，屏、2、3、4、5，右、吸、3、4、5，屏、2、3、4、5，换、呼、3、4、5，屏、2、3、4、5，左鼻孔每吸气1次计数1次，重复5次。换右鼻孔先开始，重复5次。然后放、吸、3、4、5，呼、2、3、4、5，双鼻孔呼吸5次。

（3）这是1个回合，可做3～5组。

经过几个月的系统练习，吸、屏、呼的比率可小心地加至吸1、屏4、呼2。当适应了这个比率可加至吸1、屏6、呼4，在这个基础上掌握后可渐渐加到吸1、屏8、呼6，但一定要非常小心和耐心地练习，不要勉强身体。

【优点】这个练习最重要的好处就是创建和保持人体的阴阳平衡。通过双鼻孔气流又控制大脑的左右半球、身体的左右侧、交感神经和副交感神经系统，身体的循环和环境的循环达至平衡，规律的练习可使身体的每个细胞重获活力，唤醒体内休眠的能量，血液中的毒素和肺中的浊气被彻底清除。心境安详清澈，在镇定神经系统、提高思维能力的同时，还有利于治疗某些严重的头痛。

14. 清除体内废气（Pavana Muktasana）

在梵文中，Pavana是废气的意思，Mukta表示清除某些东西。顾名思义，这个练习可以清除体内未排空的废气。可采用仰卧位开始练习。

（1）仰卧，屈双膝于胸前。双手十指交叉放在膝前，用鼻子以完全瑜伽呼吸法吸气。

（2）用鼻子慢慢地、彻底地呼气。同时双手抱膝紧压胸腹。

（3）再次吸气的同时放松双臂，呼气时收紧双膝。重复练习。

【优点】有助于改善体内环境，将积于体内的浊气排除。

第八章　收束和契合法（Bandha & Mudra）

从古老的瑜伽典籍到现代的瑜伽文献，人们通常会把收束和契合放在一起讨论。从另一个角度上讲，契合法和收束法在练习上也是不可分割的。

一、瑜伽Mudra

契合法又被称为象征式或程式法。它的梵文写作Mudra，通常音译为慕达或木德拉。《哈他瑜伽导论》中说：练习契合法是为了唤醒沉睡的中经入口处的生命力量（即昆达利尼）。这种练习一般由特定的瑜伽姿势、调息术、收束法和某些集中注意力的方法组合构成。因为一些特定的体位和冥想练习可以引领能量的流动，也被归入契合法。

1. 手指的契合法（手的慕达）

瑜伽中的一些姿势，尤其是练习冥想时，要求双手保持特定的姿势，这些姿势被称为手指的契合或者程式化手势。这些手势可以引导能量的流动。事实上，这些手势不单用于瑜伽冥想术或个别体位法，它们也用于传统的印度舞蹈中。据瑜伽师的说法，这些手势可以使冥想姿势的练习更完善。并使心灵变得更内向、更稳定。这些手势很多，首先，要先弄清楚各手指代表着什么，常用的说法是：

拇指：自我。

食指：智慧。

中指：控制情绪、耐性。

无名指：完成。

小指：结合、联系。

左手：开始、女性。

右手：完成、男性。

将拇指的指尖和其他手指的指尖相对，掌心向上或向下，便形成了很多的手势，也可以按佛教密宗的说法称之为手印。这些手印可以是对称的，也可以是不对称的，每个手印都有不同的意义，比如，拇指指尖和食指指尖相对，掌心向上表示把自己融入智慧；而掌心向下则是智慧笼罩着你。当然，在传统的瑜伽理论中，有种说法是拇指代表神，食指代表自我。这样当掌心向上时就是神明保佑着你，不过这种说法现在不常提及。以此类推，就可以解释拇指指尖同其他指尖相对时的意思了。

在这里要提醒大家注意的是手指相触的正确做法只有两个：一个是指尖轻轻地靠在一起。一个是其中一个手指弯曲使指尖触及拇指的根部，其他3个未经弯曲的手指要放松地

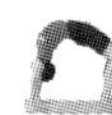

伸直（图1a、b）。拿拇指和食指相触来说，指尖轻触是契合，但指腹相触就是其他的含义了。将这个形如孔雀头的手势放在不同位置，可以代表诸如吉祥如意、掌上明珠、醍醐灌顶等11种意思。拇指同无名指指尖相触，掌心向下表示好运伴我；而指腹相触，掌心向下则表示悲伤。所以，切不可将手势乱做。

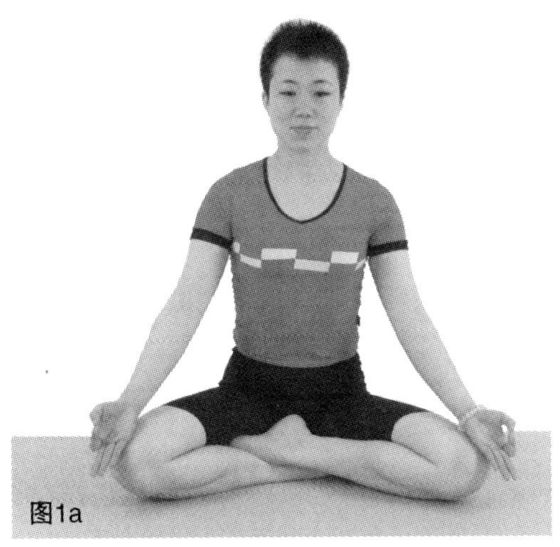
图1a

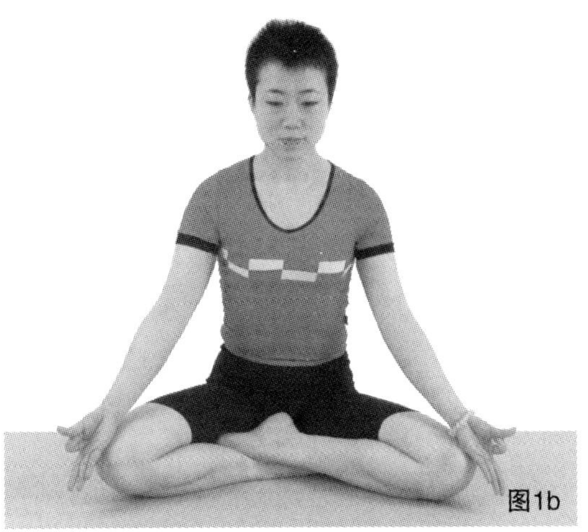
图1b

在这里，我们再说几种常用的手势：

双手合十：双手掌心相对，这代表平衡、调和、事物的完美、有始有终，这也是常用的致敬手势，意译可为衷心祝福、万事如意。在做这个手势时，常会说一句“南无思代（NAMASTE），这句梵文的意思是对对方由衷的尊敬。

双手掌心向上，拇指在上相互交叠，其余的手指在下相互交叠，男士右指在上，女士左指在上。这个手势被称为“佛慕达”、“思考的手势”、“钵印”等很多名字，这也是冥想时常用的手势（图2）。

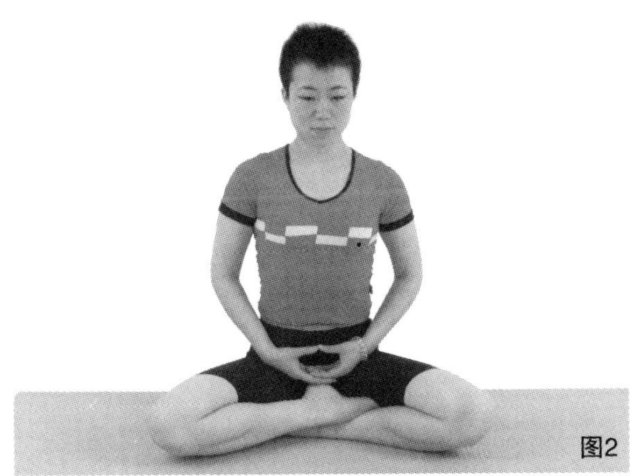
图2

韦史努手势（图3）：拇指、无名指和小手指伸直，食指和中指折起。

楼德罗手势（图4）：拇指、食指和中指伸直，无名指和小指折起。

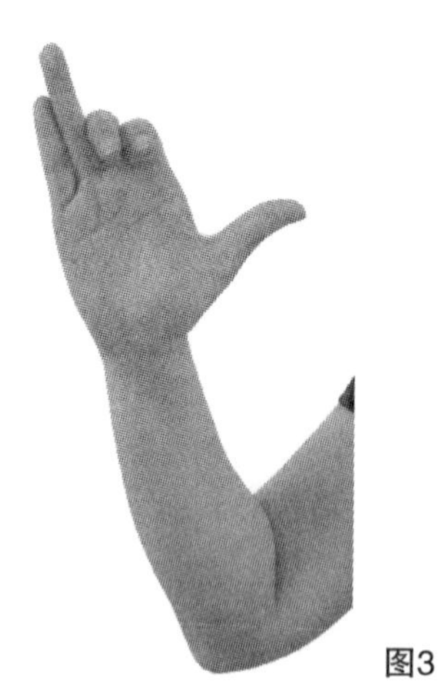
图3

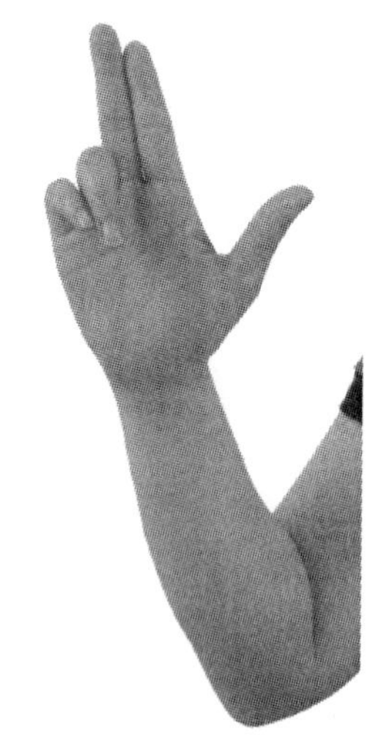
图4

这两个是调息练习时的常用手势。

2. 胎息契合（Yoni Mudra）

注意：开始练习前先逐步练习手位的安放，再加入释达斯瓦鲁普坐，慢慢练习，不要着急。教学指导时可要求学员先掌握单手手位。

（1）按释达斯瓦鲁普坐姿坐好（左脚跟抵肛门，右脚跟抵会阴）。如果做不到，可以用其他瑜伽坐姿先予以代替。以完全瑜伽呼吸吸气，内悬息（图5）。

（2）拇指抵住耳郭内凸起部位向内推，封闭听觉（图6）。

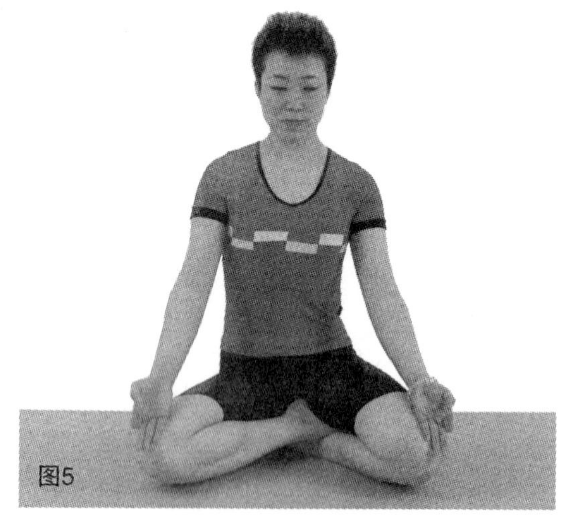
图5

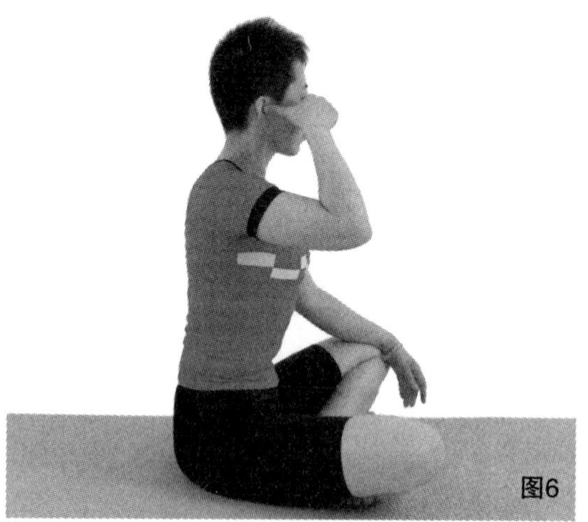
图6

（3）食指放在两上眼睑上向外侧拉，封闭视觉（图7）。

（4）中指抵在两鼻孔上，向内推，封闭嗅觉（图8）。

（5）两无名指放在上唇两旁，两小指放在下唇两旁，向两侧拉。封闭嘴巴（图9）。

（6）在舒适的程度上保持悬息，极限时只打开封闭鼻孔的手指，缓慢而彻底地呼气（图10）。

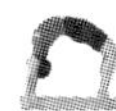

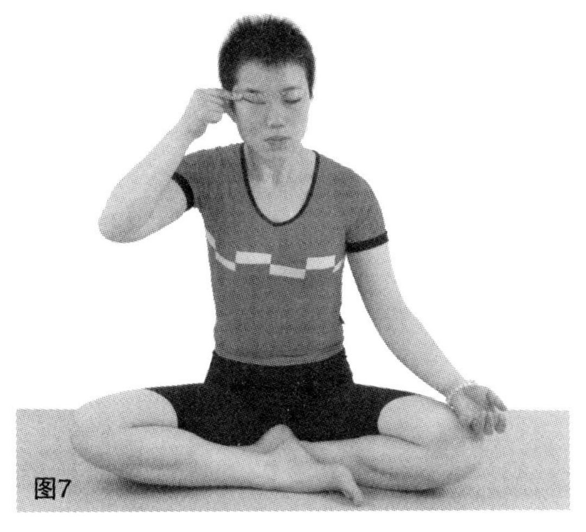
图7

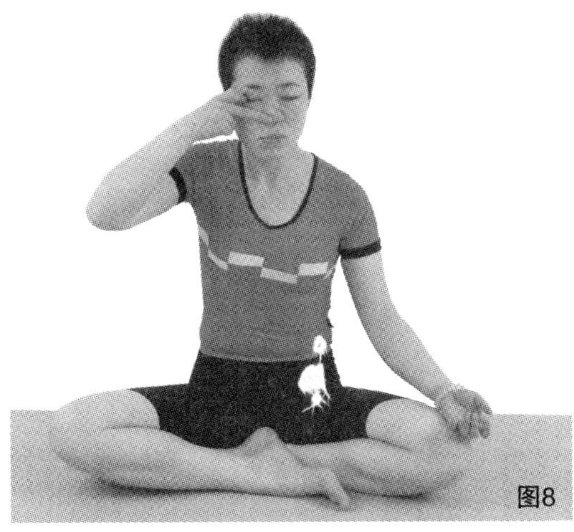
图8

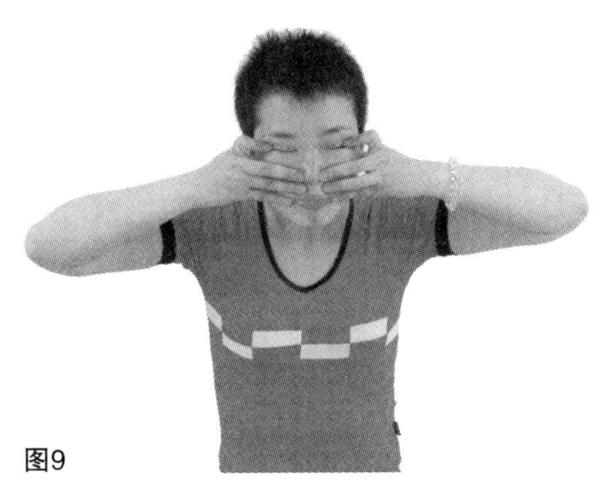
图9

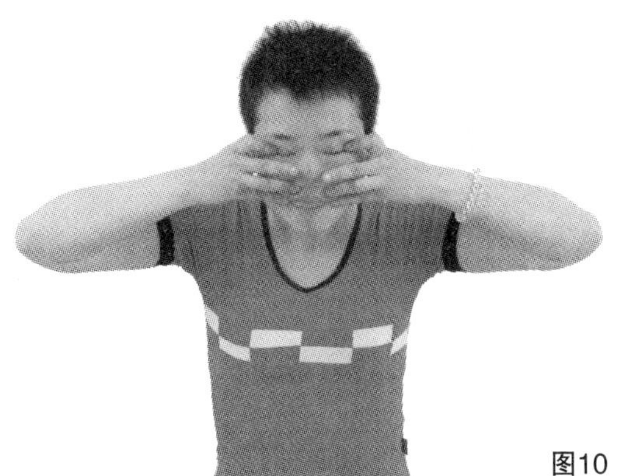
图10

（7）保持其他手指不动，以完全瑜伽呼吸吸气，然后用中指继续封闭住双鼻孔（图11）。

（8）根据练习者的时间自行安排练习次数。

【优点】《博伽梵歌》上将人的身体比喻为“九门之城”，这个姿势将身体的九窍封住八个，将向外的孔窍只留下梵穴轮。有利于练习者将感观从对外部世界的执著上收回来，反观内视，形成制感。消除紧张，使心灵宁静。有利于渐次达成冥想。

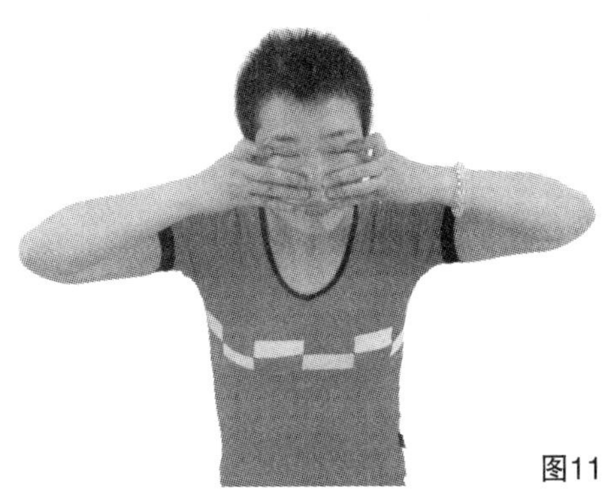
图11

3. 大契合（Mahamudra）

注意：高血压、心脏病患者不要行悬息术，悬息时间不要太长，以免损伤肺组织。如果无法抓住脚趾，别着急，将双手放在可以安放的位置就可以了。注意腰背的挺直。

（1）双腿并拢，向前伸直，挺直腰背。

（2）收缩肛门，坐在左脚跟上，左脚跟紧紧堵着肛门。

（3）挺直腰背，向前略伸展，保持右腿伸直，用两手抓住右脚大脚趾。

（4）以完全瑜伽呼吸吸气，内悬息。悬息的同时头可以向上抬起或垂下头，下巴找锁骨，同时收缩会阴（图1，图2）。

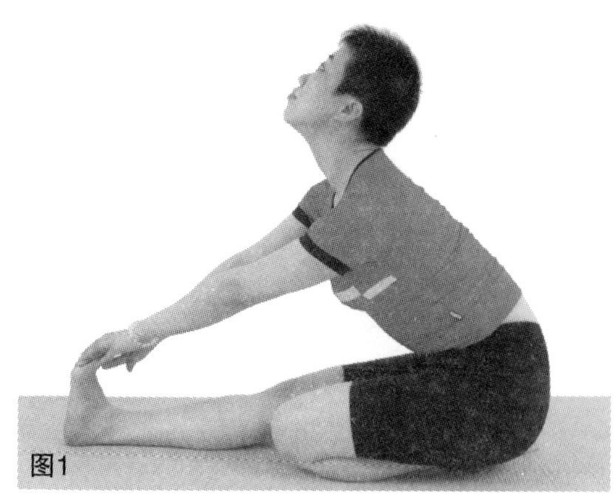
图1

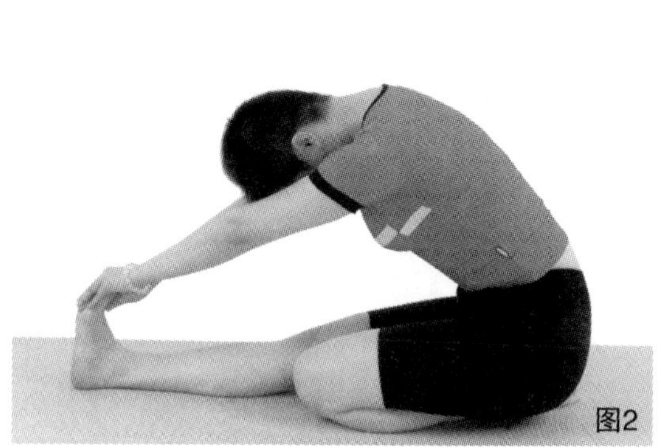
图2

（5）在舒适的限度内，尽可能长久地悬息。

（6）慢慢呼气，抬起头，伸直腰背。

（7）松开右脚趾，交换体位练习。

（8）如果单侧重复练习时，可在第（6）步骤结束后直接返回到第（3）步骤。

【优点】这个练习有助于生命能量上行和身心的安定，有利于改善痔疮、便秘和消化不良等症状。

4. 舌抵后腭契合（Kechari Mudra）

注意：练习简单的舌抵后腭契合法时，有些学员可能会感到恶心，那就将舌头向牙齿的方向稍移送，如果练习时感到口中发苦，就停止练习。在剧烈运动之后不要立即做这个练习。练习时口中会分泌大量唾液，可将其缓缓咽下。

（1）以任何一种瑜伽坐姿开始练习。

（2）嘴巴闭合，将舌尖沿着上腭向后反转舌头，直至舌头背面紧贴上腭，最好可以将舌尖放在后腭与气管和食道的交叉点。

（3）在做瑜伽体位练习、收束和其他契合练习、调息及冥想练习时均可以配合舌抵后腭契合一起练习。

（4）在练习初期，舌头很容易感到疲倦。不要勉强，可在稍休息后继续练习。

【优点】这个练习可以连通身体诸多经脉，并刺激上腭后腔的多个腺体和恰克拉，这会对身心产生一种镇定效果，引起一些有益于身体的分泌，使生命之气在身体内顺畅流通，从而可以解除饥渴，增强练习效果。

5. 乌鸦契合（Kaki Mudra）

在印度，乌鸦比喜鹊在中国的地位要高得多，在很多地方被视为神的使者，不好好招待是要遭殃的。作为神的信使，自然不会生病，所以人们认为，模仿乌鸦是可以免于生病的。

注意：用嘴吸气，用鼻子呼气。

（1）可以采用任何一种瑜伽坐姿或山立功开始练习。

（2）收缩双唇，使其聚拢成一个狭窄的圆形小孔（图1）。

（3）通过这个小孔做完全瑜伽呼吸，感觉空气进入身体各部位的清凉感。

（4）闭合双唇，缓缓地用鼻子彻底地呼气。

（5）可根据练习者的需要反复练习。

【优点】据说，这个练习可以防止和消除诸多疾病，最直接的效果是刺激消化液分泌、控制体温、镇静神经系统。

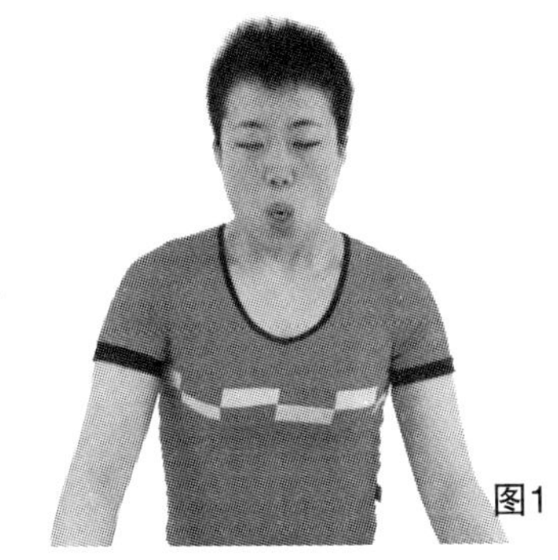

图1

6. 第三眼凝视契合（Shambavi Mudra Or Bhrumadhya Dristhi）

注意：可先在两眉间的额上点一红点，以方便练习。身体始终保持稳定，练习分为外在和内在两部分，但不要让眼睛过于疲劳，双眼疲倦就即刻停止练习。配合舌抵后腭练习一起做。

（1）采用任何瑜伽坐姿开始练习。置于膝上的双手需做拇指与食指的契合。舌抵后腭，双眼睁开，自然地呼吸。

（2）将双眼及注意力集中到额上两眉间，保持稳定坐姿，不要因双眼向上而向上抬头。下巴始终平行于地面。

（3）如果双眼有疲劳的感觉，请闭上双眼，双眼闭合后仍将注意力保持在内视额上两眉间和眉心轮上。

（4）如果双眼疲劳感加重，请停下来休息。

【优点】这个练习对保持双眼的健康很有帮助。可以平静心灵、镇定神经系统，从而释放压力、紧张与愤怒。脑下垂体在这个练习中得到刺激，有助于提高注意力和记忆力。

7. 鼻尖凝视（Nasikagra Dristhi）

注意：不要使双眼过度地疲劳，如果双眼疲劳即刻停止练习。据说鼻梁与脊髓有关系，所以一定要让双眼同时稳定地盯着鼻尖。

（1）采用任何一种瑜伽坐姿练习。置于膝上的双手需做拇指与食指的契合。舌抵后腭，双眼睁开，自然地呼吸。

（2）让双眼同时稳定地注视鼻尖。

（3）感到双眼疲劳时即可停下来休息。

【优点】这个练习是良好的双眼和中枢神经保健练习，能有效地改善注意力，并有助于练习者达到冥想状态。

二、瑜伽收束法（Bandha）

收束法（梵文Bandha，音译班达、庞达或班哈斯），是瑜伽术中的一种封锁法，在很多瑜伽教材中又被译作“锁”。其设计目的和用途是要把普拉那约束在身体的某些部位中，形成特定的能量流动通路或借以形成某种力量，以使练习者运用这种力量去实现练习的目的。举例说明一下，收束法就好像是一道船闸，使水位提高从而让船通过固定的航线。在这一节里，我们将着重讲一下常用的四种收束练习。

1. 脊根收束法与根锁（Mula Bandha）

Mula在梵文中的意思是根基或根源，狭义上讲仅指会阴部位的收束。在这里要介绍的是一般意义上的根锁，也就是提肛契合（Ashwini Mudra）、会阴收束与性器官收缩

（Vajroli）的组合练习。当这个练习可以正确并熟练地掌握后，可与很多体位、调息、收束与契合一起练习，对于男士，更要经常练习这个功法。

注意：女性生理期不要做这个练习。不要轻视这个练习，这是很多收束契合功法的基础。如果练习出现错误会引起便秘、消化不良和生殖器官的功能紊乱，所以请系统、耐心地开始这个练习。这个练习选择内悬息或外悬息练习均可，我们试以内悬息举例。

（1）至善坐、单腿背部伸展、所有的倒立都是可以开始这个练习的较好姿势。采取坐姿练习时，请一定将脚跟牢牢地顶住会阴部位。就男性而言，这个部位在生殖器和肛门之间；对女性来说，这个位置在子宫颈口部位。

（2）用鼻子以完全瑜伽呼吸吸气，内悬息。收缩性器官（男士的睾丸、阴茎，女士的阴道壁肌肉），收缩脚跟所压的会阴部位，收缩上提肛门。

（3）在舒适的范围边缘，尽可能长久地保持悬息和收缩。

（4）逐一解开这些收束。放松，慢慢呼气，恢复呼吸。

（5）这组练习可以做10个回合或更多个回合。

【优点】中枢神经和交感神经得到刺激和促进，下行的阿帕那气转而向上运行。可以治疗痔疮、保持精力，使生殖腺体重获活力。

2. 收腹收束法与横膈锁（Uddiyana Bandha）

Uddiyana在梵文中的意思是上提。这个练习对所有胸腹腔脏器的按摩使得它成为备受推崇的重要练习之一。与这个练习相关的还有瑜伽清洁系统中的Nauli。在这里，我们一起讨论这个功法的站立式练习。

注意：患有严重腹部疾病的学员（如胃溃疡、肠溃疡、慢性阑尾炎等）、孕妇、高血压、低血压、心脏病、女性生理期、饭后3小时以内不得练习。练习前先做一下胸式呼吸及胸式模拟呼吸，也就是只扩张和收缩胸廓和上推横膈，并不吸入或呼出气体。如果肺部尚存有积气，练习过程中会发生嗝气。以自己舒适的悬息程度决定动作强度，不要勉强。要在解锁后有控制地吸气，只有这个练习进行的相当熟练了，才可以开始Nauli的练习。注意在上述禁忌的基础上，有过腹腔手术的学员，不要练习Nauli。

（1）以山立功站好，两脚分开略比肩宽，从腰部向前放松弯曲的身体，屈双膝。双手指尖向内撑在膝上，可以稍弯双肘，以便用双臂支撑上半身的重量，使胸腹尽量放松。

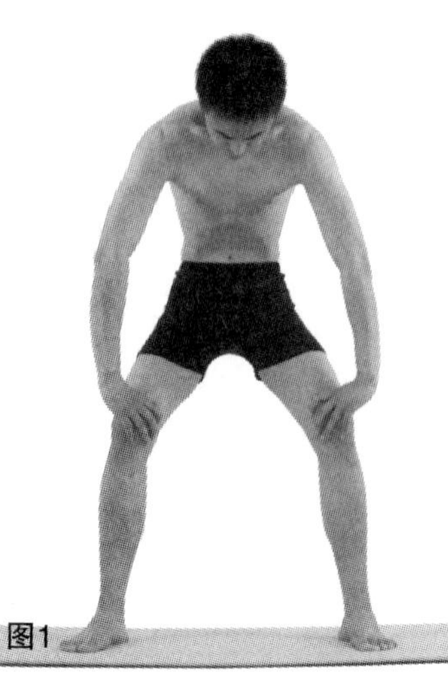
图1

（2）以完全瑜伽呼吸调整一下，然后彻底呼气，同时感觉肚脐贴向脊柱。呼气过程一旦停止，再通过鼻孔迅速喷几次气，以保证双肺中不再有积气。

（3）外悬息，做胸式模拟呼吸的吸气动作，并感觉要将所有腹内脏器从口中吐出，腹肌内收上提（图1）。

（4）保持这个收腹上提的姿势2秒，然后将腹肌有控制地用力向下、向外推放，迅速将腹部复原。

（5）在持续外悬息状态下重复3～5次。做不到就在第（4）步骤收功，不要勉强。

（6）慢慢站直，有控制地以鼻孔做完全瑜伽吸气。一定不要匆匆起身快速吸气。

（7）可以在稍休息后重复练习3次左右。

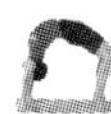

【变体】在完成第（3）步骤的同时，稍拱背，使腹内壁向后牵引，并立刻收缩中部腹肌用力前推，就会使腹肌在腹中部凸现，形成Nauli第一步。

【优点】这个练习可以提高肠动力，使肠蠕动加强，预防和缓解便秘与消化不良。由于所有的腹内脏器得到提升和按摩，所以与肝、脾、胰、肾等所有腹内脏器及腺体相关的疾病会得到改善，下垂的腹内脏器会渐渐复位，体内排毒效率提高。太阳神经丛得到刺激，给人更多活力。这个练习还可以防止脂肪在腰腹部的堆积，保持身材。Nauli除了按摩效果较收腹收束有增强外，其他方面都与其相同。

3. 收颔收束法与颈锁（Jalandhara Bandha）

这是个涉及广泛的练习，作为单独教学或练习通常放在冥想前进行，但是在做调息和其他收束契合功法时配合颈锁一起练习，效果会更好。一些体位本身就已经配合了收颔收束法，如犁式、肩立式、桥式系列等。所以在练习时应参照收颔收束法的注意事项。

注意事项：眼压、耳压、颅内压、血压过高、血脂过高或有心脏疾患的学员不应做此练习。自始至终保持放松，动作只是弯颈椎。一定要等到打开锁后再慢慢吸或呼。

（1）采用全莲花坐来开始练习，如果不可以做这个坐姿，就选择至善坐或其他任何一种瑜伽坐姿。双手采用轻安自在心式放在双膝上，双眼闭合或90%闭合。

（2）以完全瑜伽呼吸吸气或呼气，做内悬息或外悬息。

（3）挺直双肘，双手将双膝紧压在地面上，在双肩稍向前、向上耸起的同时慢慢向前弯下头，下巴紧贴锁骨（图1）。

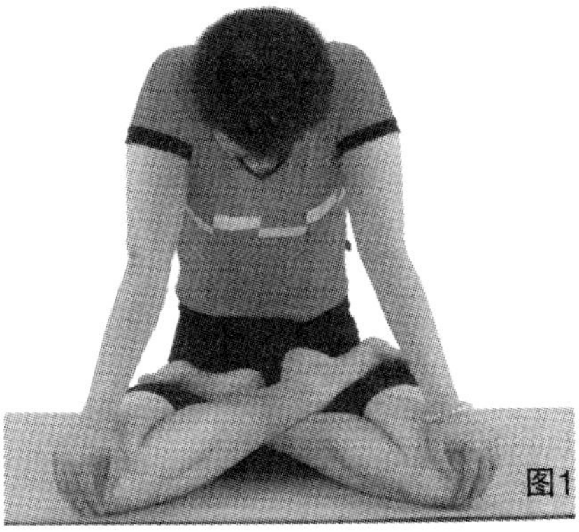

图1

（4）保持这个姿势，直至不能舒适地悬息为止。

（5）收功的步骤：按压双膝的双手同时放松，双肩和双臂放松，慢慢抬起头。如果是在外悬息之后开始练习的学员应开始慢慢吸气，内悬息之后开始练习的学员应开始慢慢呼气。

（6）可根据个人的练习状况练习3～12次。

【优点】这个练习按摩了甲状腺和甲状旁腺，从而有助于身心减压，消除过度的紧张和愤怒，对体重控制也极有帮助。它还可以稳定心搏，从而使身心更为安宁。同其他瑜伽的组合练习有助于唤醒沉睡的生命能量。

4. 大收束法与总锁（Mahabandha）

在不同的瑜伽传承中，大收束法有不同的做法。我们在这里介绍的是一种无须按次序观想脉轮的方法。只有当上面三种收束都已熟练掌握之后，才可以开始这个大收束法的练习。

注意事项：不可过度悬息而致肺部过劳。这个练习是上述三个收束法的组合，请注意参照所有的注意事项。

（1）以至善坐开始练习，脚跟紧紧地抵着会阴。闭上眼睛，做几次完全瑜伽呼吸，放松。

（2）彻底呼气，外悬息。做根锁、横膈锁和颈锁。

（3）当无法继续舒适的悬息时，放松颈锁、横膈锁和根锁，慢慢吸气。

（4）练习不要超过10个回合。

【优点】这个练习综合了其他三个收束法的好处，对生命能量上提的帮助很大。

第九章　冥　想

一、冥想中的基本要素

随着古老瑜伽的日益流行，瑜伽中的冥想术也越来越引起人们的好奇和关注。在练习者中出现了两种极端认识：一是很多朋友将其视为畏途，以为冥想神秘莫测，很难掌握；或者以为冥想就是单一的打坐参禅。更有人认为，冥想就是“心如死灰”，是一种“精神自杀”。而另一个极端则认为冥想很容易，急于讲求冥想的方法，然而对内心的本性与运作欠缺认识，往往只得冥想之形而失去冥想之实，方向出现偏差。在瑜伽课上，只见学员盘腿而坐，然而不是昏睡，就是妄念丛生。一些教练欠缺精进，自以为瑜伽止于此矣，盲人导盲，以至学员普遍不能对瑜伽有全面的认识。其实，冥想并不神秘，一切真实瑜伽冥想术的最终目的都是为了使人达到三昧境界。瑜伽练习者通过冥想来控制身心，超越物质三态。在深层次的静定下与真理沟通，达到无上喜乐安宁和幸福。常规的冥想练习有很多好处，最明显的是以下几点：

（1）认识自己。反应和想法可以看到一个人的思维模式，可以改变做事的方法。如果把握思维的脉络，就可以把握自己。

（2）减少压力。减少压力可以让身心放松下来。反省生活中的错误，看看是什么为我们带来困扰，思索一下我们的头脑里到底在想什么。

（3）增强精力和集中注意力，做起事来更投入。

（4）冥想让我们更好地了解自己。不知您是否体会到，我们中的大多数人其实都很难真正和自己相处。冥想时我们可以学会真正地享受独处的快乐。

（5）使身体和精神重获活力。

（6）减少衰退，延缓衰老。

（7）增加活力和生命力。

（8）使感觉敏锐和清晰。

（9）使思维清晰、平静。

（10）增加脑血流35%以上。

（11）使血压更正常。

（12）增强免疫系统功能。

（13）有效的精神和神经的滋补品。

（14）平衡激素的分泌。

（15）增加创造力。

（16）获得内在的平静和快乐。

（17）意识到自己的宇宙。

在正式开始冥想的学习前，要先认识一下何为三昧（Samadhi）。

在八支瑜伽中，三昧是瑜伽的最高阶段。根据著名的瑜伽典籍《博伽梵歌》中记载，当一个人由于练习瑜伽而使心灵完全脱离物质性的心理活动时，这样一种至善状态就叫做入定或三昧（Samadhi）。

在这个概念里出现了“脱离物质性心理活动”这个词。我们要从两个方面理解这个词。

一是不要把工作的目的当做对工作成果的依附。很多人在工作开始前就满怀对工作成果的渴望，这就是引发他种种不快乐的根源。比如在工作开始前害怕工作后得不到自己想要的结果，工作完成后真的没有达成自己预期的愿望。害怕失去已得到的成果，工作成果真的失去了。甚至真的成功完成了工作，又觉得自己做得不够好等。这些对结果的过度关注造成了对过程的忽视，并且使人感到重重压力。当从这个对结果的依附状态脱离出来，做完全应该做的，认真地关注每时每刻的过程，让每分钟充实地度过，幸福和快乐就会来到我们身边。

二是对物质三态的超越。瑜伽认为，物质自然有三种状态：善良态、激情态和愚昧态。“当永恒的生物跟自然接触时，他就受到这些形态的制约”（《博伽梵歌》第十四章第五颂），这些形态在任何时刻总有一种占主导地位。大家可能会感到奇怪，愚昧和激情会让人失去理性当然要超越，可为什么还要超越善良呢？在《博伽梵歌》第十四章第六颂中有这样的解释：“善良状态比其他状态更纯洁，它把人从一切罪恶报应中解脱出来。处于这种状态的人们培育、发展智慧，但他们却受到幸福这一概念的制约。”换句话说，处于善良状态的人仍然只对自己的幸福感兴趣，这仍然会成为练习者不快乐的根源。比如说母爱，这是人们公认的世间无私的爱，可是这种爱大部分仍然处于善良态，这就造成了当孩子结婚成家后，母亲由于失落感而将一种怨恨放在了儿媳或女婿身上，造成了亘古以来无法调和的微妙家庭关系。再比如说，你在公交车上为一位老人让座，可老人落座后并没有对你表示感谢，这时很多人心里可能就会有些不开心，这些都是处于善良态的原因，因为你关心自己多过关注事情本身。通过不断地瑜伽练习，这种情况会不断好转。只有对自己的快乐幸福不感兴趣的人才能够真正得到幸福快乐，这个看似难以理解的道理，对于真正的瑜伽者是合乎逻辑和容易理解的。那什么样的状态可以说明一个人超脱了物质自然界的三种状态呢？据《博伽梵歌》所载，当一个人面对各种思想和情绪时始终保持旁观者的态度，洞悉到只是诸种形态在活动。当他对所谓的欢乐和痛苦、泥土与黄金一视同仁，平等对待所谓私敌和挚友，宠辱不惊时，放弃对私利的追求时，这样一个人就超越了物质自然的三态。各种瑜伽体系的练习都在于使人摆脱这物质自然三态，脱离这三种状态也就脱离了物质性心理活动。按我们中国的说法就叫做：宠辱不惊，看庭前花开花落；去留无意，望天上云卷云舒。

二、达成冥想的方法

一切瑜伽冥想体系中最主要的共同点就是把注意力集中到某一特定对象之上的深思方法。这也是在冥想练习中唯一可借助外力技术手段帮助练习者达成目的的可控制方法。也就是说，教练只能帮练习者做到集中注意力这一步，在以后的练习中教练能做的只是将理论讲明，而无法以外力协助练习者。

根据达成冥想练习的共同点，可以给练习方法下一个定义。当眼、耳、鼻、舌、身、意任何一部分在主流意识的引导下，专注于被吸引，也就是当意识在真实自我可控制的前提下持续不断地向一个方向流淌，冥想就形成了。冥想可以让意识平静，让我们回归现实、回归现在，可以让我们抛弃对过去、现在和未来的一切杂念，安心工作于当下。冥想并不是单纯使头脑空明，因为大多数人不能够打莲花坐，咏念瑜伽语音，以达到平静的虚无境界。我们的头脑总是有无数的想法在闪现，如果要求马上静下来什么也不要想，这基本是无法做到的。但可以根据眼、耳、鼻、舌、身、意不同的吸引方式来逐渐达至冥想。

（1）有一种冥想是移动冥想。也就是将注意力放在身体上达到冥想的方法，瑜伽体位法、太极拳都属于移动冥想。沉浸在姿势里可以得到放松，把注意力完全放在姿势带来的感觉上，刚刚接触冥想的朋友和有着活跃性格的朋友比较适合移动冥想。

（2）梵文冥想。可以默念瑜伽语音，在脑海里思索这些语音，或者听录音，或者可以大声唱诵。如果一开始思想总是开小差也没关系，只要让自己去听这声音就可以了。

（3）呼吸冥想。可以想象看到气体在鼻尖鼻孔呼出、呼入，或者呼吸时腹部的鼓起和收缩，将意念专注于呼吸。

（4）意念冥想。可以自我意念，想象自己来到海边，每次吸气，海浪翻卷而来，带来崭新的白色能量；每次呼气，海潮退却，带走已枯竭的能量。或者设定其他环境来进行将意识集中的冥想方法。在瑜伽练习课上经常会用到一些美丽开阔的场景画面，通过语言描述这些画面来形成一种场景的意念冥想，使大家陶冶身心。在这里要提醒大家的是，如果你平日是大马金刀的脾气，那你可以在想象中看小桥流水，雨巷丁香；如果你平日多愁善感，那你就要想象大海群山，雪野草原。

（5）祈祷也是一种冥想。祈祷是另一种冥想，是渴望神圣的冥想。祈祷时，完全融入了对神明的渴望，祈祷是通往神灵的旅途中的冥想，这种冥想带有极强的宗教色彩。

（6）沉思或专心也是一种冥想。不要只看到事物的表面，要看它内在的实际是什么。当沉思于某一件事务时，在精神上就与这些事物融为一体了。所以要看一些美好、积极甚至神圣的事物，神像、花朵或者是一盏烛火。

（7）生物反馈冥想是一种物理形式的冥想。它与检测脑电波有关，有些心理学家检测到冥想者的脑波为 α 脑波，所以他们试图通过外力来调整脑波至 α 态，这不是被我们所推荐的方式。

可以将几种不同形式的冥想方式组合在一起来同时练习，比如，我们可以在凝视克尔史那画像的同时持诵瑜伽语音，这时眼、舌、耳、意都在向一点集中，更容易达成冥想状态。

三、两种主要的冥想境界

当达到冥想状态后可能会经历以下状况：一种叫做禅悦认识，又叫做非人格入定，这种状态无法加以描述。借用伟大的商羯华师的比喻，这种状况下的禅定者就像“一滴水融入海洋”。海是水的家，回家的感觉当然好，可在这里有千千万万滴水，一滴回到家的水已然不知个体为何物了，只有安详与喜悦。伟大的柴坦尼亚将另一种禅定状态描述为“一致性与差别性同时并存”，又叫做人格入定。如果一位瑜伽者已然很好地认识到了真实的自己，那他将在禅定状态下充分自觉到个体精神的存在，罗摩奴伽师把这种状态比作一条鱼回到海洋。

四、冥想的注意事项及其他

1. 冥想练习同样要遵守瑜伽练习的注意事项

（1）不要在吃饱饭后冥想。

（2）排空肠和膀胱。

（3）盘腿坐，面向北或东，这是磁场最有利的方向。

（4）每天在规律的时间内冥想是很重要的。如果没有条件也可选择在合适的时间里冥想。

（5）冥想可以逐渐消除气愤的情绪，但是不要在生气、沮丧、愤怒和生病时冥想，在这些时候加深呼吸或唱诵Om或你自己的圣歌即可。

（6）每天早、晚（一天活动结束之后）至少练习半个小时。但是重点不在时间的长短，而在于你是否真正进入了冥想状态，5分钟清醒地禅坐，远胜过20分钟的瞌睡。

（7）在日常生活的活动中运用冥想的意识。

2. 冥想开始可能出现的障碍

（1）开始时可能很难做到冥想，但随着练习的增加你会感谢冥想。

（2）当坐下冥想时可能有很多想法浮现，不要担心，记得在自我认知中说过的，把其他想法抛到一边，将思想集中到呼吸上，不要试图停止所有的想法，不要把这些想法具体化，让它们流过心幕，通过练习会越来越平静，你将会体会到平静的思维。

（3）如果有一天你的冥想很成功，而另一天冥想时有很多其他想法，不要因此而沮丧，只要坚持冥想的原则你会逐渐进步的。

（4）如果在冥想时无法入静，试试做圣光呼吸，之后回到冥想状态中。

（5）记住：不要有任何期望的冥想。

（6）一旦开始就不要放弃，即使一天、两天没有做，回到练习中即可。

五、冥想课程设计方案

随着社会压力的日渐增大，人们越来越对瑜伽的冥想课程青睐有加，但要让学员一节课整堂坐下来，可能很多人都会打退堂鼓。那怎样才能上好一堂冥想课呢？首先我们知道，冥想并不是简单地坐在这里就可以了，要想开始冥想，就要有身体和心灵的准备。在这里，我们将冥想需走过的路程浓缩在一节1.5～2小时的课程中，希望能对大家有所帮助。

1. 课程分为五个阶段

（1）体位。

（2）呼吸。

（3）自我认知。

（4）特拉他卡。

（5）冥想。

2. 推荐的冥想前体位设计

（1）太阳（月亮）礼。

（2）树（其他平衡功）。

（3）三角（其他左右弯）。

（4）花环。

（5）扭背，双腿背部伸展。

（6）脊柱扭动。

（7）半莲花背部伸展。

（8）动物放松。

（9）束角。

（10）坐角。

（11）半弓。

（12）半蛙。

（13）侧抬腿。

（14）桥（肩倒立，犁）。

（15）拱背（鱼、弓、轮）。

六、几种不同冥想方式的做法

1. So & Ham呼吸冥想

选择任何一种瑜伽坐姿或舒服地坐在一把椅子上或一个硬的枕头上，眼睛闭合。完全放松身体，前额、脸部、肩关节、手臂、背和腿没有任何紧张感。背要挺直，头和颈在一条直线上，体会呼吸深入、缓慢和平静。

在吸气时想“So”这个词，缓慢呼气时想“Ham”这个词，不要停顿。在呼气结束时开始缓慢吸气，在吸气结束时开始缓慢呼气，把其他想法抛到一边，体会安静的呼吸，将意识集中到鼻孔，即使在意识不到的情况下也不要让思想离开呼吸。思想跟随呼吸，这是对这个身体、呼吸和思想很有效的方法，可以使你意识到自身的宇宙。

冥想结束后以瑜伽休息术的收功方式收功。

2. 向全身的细胞微笑（主框架选自雷久南老师爱的冥想）

选择任何一种瑜伽坐姿或舒服地坐在一把椅子上或一个硬的枕头上，眼睛闭合。完全放松身体，前额、脸部、肩关节、手臂、背和腿没有任何紧张感。背要挺直，头和颈在一条直线上，体会呼吸深入、缓慢和平静。

想象你在一个空旷的原野，全身都感觉到大自然的美好。你的眼睛看到天上的白云；你的耳朵听到小鸟的歌声；你的鼻子闻到花香、草香；你的皮肤感觉到春天的微风轻轻吹过。你赤脚踏在一片柔软的草地上，你的脚底轻轻接收着青草的按摩。你吸一口气，吸进这宇宙最清新的空气，也让宇宙最柔和的光芒从头顶进入，到了胸口，你再吐一口气，把所有的祝福送给大地。你觉得整个人非常地舒服，非常地放松……

你看见前面有一个小瀑布，流着清凉的水。你走到瀑布下，水从头顶慢慢流过额头、眉毛、眼睛、鼻子、嘴、下巴，你觉得整个头非常的清爽。水再流过你的脖子、肩膀、胸口、腹部、腰部、臀部、大腿、小腿，你觉得你所有的烦恼、悲伤、痛苦都随着水流走，从脚底流到地底下，化为大地的肥料。

现在，想象一朵千瓣莲花就在你的头顶，散发着慈悲、喜悦、智慧的光芒。你全身都被温暖、关怀的光芒包围着……

你吸一口气，把光从头顶吸到腰部，光对着你腰部的细胞轻轻地微笑，温暖地微笑，快乐地微笑；你的神也对着你腰部的细胞轻轻地微笑，温暖地微笑，快乐地微笑（接下来把光带到头部、内脏等各个器官，特别是身体觉得最不适的地方）……

然后，让光回到胸口，从胸口送出，送给你最想祝福的人，接到祝福的人，也向你微笑；你再把光送给曾伤害过你以及你曾伤害过的人，你会感觉到你原谅了他们，他们也原谅了你，正对着你微笑。

最后，光又再从头顶进入到胸口，你会觉得你已是一个全新的人，一个内心充满喜悦的人。冥想结束后，以瑜伽休息术的收功方式收功。

3. 千瓣莲花

选择任何一种瑜伽坐姿或舒服地坐在一把椅子上或一个硬的枕头上，眼睛闭合。完全放松身体，前额、脸部、肩关节、手臂、背和腿没有任何紧张感。背要挺直，头和颈在一条直线上，体会呼吸深入、缓慢和平静。

想象有一朵千瓣花瓣的莲花在你的头顶上散发着慈悲、喜悦、智慧的光芒。你全身都被温暖、关怀的光芒包围着……

这莲花的千瓣花瓣跨越时空盛开在你生命中的不同部分，盛开在你生命中出现的各种各样的人们中，你不同的思想都盛开在这圣洁的千瓣莲花中。你可以选择任何一个喜欢的词放在那千瓣花瓣的莲花中心，它们可以是健康、美丽和智慧，可以是和平、欢乐和神圣，也可以是你的名字，在心里想象你在看着这朵千瓣莲花，你心中最重要的东西在莲花中间，当你的思想离开莲花中心，飘向生命其他的某个花瓣，注意它去哪儿了，然后把意识收回来，回到莲花中心。将注意力集中在千瓣莲花中心，你知道那是你生命中重要的部分。放松整个面庞，打开眉头，安详地在心中看着这神圣的千瓣莲花，当意识远离时，让他回来，让自己完全沉浸在这莲花慈悲圣洁的光里。

冥想结束后以瑜伽休息术的收功方式收功。

第十章　教练基本沟通原则及课堂训练技巧

作为教练，我们时时刻刻都在与会员、与所有的受众沟通。怎样让大家顺利有效地接收我们传达的信息，在固有的表达上感觉到瑜伽的宁静祥和是非常重要的。为了做一个合格的教练，我们就要学习一些训练课程以全面提高自己的培训技巧和能力。在这里，我们选择神经语言程式的使用作为我们学习的内容。从神经语言程式中学到的知识能有效地影响学习和培训。对于学习困难者，通过神经语言程式原理的应用，能够创造乐观、充满活力并与学习方式更加一致的学习环境。

神经语言程式的概念是20世纪70年代早期由理查德·班德勒和约翰·克林德首先提出来的。这个课题主要研究出色的交流者为什么如此成功。研究结果表明，交流能力与信息的过滤、传递和接收能力有关，对信息的处理正是交流者的主要手段。其结果就是我们现在所称的神经语言程式。神经语言程式描述了我们是如何被信息处理过程中的模式所控制的，以及在我们的头脑或身体对语言或信息作出反应的过程中如何存在着的模式。我们在建立体验和行为模式的过程中，存在着潜意识规律，正是这些规律形成了控制我们的模式。

规律一般分为三大类：

（1）归纳：归纳帮我们从经历中得到知识。

（2）删除：在生活中我们每时每刻都要面对难以计数的信息。要处理所有信息是很困难的。头脑会将这些信息过滤，使之更有意义，人们通常记住自己更感兴趣的问题。

（3）变形：就是对接收的信息的理解改变了，变形使我们更富于创造性，了解这些规律有助于更好地掌握学员的学习水平。

首先我们要了解构成神经语言程式基础的原理和能力模式，这些构成了神经语言程式的框架，为培训者创造机会，产生职业兴趣。

一、表象不是事物本身

这一条要求我们应当承认我们用以表达的东西并非要表达的事物本身。如同物品的照片不是物品本身，产品说明和产品不一样，这听起来有点抽象，其实对于教练来说，我们的工作是创建模式，以使学员理解。然而，创建关于经历过的现实的印象会使学员认为这就是现实。让我们回到三条基本规律来说明这一点。比如，20个人同时目睹了一个抢劫事件，然而人们对现场的描述往往有很大不同。这说明人们对信息做了不同的归纳、删除和变形。根据这个道理，作为成人教练应该在保证课程具有吸引力的前提下将课程给予一定

 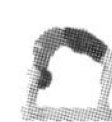

的重复以保证教学效果。并且教练应学会悬置判断和客观地观察行为，保持中立状态，超越潜意识程序，从而看到事实的存在或其他人对事件的看法。我们应当从学员的角度来感知事物，至少要接受学员不同的感知方式。比如，学员认为一个动作很难，而在教练眼里这个动作却很简单。这时培训者和学习者都会觉得费解，如果这种费解足以毁坏教练和学员的和谐关系，就会导致冲突。有经验的教练懂得他们与学员的感知是不同的，不论一个练习对教练是多么容易，如果学员说它难，它就是难的。另外，常见的课堂状况是，当教练说明练习时，学员坚持说理论上说得好，可我的情况不同，这时教练要做的是应调整教学方式，从学员的角度出发，而不是简单地进行重复。套用一句谚语："如果不能让山走过来，那我们就走过去。"

二、理解他人的模式途径是进行沟通，在他们的世界里认识他们

教学沟通是在学员的世界里理解他们的需求、价值观和文化，并按符合其价值观念的方式进行交流。教师要让学员明白，他们有权构建自己的框架，但老师也不要为了迎合学员而放弃应有的观点。对于学习困难的学员，要和他们一起找出解决问题的办法。比如对于有酗酒等不良习惯而又有悲观性防御（总是觉得自己不行或被社会遗忘，于是就先作出一些不良举动来掩饰）的学员，可以从酒的质量等温和的问题开始沟通。这些问题使他们了解自己有保持习惯的权利，并可以自由地发表意见。而教师是在"学员的世界里"和学员沟通而又未赞成他们的做法。

三、用反应衡量交流的结果

有些时候，教练无意的评价和言语都会对学生造成伤害，比如他们会认为教练对他们有成见。如果你无意伤人而出语又使别人感到受伤，即使这两件事是毫不相干的，那这件事的结果是有人受到了伤害，这种沟通是不成功的。作为教练要对课程以外的话题三思而后言。再有，在与学员的交流中要注意接收到的非语言信号，比如学员飘移的眼神，微皱的眉头等。

在听到儿时流行的歌曲时你是否会"回到过去"，医院的味道、婴儿爽身粉的味道是否都能勾起我们对往事的回忆，这在心理学中叫做"锚固"，就是将某种记忆与某些声音或气味牢牢地"锚"在一起了。所以，当学员每次进入教室时都会有优美的音乐、清新的气息、祥和的笑容，长此以往，他们就会将你的课程与这些美好的东西联系在一起。

四、注意交流中的潜意识

交流中的潜意识信号常常包含着最有价值的信息。比如，学员可能并没有明白我们的课程或是跟不上进度，但是他们并不想告诉老师，这里的原因很多，人们并不总是愿把心里话说出来。这时他们可能用低垂的眉头、面无表情等方式来显示出困惑。要了解潜意识，在交流中必须观察学员的一致程度。如果学员们嘴上说是，但没点头却在摇头，这时冲突的信号就要强于一致性。在这种情况下，教练可以这样说，"也许我还没完全说清

楚，再说明一下可以吗？”观察学员的反应，注意其一致性。

人们形成学习效果有多种途径。我们同时看、听、摸、尝、闻，并将这些感觉输入头脑。但是，如前所述，我们也省略了一部分信息，这会导致感知结果的归纳和变形。比如，我们看到一张奔驰中的火车图片，也许就会“听”到火车飞驰而过的呼啸声和驶过铁轨的轰鸣声。人们在头脑中怎样再现这个图片是了解其个人感知系统的线索，每个人对图片的处理过程都是唯一的。所以可将学员感知系统的偏好分为视觉型、听觉型和触觉型三个不同的学习模式。比如要教会一个触觉型学习学员，一定要让他做；而对于视觉型的学员要让他看到整个示范过程和最终定型；而听觉型，则一定要听到教练的清晰解说。教练有责任了解学员以哪种学习形式学习最为有效，一个负责任的教练不可以在课堂上单纯以一种学习模式引导学员。

五、没有失败，只有结果

不应该对学员说“这是失败的，是错误的。”等，而应该说“这不是想要的结果。”毕竟，就算是某些你认为极其失败的结果，也有可能会激发新的个人意念或作为对比因素使人突然意识到某个显著的学习成效。教师要用及时的表扬和积极的语言使学员注重从学习过程中取得成效而不是完美的结果。也许很多练习不能做到尽善尽美，但不断练习的过程本身就是一个结果而非失败。作为教练应该具有使用积极术语的能力，要对学员说某事是可能的而不再说不可能。告诉学员你想让他们做什么而不是不想让他们做什么。再有就是我们听到伸展和弯曲时，感觉是不一样的，所以上课时要使用一些让学员听起来就能感到身心舒畅的词语。

六、表现出来的行为通常是能得到最好的行为

1. 我本来可以做得更好

当人们说“我本来可以做得更好”。事实是在既定环境、目标和资源的情况下已尽力而为了。

在教学环境中，当一位学员说“本来能做得更好。”时，我们应遵照这个原则，提高学员的自信心。可以说：“你已经做得很好了，在这种环境下，我能做的也不过如此了。”许多学员在面对新的学习内容时，常常说：“不行，不行，这个练习我做不了。”这时教练可以用“如果”这一技巧。我们可以说：“好吧，很多人开始时也这样认为，不过，如果我们能做，我们想想怎样开始比较好呢？”人们往往通过这一技巧克服一些潜意识障碍。

2. 对抗只是不灵活交流的结果

学员与教练对抗，这通常是因为教练传达信息的方式不够灵活，或学员在接收信息的方式上缺乏灵活性，致使学员归纳、删除和变形的过程控制了他们的交流和感知。也许他们没有反省自己的偏见、假设和预想，如果教师鼓励学员多加思考，会减少很多对抗。

3. 人的信息由行为表露

人们实际做的事比口头说要做得更重要、更有效。可以从两个角度来看这个问题。一方面，作为教练，实际做的比许诺做的更有意义，应该以得体的行为举止赢得学员的信任

 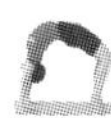

和尊重。另一方面，事实胜于雄辩，学员的现有行动比他们所说要进行的活动更有实效。

由于个人和社会因素，人们对同一词汇和肢体语言会有不同的感知。学员接受教学的程度受到他们对教练的行动和话语的印象的影响。这一点作为教师应予以了解。

4. 所有人类行为的意图都是积极的

课堂上某些看似极具攻击性的行为可能只是为了求得帮助和注意。比如，有学员非常反对教练，可能他对在这方面的知识上有一定了解，想借助这种方式让大家了解他的专业知识以获得同伴的赞许。如果教练掌握了这条原则，就会发现对于通常较难以接受的行为可以更好地进行课堂管理。对于那些匆匆来上课，但总是迟到的学员，我们不妨想一下，他们其实是因为喜欢瑜伽课才如此匆匆地跑来，所以，作为教练，我们要做的是调整好自己的教学，不要让正常上课的学员受干扰，而不是对大家说迟到不许上课。

5. 人的价值不变，只评判行为的价值

这一原则是关于相互尊重的，也就是对事不对人。如果将它纳入价值体系，将更容易与学员形成融洽的关系，要把握对人的判断只针对其行为。比如，在你做休息术时，有一位学员总是在不停地干咳，而且一点儿要离开教室的意思都没有，这时为他送上一杯温水远比冲他翻白眼的效果好得多。

七、身体对头脑的影响和头脑对身体的影响是相互的

换句话说，我们所想到的将影响我们的生理过程。瑜伽教学中，这一条的应用更为重要和广泛。教练可以应用这样一个实验来对学员说明在瑜伽中的伸展可以由意识来控制。请人们以山立功站好或稳定地坐好并放松，然后要求他们尽量转头看教室的某个方向，但不可以转动肩，只允许转动头。现在请大家转回头，闭上眼睛，让大家想象可以随意将头转动360°，并注意肌肉在想象中变得越来越没有障碍。请大家睁开双眼，转头再尽量去看刚才的方向。然后请大家再次转回头，闭上眼睛。让学员想象自己正处在不同的环境中，每一次教练要尽量引导学员思维，使环境形象化，并注意肌肉的感觉。下一步，让大家再次睁开眼睛，转头看向刚才的方向。许多学员会报告说他们能看得更远了，这说明在没有做任何准备活动和肌肉伸展练习的前提下他们使身体超越了前一个步骤的极限。而瑜伽就是这样利用思想和意识伸展的。不知你是否因有重要的约会迟到而急得心跳加快、头上冒汗、坐立不安，或是否有穿上新衣，整个人都变得焕然一新的感觉。这些都是身体影响思维的例子。所以在课堂上教练的形象也很重要，这会影响教练自己的情绪和整个课堂气氛。

在教学过程中，经常主动地运用以上的方式会使教练的水平提升。因为一位教练可以培养一个世界冠军而并不是每个世界冠军都可以成为教练。将能力、标准与神经语言程式相结合，可使你与学员更好地沟通，以营造良好的学习空间。

第十一章　针对不同练习人群的课程设计

根据笔者近十年的瑜伽教学得出的结果来看，瑜伽学员的练习目的和原因主要可归为以下五大类：一是减肥、塑体、美颜。这些学员占了练习者的70%以上。二是治疗和保健，这些学员占10%左右。三是为了减缓压力，这些学员占10%左右，但近几年来这部分消费者大幅攀升，从而体现了人们健康意识的增强和对瑜伽认知度的提高。四是单纯为了健身或是为了增强深层肌肉以强化健美训练，这些人群占7%。五是因为瑜伽时髦和好奇心，这类练习者占3%左右。为了能更有针对性地适应学员的需求，同时使专业瑜伽场馆的课程丰富化，我们根据瑜伽市场的需求简要说明常规瑜伽课程的特色化设计。

一、减压瑜伽课程设计

现代社会，学习、专业发展、经济、情感、就业、人际关系等一系列不可确定的因素一次次地需要人们挑战自己的极限，从而导致现代人的身心疲惫，注意力分散、信心缺失、自我认知不足。长此以往，压力所带来的生理性疾病也随之而来，免疫力下降、无法恢复的疲劳、肠胃不适、皮肤过敏、呼吸道疾病、心血管疾病的患病率在不断上升，进而诱发精神疾患，压力像现代社会的瘟疫一样席卷人群。而瑜伽因其独特的运动机制和练习效果，对减压有不可低估的作用。如何真正设计好一堂减压瑜伽课也成了专业瑜伽教练的课题。

压力是一种主观感受，是伴随着压力情景而产生的身心反应。一般认为，压力是个体对具有威胁性的刺激环境一时无法摆脱时的被压迫的感觉。

反观运动生理，肾上腺、甲状腺、神经系统可以在身心调节方面发挥极大作用，在课程设计中这是不可忽视的问题。同时因压力所产生的生理疾病症状的缓解也是我们需要顾及的。针对以上压力的成因和症状，我们可以从以下几方面考虑课程的设计，现举例如下：

（1）推荐的呼吸练习：腹式呼吸、清凉调息、黑蜂呼吸、清理经络调息。

（2）推荐的收束练习：收颔收束法、收腹收束法。

（3）推荐的契合练习：第三眼契合、胎息契合。

（4）推荐的洁净练习：特拉他卡。

（5）推荐的体位练习：

十二太阳礼

双角式

三角伸展式

站姿单腿扭背伸展式

鹤禅式

 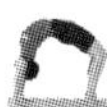

双腿背部伸展式
犁式
鱼式
全弓式
头倒立式

经常进行自我认知练习对于减压练习是必不可少的。

二、纤体瑜伽课程设计

在这里，我们没有将课程名称设定为减肥，而是叫做纤体，不单纯是为了好听，更重要的是很多朋友将减肥和减重混为一体，我们有意将此概念区别开来。建议大家在开始这部分的阅读前先详阅一下本书前面章节里运动营养部分以及体适能基础里面的体重控制部分。

很多朋友只是从自我审美观出发关心自己的身材和体重。而专业的医务工作者和运动专家则明确地指出肥胖将成为21世纪威胁人类健康和生活满意度的最大敌人。由肥胖诱发的心脑血管疾病、糖尿病、胆囊炎等一系列疾病直接影响到死亡率。肥胖的成因复杂，疗程长，手段多。引发肥胖的原因主要有饮食方面：正餐过量，零食不断。生活习惯方面：多静少动，餐后很快入睡。缺乏体力劳动，不喜欢做运动。遗传方面：家族具肥胖相关的基因。内分泌方面：压力或药物所致内分泌失调引发肥胖。瑜伽者认为，喉轮（甲状腺位置）是人的清洁中心，强化刺激喉轮可减少肥胖的发生率。针对这些关键点，我们的课程设计举例如下：

（1）推荐的呼吸练习：风箱调息、排出体内废气的呼吸、清理经络调息。
（2）推荐的收束练习：收腹收束、收颔收束、根锁。
（3）推荐的契合练习：舌抵后腭契合、大契合。
（4）推荐的洁净练习：商卡普拉沙拉那清毒。
（5）推荐的体位练习：

十二太阳礼
战士三式
三角伸展式
双/单腿背部伸展式
蝴蝶式
脊柱扭动式
虎式
眼镜蛇式
蝗虫式
侧卧手抓脚趾式
犁式
鱼式
腿旋转式

遵守瑜伽的饮食原则对于纤体极为有益。

三、塑形瑜伽课程设计

在开始本部分练习前，请详阅《瑜伽经典教程——初级》中体适能基础理论中的体态评估公式部分。

有些练习者体重指数正常，但腰臀比例失常，或是肩背部比例失调，肩臂脂肪堆积，圆肩、驼背；或是梨形身材，臀及双腿存在脂肪堆积。对于这些朋友，他们要做的不是减肥，而是塑身，塑造和保持身体的线条及姿态。形成体态不良的原因有功能性和器质性两种，比如站姿不正确使骨盆长期处于非中立位而出现的上下交叉综合征，这属于功能性，经过调整可以恢复。而先天性的脊柱侧弯则属于器质性不良，需经医学矫正，瑜伽只可作为物理治疗方法。根据体态不良的不同成因，我们推荐的课程设计举例如下：

（1）推荐的呼吸练习：风箱调息、排出体内废气的呼吸、胸式呼吸、圣光呼吸、清理经络调息。

（2）推荐的收束练习：收腹收束、大收束。

（3）推荐的契合练习：舌抵后腭契合、大契合。

（4）推荐的洁净练习：商卡普拉沙拉那清毒。

（5）推荐的体位练习：

山立功
十二太阳礼
幻椅式
直角式
树式
战士三式
门闩式
肩肘功
半闭莲式
飞翔式
船式
半莲花单腿背部伸展式
海狗式
牛面式
桥式平衡
全弓式
蚌式
侧提组合
肩立式
轮式
手抱膝放松功

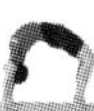

四、孕前调理瑜伽课程设计

在准备做妈妈之前，各方面的准备和调理是少不了的。物质上要准备好做妈妈不能工作期间的不时之需，要提前调整好膳食结构。心理上要准备好做妈妈要负的责任和要承担的辛苦。最重要的是身体要健康，而且要在身体很棒的基础上为宝宝的“安家落户”和在妈妈体内健康快乐地成长打好基础。内分泌调理很重要，只有优质的种子才会孕育栋梁之材。正常的子宫位和强壮的子宫肌肉才可以避免流产的发生，这也是良好胎盘灌注的基础。妈妈良好的呼吸和消化才可为宝宝提供充足的营养。正确的呼吸也是分娩时必备的“武器”。这些都要在受孕前准备好。针对以上关键点，我们推荐设计举例如下：

（1）推荐的呼吸练习：腹式呼吸、胸式呼吸、锁骨呼吸、完全呼吸、喉呼吸。

（2）推荐的收束练习：根锁。

（3）推荐的契合练习：胎息契合、大契合。

（4）推荐的洁净练习：涅悌。

（5）推荐的体位练习：

十二太阳礼
强力蹲功
三角伸展
摩天
敬礼式
花环式
单/双腿背部伸展
神猴式
英雄式
山式
束角式
坐角式
虎式猫式
眼镜蛇式
蝗虫式
船式
蹬自行车式
腿旋转式

五、产后调理瑜伽课程设计

产后，新妈妈们通常气血两虚，在生活起居、饮食上都要格外关照。更重要的是这时的妈妈做什么都要考虑到宝宝，因为宝宝是要吃母乳的。对于身体的恢复，充足的营养、睡眠和好心情加上适当的中医调整就足够了。对于身材的恢复却要提醒新妈妈们在宝宝1周岁前必须行动，否则这身材可就难回到从前了。有些新妈妈在产后2个月就去跳有氧操，这是不对的，健身房内的大众有氧对这些新妈妈有害无利。就算新妈妈们选择的是入门级的瑜伽练习，我们也要对大家说明，瑜伽是自体排毒的练习，自身的毒素有可能通过乳汁带给宝宝。如果是母乳喂养，最好等断奶后再开始练习。但呼吸练习例外，任何时候都可以进行适合自己的呼吸练习。而且调息、自我认知和冥想是帮助新妈妈们克服产后抑郁的良方。如果人工喂养宝宝，因为瑜伽是养气的练习，所以产后2个月就可以开始简单的入门级瑜伽练习，6个月后才可恢复到大众级练习强度。在这里，我们就产后6个月以后开始的瑜伽调理课给出课程设计范例：

（1）推荐的呼吸练习：完全瑜伽呼吸、清理经络调息。

（2）推荐的收束练习：收腹收束、根锁。

（3）推荐的契合练习：乌鸦契合、契合。

（4）推荐的洁净练习：商卡普拉沙拉那清毒、涅悌。

（5）推荐的体位练习：

增延脊柱伸展式
三角伸展式
克尔史那姿势
半骆驼式
单/双腿背部伸展式
脊柱扭动式
牛面式
船式
束角式
坐角式
虎/猫式
蛇击式
眼镜蛇式/眼镜蛇扭动式
蝗虫式
侧抬腿式
犁式
肩立式
卧英雄式

（6）经常地自我认知和语音冥想练习。

六、办公室瑜伽课程设计

Office一族向来是瑜伽练习人群中的主力。针对办公室人员设计的课程可以有效地稳定练习人群，并有利于吸引新的客户群体。课程设计要想具有效果就要对症开方，在设定运动处方前，让我们先了解一下办公室综合征。

越是现代化的办公室，进去一会儿就会感到胸闷、头痛，越到下午，就越是头痛得

 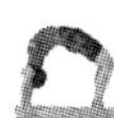

厉害。莫名其妙地烦躁，浑身不舒服，做事打不起精神来，耳鸣、脑子嗡嗡作响、思维迟钝，爱钻牛角尖。满室的电脑、复印机都在不停地工作，正是它们产生的废气引发了头痛等病症。同时，长时间盯着电脑屏幕，眼睛和头想不痛都难。办公室的通风不良也是罪魁祸首。身体的某个部位疼痛或是疲劳、睡不着、吃不下、体重下降、没有心情进行日常活动、无法集中精神做事，严重的还会导致患者脾气暴躁、坐立不安，甚至还可能产生自杀的念头。易患人群为人妻、为人母、为人下属的职业女性居多，这是轻微的抑郁症。科技进步所形成的资讯饱和、全球化的速度、功能失调的办公室、工作过量和工作不稳定，都是导致抑郁的主要因素。长时间地坐在办公桌前工作，还使颈、肩、腰、背过度负重受损，从而导致颈、肩、背、腰的酸痛，便秘。同时办公室压力和环境还是导致溃疡发生的主要原因。了解了这些关键问题，对症开方就可以了。让我们看一下下面这个办公室瑜伽课程设计范例。

（1）推荐的呼吸练习：完全瑜伽呼吸、清理经络调息、喉呼吸、清凉调息。

（2）推荐的收束练习：收腹收束、根锁、收颔收束。

（3）推荐的契合练习：胎息契合、大契合、第三眼契合与鼻尖凝视、舌抵后腭契合。

（4）推荐的洁净练习：商卡普拉沙拉那清毒、涅悌、特拉他卡。

（5）推荐的体位练习：

瑜伽眼功
展臂功
十二太阳礼
三角伸展式
直角式
树式
鹤禅式
山式
颈功
牛面式
单/双腿背部伸展式
脊柱扭动式
虎式
眼镜蛇式
蝗虫式
侧卧手抓脚趾式
犁式
肩立式
鱼式
头倒立式
轮式
榻式

七、长期站立工作者瑜伽课程设计

在笔者所教授的团体训练课中，交警、教师（尤其是小学教师）、各行业的销售人员对瑜伽所带来的生活质量的改善感受颇深。他们长期处于长期站立、用嗓过度的工作状态中。曾有一位幼儿教师这样对我说："真得谢谢瑜伽，原来我回到家见到自己的孩子一句话都懒得说，就盼着能清静地躺会儿，现在终于可以像个妈妈了。"由于长期站立造成的脊柱错位，颈椎、腰椎疾患，静脉曲张，扁平足等尚可在人前掩饰，可是沙哑的嗓音和日渐易怒的脾气实在是乏善可陈。针对这些学员的工作和身体损伤特点，我们推荐如下课程设计范例：

（1）推荐的呼吸练习：清理经络调息、喉呼吸、黑蜂呼吸、清凉调息。

（2）推荐的收束练习：收腹收束、根锁。

（3）推荐的契合练习：胎息契合、舌抵后腭契合。

（4）推荐的洁净练习：清火功、涅悌、特拉他卡。

（5）推荐的体位练习：

拜日式
战士三式
直角式
腰转动式
风吹树式
半月式
脊柱扭动式
束角式
狮王式
山式
鱼式
上狗式
摇篮式
蛙式
侧提式
犁式
肩立式
头倒立式
卧英雄式

经常练习瑜伽自我认知及冥想可使烦乱的心绪平和下来。

八、司机瑜伽课程设计

现在以汽车代步的人日益增多，这既是现代化的标志，又是人们健康的大敌，步行被

 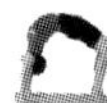

所有的运动专家奉为最好的运动。可是汽车工业的兴起把这项最好的运动毁于无形。当人们要拿出时间来把走路当成奢侈的健身项目，真不知我们的前辈会作何感想了，坐在驾驶室的时间越长，对身体的危害就越大。通过对多个城市驾驶员身体检测得出的报告显示，职业司机普遍存在腰椎、颈椎病等疾患，长期超负荷工作、大量吸入汽车尾气、长期用眼过度，极易导致肺部疾病、高血脂、腰肌劳损和视力下降。高血糖、胆囊异常、肝囊肿、痔疮等疾病也多有发生。胃病、骨骼和神经系统紊乱也是职业司机的常见病。根据这些司机中存在的普遍身体问题，我们提出如下课程设计范例：

（1）推荐的呼吸练习：完全瑜伽呼吸、清理经络调息、喉呼吸、清凉调息。

（2）推荐的收束练习：收腹收束、根锁、收颌收束。

（3）推荐的契合练习：胎息契合、大契合、鼻尖凝视。

（4）推荐的洁净练习：清火功、特拉他卡。

（5）推荐的体位练习：

瑜伽眼功
颈功
肩放松功
弦月式
三角式
单腿背部伸展式
扭背双腿伸展式
脊柱扭动式
桥功一式
简易拱背
眼镜蛇式
眼镜蛇扭动式
蚱蜢式
侧抬腿式
犁式
轮式
头倒立式
榻式

九、几种常见疾病的瑜伽课程设计

瑜伽作为一种有效的物理治疗和预防医学手段在很多的疾病康复期和辅助治疗方面可以起到显著效果。这里，我们推荐几组学员常用的缓解常见轻微病痛的瑜伽练习。对于患有严重疾病的朋友，我们建议要首先征询医生的意见后再决定是否要进行瑜伽练习。

这些推荐课程只是设计范例，并没有包括详尽内容，大家可根据实际情况结合不同练习的功效自行增减以切实发挥练习效果使身心真正受益。

1. 口苦、咽干、目眩（亚健康临界点）

拜日式
增强精力呼吸功
手臂伸展式
胸扩展功
树式
坐式侧弯
磨豆功
双腿背部伸展式
箭式
眼镜蛇扭动式
半弓式
侧卧手抓脚趾式
肩立式
炮弹功
瑜伽休息术
清火功
清理经络调息功
清凉调息功

2. 感冒并发上呼吸道感染

喉呼吸
涅悌
拜日式
牛面式
狮王式
骆驼式
叩首式
双腿背部伸展式
所有倒立式
鱼式

3. 便秘

摩天式
风吹树式
站姿半莲花单腿背部伸展
腹部按摩式
眼镜蛇扭动式
侧犁式
腿旋转式
鸭行式

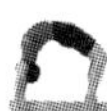

炮弹式

4. 月经不调，经前综合征及痛经

增延脊柱伸展式
手臂花环式
猫式
束角式
坐角式
神猴式
眼镜蛇式
蝗虫式（经期不可将髋过度抬高）
鱼式
犁式（经期不予练习）

5. 更年期调理

完全瑜伽呼吸
喉呼吸
圣光呼吸
根锁
十二太阳礼
树式
身印式
猫式
虎式
束角式
坐角式
脊柱扭动式
眼镜蛇式
蝗虫式
犁式
鱼式
瑜伽休息术

6. 消化不良及一般的胃部不适

收腹收束
乌鸦契合
拜日式
站姿半莲花背部伸展式
鸵鸟式
半月式
腹部按摩式
圣哲玛里奇系列

竖腿功
腿旋转
半舰式
侧犁式
倒立式

7. 贫血及低血压

完全瑜伽呼吸
清凉调息
收腹收束
拜日式
双腿背部伸展
束角式
犁式
鱼式
眼镜蛇式
蝗虫式
倒立式

8. 各种头痛及失眠

清理经络调息功
风箱呼吸
圣光呼吸
黑蜂呼吸
十二太阳礼
弦月式
树式
双腿背部伸展式
脊柱扭动式
转躯触趾式
犁式
鱼式
眼镜蛇式
蝗虫式
倒立式

以上课程练习以大众综合课和常见精典动作为例，大家可根据所教学员的实际情况和不同动作所刺激的相同脉轮和相同效果来变化课程动作，并予以丰富课程。关于如何成为瑜伽高级私人教练、双人瑜伽、亲子瑜伽、瑜伽拉提、儿童瑜伽以及热瑜伽和它的升级版——特效排毒频谱33式热瑜伽请参阅本系列的其他书目。

附 录

一、人体上下内外疾病的分布与脊柱错位的关系

脊椎	脊神经调控对象	脊神经受压后果
颈1	头部血管、大脑垂体、面部、头部、中耳、内耳、交感神经系统	头痛、神经过敏、失眠、高血压、神经病、精神崩溃、眩晕、周期性头疼、健忘症
颈2	眼、眼神经、耳神经、舌、额头	鼻炎、耳聋、丹毒、耳痛、眼病、昏厥
颈3	腭部、外耳、面骨、牙、三叉神经	神经痛、神经炎、痤疮、粉刺、湿疹
颈4	鼻、唇、口耳咽管	卡他性中耳炎、耳聋、胸腺萎缩
颈5	声带、颈部腺、咽	喉炎、咽炎、嗓音嘶哑
颈6	颈部肌肉、肩部、扁桃腺	落枕、肩痛、扁桃体炎、百日咳、哮喘
颈7	甲状腺、肩部和肘部黏液囊	黏液囊炎、伤风、甲状腺病
胸1	食管、气管、手、手指、手腕	支气管哮喘、咳嗽、呼吸不正常、气喘
胸2	心脏、冠状动脉	各种心脏病、胸口痛
胸3	肺、胸部、乳房	支气管炎、胸膜炎、肺炎、流行性感冒
胸4	胆囊、胆管	各种胆囊病、黄疸病、带状疱疹
胸5	肝、血液	肝病、发热、低血压、贫血、关节炎
胸6	胃	胃溃疡、胃炎、消化不良、胃灼热
胸7	胰腺、胰岛、十二指肠	糖尿病、胃溃疡、胃炎
胸8	脾、横膈膜	呃逆、身体抵抗力减弱
胸9	肾上腺	过敏症、麻疹
胸10	肾	肾炎、肾盂炎、血管硬化
胸11	肾、输尿管	皮肤病、痔疮、小粒疹、湿疹
胸12	小肠、输卵管、淋巴循环	风湿病、腹胀气
腰1	大肠、结肠、腹股沟	便秘、结肠炎、痢疾、腹泻
腰2	腹部、盲肠、大肠	盲肠炎、肠痉挛、呼吸困难、静脉曲张
腰3	生殖器官、卵巢、睾丸、子宫、膀胱	膀胱痛、月经不调、小产、膝痛
腰4	前列腺、腰部肌肉、坐骨神经	坐骨神经痛、排尿痛楚、月经不调
腰5	小腿、脚、脚趾	腿部血液循环不良、足踝关节炎
尾1	骨盆、肾	骶髂关节炎、脊柱角形弯曲
尾2	盲肠、肛门	痔疮、尾骨痛

二、人体骨骼肌肉图

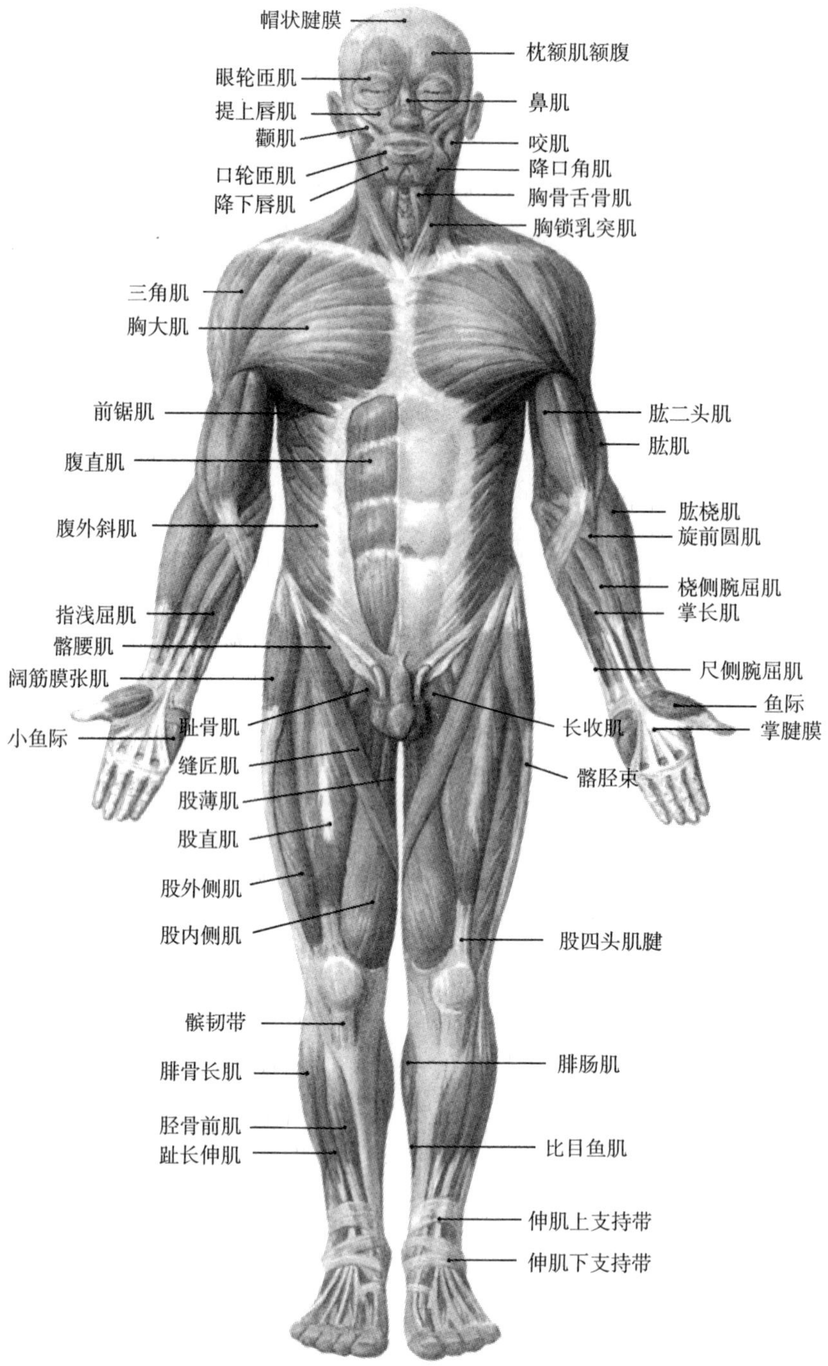

帽状腱膜
枕额肌额腹
眼轮匝肌
鼻肌
提上唇肌
颧肌
咬肌
口轮匝肌
降口角肌
降下唇肌
胸骨舌骨肌
胸锁乳突肌
三角肌
胸大肌
前锯肌
肱二头肌
肱肌
腹直肌
腹外斜肌
肱桡肌
旋前圆肌
桡侧腕屈肌
指浅屈肌
掌长肌
髂腰肌
尺侧腕屈肌
阔筋膜张肌
鱼际
小鱼际
耻骨肌
长收肌
掌腱膜
缝匠肌
髂胫束
股薄肌
股直肌
股外侧肌
股内侧肌
股四头肌腱
髌韧带
腓骨长肌
腓肠肌
胫骨前肌
趾长伸肌
比目鱼肌
伸肌上支持带
伸肌下支持带

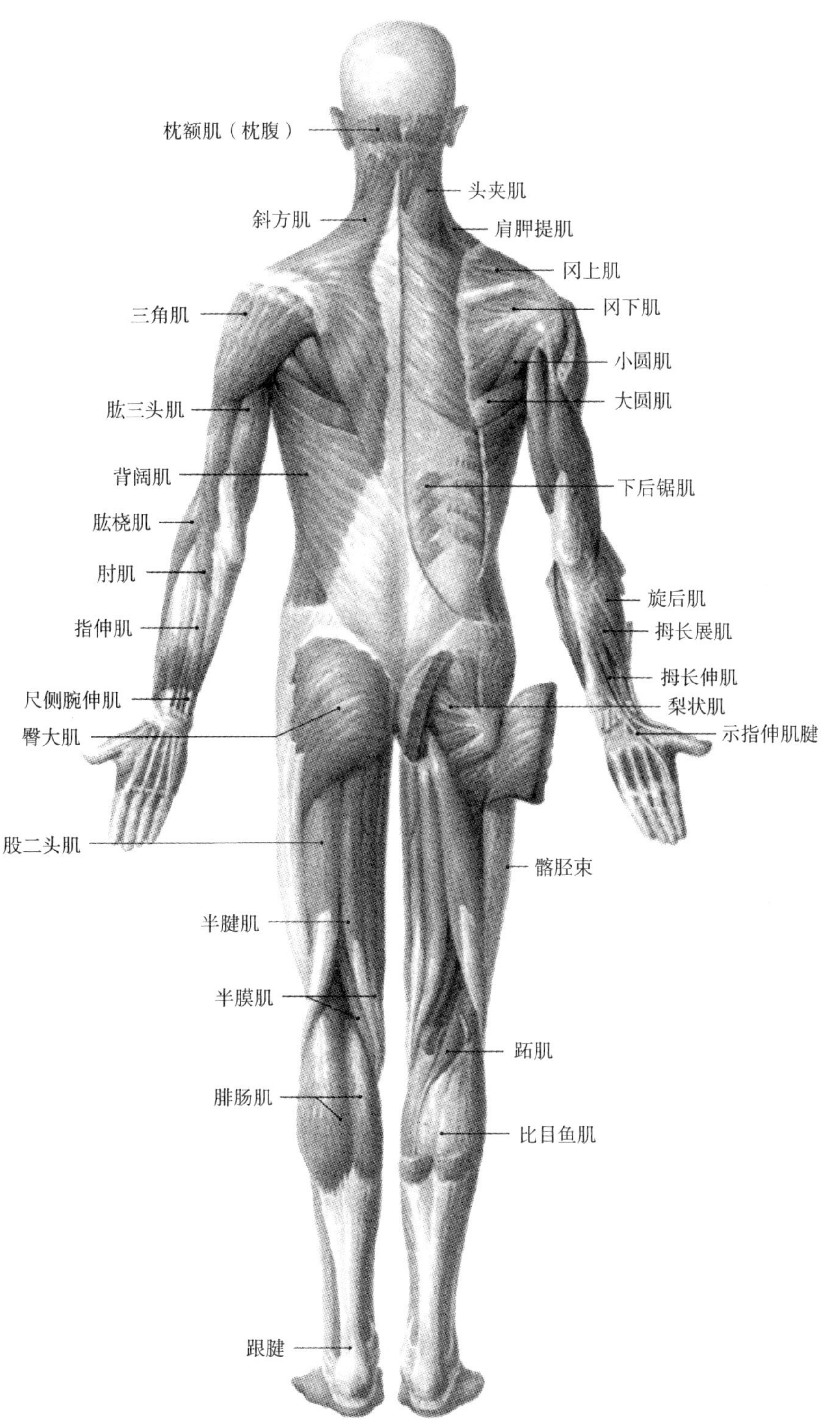
枕额肌（枕腹）
头夹肌
斜方肌
肩胛提肌
冈上肌
三角肌
冈下肌
小圆肌
肱三头肌
大圆肌
背阔肌
下后锯肌
肱桡肌
肘肌
旋后肌
指伸肌
拇长展肌
拇长伸肌
尺侧腕伸肌
梨状肌
臀大肌
示指伸肌腱
股二头肌
髂胫束
半腱肌
半膜肌
跖肌
腓肠肌
比目鱼肌
跟腱

三、课程设计范例

以下课程设计为备课案例，如需在教学中应用，可结合学员身体状况做适当调整。务必在清楚学员的身体状况后开始课程设计。练习名称后括号内为该动作主要刺激的脉轮。

瑜伽入门课程

（适合没有任何运动习惯，刚刚开始接触瑜伽的朋友）

（1）课前理论：瑜伽概念及练习索引（5～10分钟）。

（2）简易坐姿及瑜伽坐姿要点。配合3～5分钟入门级呼吸自觉练习。

（3）脚腕及脚趾练习后山立功要点讲解。

（4）颈功（喉轮）。

（5）肩旋转功结合肩肘功（心轮）。

（6）腰转动功（脐轮）。

（7）三角功（脐轮，左右能量平衡）。

（8）克尔史那姿势（平衡）。

（9）强力蹲功（脊根轮）。

（10）猫功（脊根轮、力源轮、脐轮、心轮）。

（11）手腕、手掌、手指练习。

（12）髋屈肌伸展。

（13）简易扭拧练习（脐轮）。

（14）单腿背部伸展练习（脊根轮、力源轮、脐轮、心轮）。

（15）侧抬腿（脐轮）。

（16）眼镜蛇扭动（脐轮，同时中脉下三轮能量被挤压向上）。

（17）蜥蜴或半蝗虫（帮助在上个动作中向上提升的能量流向心轮以利于更方便向顶轮提升）。

（18）桥功第一式（心轮、喉轮）。

（19）简易拱背（喉轮、顶轮）。

（20）仰卧放松（身体分配能量）。

（21）瑜伽休息术。

这是一堂75～90分钟的课程。动作讲解要把握重点，动作重复次数不宜多。让学员以保有运动兴趣为主，不宜过度要求动作的标准性。

初级瑜伽课程

（适合有一定运动基础或经过一段入门瑜伽练习的朋友）

（1）课前理论：完全瑜伽呼吸的运动生理基础及不正确呼吸的危害。

（2）至善坐讲解及5分钟冥想。

（3）颈功、坐姿腰转动、单腿背部伸展及单腿扭背伸展热身。

（4）展臂功（喉轮）。

（5）幻椅式（心轮）。

（6）鸵鸟式（脐轮）。

（7）半月式（脐轮，左右能量均衡）。

（8）战士三式（中脉下三轮，平衡）。

（9）举臂拱背功与动态腰功组合（脐轮、心轮、喉轮）。

（10）叩首功（顶轮）。

（11）骆驼功（喉轮、心轮）。

（12）追随者（半龟式）接眼镜蛇式（中脉下三轮能量上冲、脐轮、力源轮）。

（13）蝗虫式（利于中下三轮上冲能量上行，心轮）。

（14）犁式（喉轮）。

（15）下轮式（喉轮、顶轮）。

（16）仰卧放松（身体能量分配）。

（17）瑜伽自我认知练习。

（18）完全呼吸练习。

本课程时长75～90分钟。请注意学员对动作要点的把握程度，在学员身体状况许可的前提下帮助学员达成动作。

中级瑜伽课程

（适合有长期瑜伽练习习惯的朋友和教练个人练功修习）

（1）课前理论：瑜伽理论中自我认知的重要性。

（2）中脉七轮的原理及声音呼应。

（3）向太阳致敬（热身、调理全身气血能量）。

（4）三角式（平衡身体左右能量）。

（5）站姿单腿背部伸展组合，站姿单腿扭背伸展（平衡，中脉下三轮）。

（6）站姿半莲花单腿背部伸展（脐轮并促进能量上行）。

（7）舞姿（心轮）或舞王（心轮、喉轮、顶轮）。

（8）大收束法（封锁并向上提升各脉轮能量）。

（9）瑜伽身印组合（引领体内能量有序流动）。

（10）神猴式及神猴变体（脊根轮、力源轮）。

（11）鱼王或半鱼王式（脐轮）。

（12）骆驼或反转骆驼（心轮）接卧英雄式。

（13）肩立式——单腿肩立——无手肩立——犁式——身腿结合式——莲花肩立式（喉轮）。

（14）鱼式（喉轮、顶轮）。

（15）下轮式（顶轮）。

（16）仰卧放松功（调整全身能量）。

（17）清理经络调息功。

本课程时长75～90分钟。请教练注意对学员的正确引导，在极限边缘动作，注意对学员的协助和提示。

四、关于瑜伽体位的传说故事

关于战士系列体位的传说。这些体位的产生都源于一根头发。瑜伽三主神之一湿婆神的妻子萨蒂的父亲达克刹举行一个盛大的祭祀典礼。他邀请了所有的神，但是唯独没有邀请自己的女儿和女婿。因为湿婆主管毁灭，让他觉得很不吉利。得知消息的萨蒂非常生气，执意要去和父亲理论。湿婆苦劝无果，刚烈的萨蒂还是去了盛典想让父亲收回成命，可是得到的却是巨大的侮辱，愤怒的萨蒂在这个盛典上为了尊严引动体内真火自焚而死。痛失爱妻的湿婆被彻底激怒了，他拔下一根头发扔到地上，变成了强大的武士维拉巴德纳，并命令他去打败达克刹。这个湿婆头发变成的武士不但捣毁了祭祀大典，赶走了众神，还砍下了达克刹的头。而湿婆痛悼爱妻也从此陷入深深的冥想。直到转世的爱妻重新赢得了他的心。瑜伽体位的战士系列就是这样出现的。

神猴哈努曼式

这个体位是为了献给一只像孙悟空一样的猴子，他是风神的儿子，也是毗湿奴神的第七个化身，印度史诗英雄罗摩的最忠实的朋友。为了帮助罗摩找回被恶魔掠走的爱妻希塔，他一步跨过了大海。同样为了救活罗摩的弟弟他一步跨过海洋并到达喜马拉雅寻到药草。这个体位就是为了纪念他那神奇的一步而产生的。

韦史奴式

根据印度创世神话，在原始海洋中睡在蛇床上的毗湿奴从肚脐中生出一枝莲花，创世神梵天就在这朵莲花中诞生了，体位中高高侧举的腿就象征肚脐中生出的那枝神圣的莲花。

狮王式

这个姿势是献给毗湿奴神的人狮化身尼尔星哈的。数千万年前有个暴君以严酷的苦行得到了梵天的许可，让他不论是白天黑夜，不管屋里屋外，都不会被神或人哪怕是任何动物所伤，不会被人们所知道的任何武器杀死。于是他肆无忌惮地残害生灵，包括毗湿奴虔诚的信徒——他的小儿子。一天黄昏，当他又一次要害这个孩子的时候，毗湿奴化身狮头人身形象从宫殿门柱中现身将这个暴君举到门槛上，用指甲将他撕成了碎片。除掉了这个暴君并没有打破梵天的许诺。

鱼王式系列（扭拧系列）

在《哈他瑜伽普拉吉皮卡》中，鱼王是作为哈他瑜伽体系的创立者之一被提到的。印度神话中提到：有一次，湿婆到一个孤岛上向他的妻子解释瑜伽的秘密。岸边有一条要搁浅的鱼拒绝逃生，一动不动，专心倾听湿婆所宣说的一切。湿婆知道这条鱼理解了他所说的知识，就把水洒在这条鱼的身上。片刻，这条鱼变做了鱼王，之后他便开始四处传播瑜伽知识。在这个系列中，脊柱在水平面得到了最大限度的扭转。

鱼式系列

在瑜伽的传说故事中也有地球被洪水淹没的故事。毗湿奴化身鱼形将玛奴（印度神话中的诺亚）一家以及七位伟大的圣哲带到一条船上，然后用自己的鳍拖着这条船逃离了洪水的灾害，并潜入海洋深处找回了吠陀经。这个系列体位就是为纪念毗湿奴的鱼形化身显现而命名的。

双臂支撑侧伸展系列（Astavakrasana）

这个姿势的梵文名称是一位圣哲的名字，他是米提拉王国国王的灵性导师，传说这位圣哲还是胎儿时就已经精通吠陀经。一天，他的父亲在诵读吠陀经时出现了几个错误，还在母腹中的圣哲听到后哈哈大笑，令父亲恼羞成怒，诅咒他出生时即有八处畸形。因此这位圣哲出生后即如其父所言，具有八处畸形。但是他是一位伟大的智者，当他的父亲在宫廷辩论中落败时，还是一个孩子的圣哲就在辩论中打败了父亲的敌人，并成为国王的灵性导师。于是父亲祝福了他，从此圣哲身体上的畸形全部消失。

龟式系列

传说在一场毁灭人间的洪水后，许多神圣的宝物被沉入海底。这场浩劫后，众神和魔鬼无奈地达成了联盟，以神山作搅棒，以蛇王作搅绳准备合力搅动大海，寻回宝物，重新为世界注入生机。可是到哪里才能找到能承担起这搅棒的支点呢？于是毗湿奴化做一只神龟潜入海底，背负起了神山。使搅海计划得以进行。这个系列的体位就是为了纪念这只神龟而命名。

战神系列

传说众神曾为一个法力强大的恶魔所扰，无能为力。而早有先知预言，只有湿婆和喜马拉雅之女的儿子才能消灭这个恶魔。而湿婆在失去爱妻萨蒂后就一直冥想不出，要想实现这个预言似乎毫无可能。众神寻访到喜马拉雅之女帕瓦蒂是萨蒂转世，就千方百计试图引起湿婆对其的注意。春之神和爱神为了帮助转世的萨蒂重新赢得湿婆的爱，把欲望之箭射进了湿婆的身体。被打搅的湿婆睁开第三眼，从第三眼中喷出的火焰把爱神化为了灰烬。帕瓦蒂于是除去身上所有装饰，在湿婆身边开始了苦修生活。正是这种做法，使身中欲望之箭的湿婆注意到了她，并重燃爱火。湿婆和帕瓦蒂举行了盛大婚礼，之后他们的儿子战神降生。长大后除掉了恶魔。

侧板系列

这个系列是为了纪念下面故事中的几位著名的圣哲。传说有一位国王打猎时来到了一处圣哲隐居的偏僻寺院，在这里他看到一头神牛，于是就想将神牛据为己有。可是他用珍宝换神牛的要求被拒绝了，于是国王就试图以暴力强抢神牛，可是隐居的圣哲打败了国王。失败的国王对圣哲的力量钦佩有加，于是也投入了严格的苦修中去，直到自己成就了梦想。在这个系列中，基础侧板动作上的每一个变形都以这场争斗中出场的不同圣哲的名字命名。

舞王式

这个柔与刚、力与美并重的优美姿势是献给舞者之王湿婆的。湿婆不仅是毁灭之神，更是舞蹈之神。在他的各处居所，在他行使毁灭的职责时，湿婆都在起舞。最著名的就是宇宙毁灭之舞，湿婆的舞蹈不仅是印度舞蹈的源泉，更是很多印度精美雕像的创作源泉。

卧毗湿奴式

在很久很久以前，一个名叫巴利的国王征服了所有星系，并且赶走了众神，自命为天帝。众神之母连续12天不吃不喝地向毗湿奴祈祷，祈求他帮助众神重回家园。于是毗湿奴化身为侏儒托钵僧去见巴利王，向他乞讨三步土地。巴利同意了这个请求，于是毗湿奴扩展身体，仅两步就走完了天上人间，在迈出第二步时，由于步子太大，把宇宙外壳踢破了一个洞，水流入宇宙，形成了恒河。由于无处迈第三步，巴利就请毗湿奴把脚放在他头上，于是毗湿奴就让他做了地狱星球的统治者。这个体式比神猴式更为强烈，要求仰卧时将一只脚从体前放置在耳边。

雷电系列

传说在一场众神与恶魔的战争中，众神得到了指点，要想打败恶魔必须取得一位叫做达西恰的圣哲的骨骼，众神找到达西恰，说明了原因，达西恰毅然放弃了现世生命，将自己的骨肉捐出。众神之王因陀罗将圣哲的骨骼塑成雷电作为武器，打败了恶魔。雷电系列体式就是献给慷慨赴义的达西恰的。在这个体式系列中，脊柱的挺拔强化是共同点。

奎师那姿势

奎师那是毗湿奴的化身，在著名的圣地库茹之野向阿朱那宣说失传已久的瑜伽体系，这场宗教哲学史上著名的对话就是瑜伽者的典籍《博伽梵歌》。这个优雅的体式就是模仿奎师那手持金笛的姿势。

鹰王系列

这个姿势，是模仿众鸟之王的：一只有红色翅膀，金色身体、白脸、长喙的鹰，它是毗湿奴的坐骑，有点像中国神话中的金翅大鹏鸟。传说中大海把一只小鸟的鸟蛋卷走了，小鸟要求大海把孩子还给她，可是大海无视小鸟的哀求。愤怒的小鸟发誓要把大海喝干。在大海的嘲讽下，小鸟锲而不舍地进行着它的工作。后来小鸟的故事感动了鸟王，他飞临海边，要求大海归还小鸟的孩子。大海惧怕鸟王的神力，乖乖地将鸟蛋还给了小鸟。这个姿势就是献给鸟王戈茹达的。

参考文献

[1] 汤用彤. 印度哲学史略[M]. 香港：中华书局，1988.
[2] 高扬. 中国大百科全书瑜伽部分[M]. 上海：百科全书出版社，1988.
[3] 南怀瑾. 南怀瑾选集[M]. 上海：复旦大学出版社，2003.
[4] 刘力红. 思考中医[M]. 桂林：广西师范大学出版社，2002.
[5] 索甲仁波切. 西藏生死之书[M]. 郑振煌，译. 北京：中国社会科学出版社，1999.
[6] 安东尼·罗宾. 激发心灵潜力[M]. 戴木才，译. 台北：中国生产力中心，1994.
[7] 斯里·阿南达. 瑜伽大全[M]. 石建农，译. 北京：中国妇女出版社，1988.
[8] 阿拉斯泰·瑞莱特，凯文·罗罕. 创造培训奇迹[M]. 徐蔚林，译. 北京：中国编译出版社，1998.
[9] 罗伯特·斯莱文. 教育心理学理论与实践[M]. 姚梅林，译. 北京：人民教育出版社，2004.
[10] 体育保健学编写组. 体育保健学[M]. 北京：高等教育出版社，1998.
[11] 卓大宏. 医疗体育常识[M]. 北京：人民体育出版社，1979.
[12] 曹锡璜. 学校体育学[M]. 北京：高等教育出版社，1994.
[13] 张惠兰，柏忠言. 瑜伽[M]. 北京：人民体育出版社，1986.
[14] B.K.S.Iyengar. 瑜伽之光[M]. 王晋燕，译. 北京：世界图书出版公司北京公司，2005.